AUTOMATENWELTEN – FREIZEITZEUGEN DES JAHRHUNDERTS

Museum für Kunst und Gewerbe Hamburg
4. Juni bis 6. September 1998

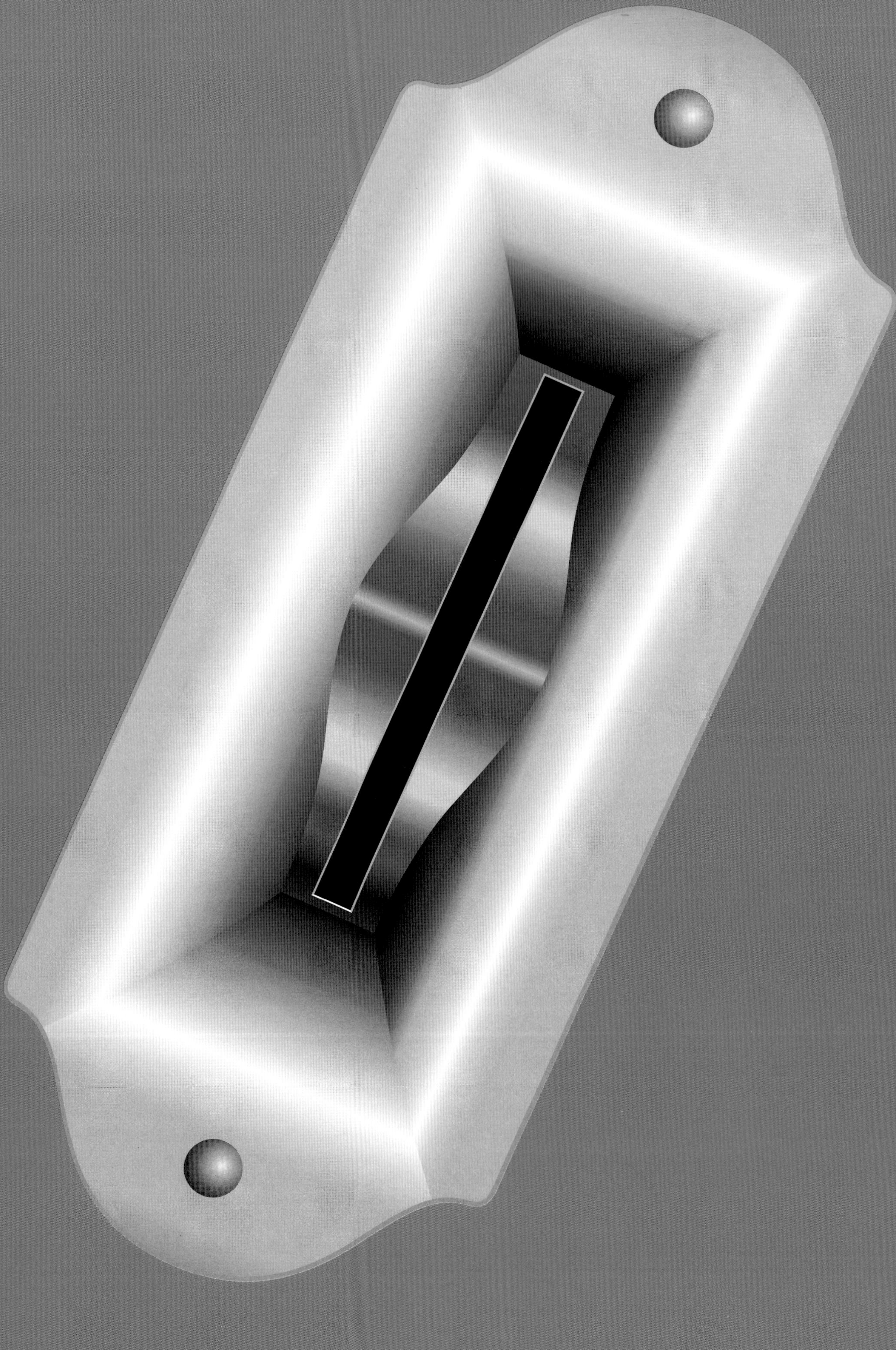

AUTOMATENWELTEN
FreiZeitzeugen des Jahrhunderts

Herausgegeben von
Wilhelm Hornbostel
und Nils Jockel

Mit Beiträgen von
Nils Jockel
Dedo von Kerssenbrock-Krosigk
und Titus Boeder

Prestel
München · New York

Dieses Buch erscheint anläßlich der Ausstellung ›Automatenwelten – FreiZeitzeugen des Jahrhunderts‹ Museum für Kunst und Gewerbe Hamburg 4. Juni bis 6. September 1998

Ausstellungs- und Buchkonzept:
Nils Jockel
Assistenz:
Jens Oestreicher und Anja Pycior

Lektorat:
Klaus Reichold
Bildredaktion:
Dedo von Kerssenbrock-Krosigk
Gestaltung:
Dorén + Köster, Berlin

Frontispiz: Ott + Stein; Berlin
Photonachweis S. 159

Prestel-Verlag,
München · New York 1998
Prestel-Verlag, Mandlstr. 26
D-80802 München
Telefon 089 / 38 17 09-0
Telefax 089 / 38 17 09-35

CIP-Kurztitelaufnahme der Deutschen Bibliothek:
Automatenwelten – FreiZeit - zeugen des Jahrhunderts ; [zur Ausstellung im Museum für Kunst und Gewerbe Hamburg vom 4 . Juni bis 6 . September 1998] / hrsg . von Wilhelm Hornbostel und Nils Jockel .
Mit Beitr . von Nils Jockel ... – München ; New York : Prestel , 1998

Satz und Litho: LVD, Berlin
Druck: Andersen Nexö, Leipzig
Bindung: Kunst- und Verlagsbuchbinderei Leipzig

Printed in Germany
ISBN 3-7913-2022-X

INHALT

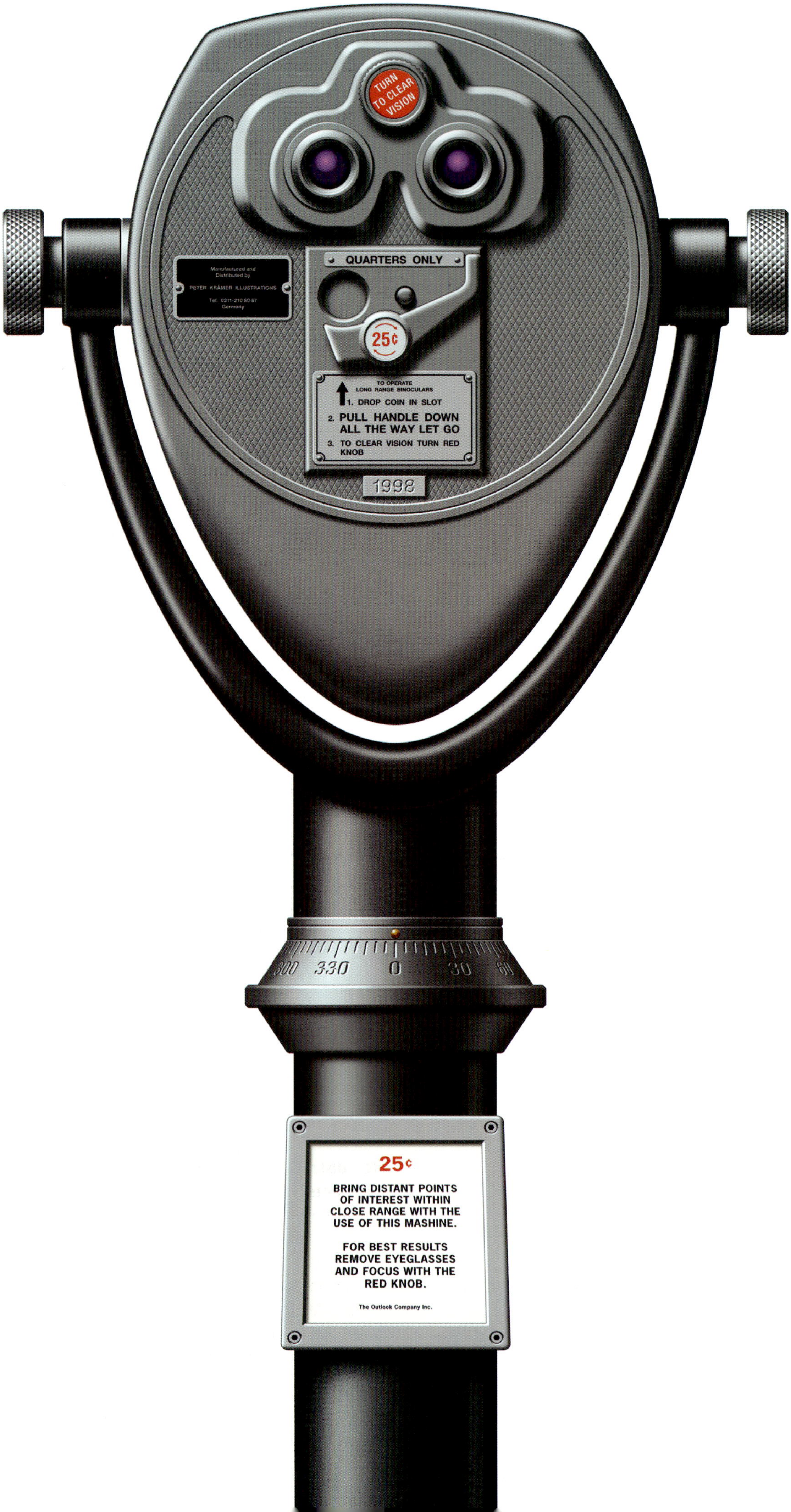
TURN TO CLEAR VISION
QUARTERS ONLY
Manufactured and Distributed by
PETER KRÄMER ILLUSTRATIONS
Tel. 0211-210 80 57
Germany
25¢
TO OPERATE LONG RANGE BINOCULARS
1. DROP COIN IN SLOT
2. PULL HANDLE DOWN ALL THE WAY LET GO
3. TO CLEAR VISION TURN RED KNOB
1998
300 330 0 30 60
25¢
BRING DISTANT POINTS OF INTEREST WITHIN CLOSE RANGE WITH THE USE OF THIS MASHINE.
FOR BEST RESULTS REMOVE EYEGLASSES AND FOCUS WITH THE RED KNOB.
The Outlook Company Inc.

VORWORT

Fernsichtautomat,
Computergraphik von Peter Krämer, Hamburg, 1997

Nur wenige Jahre nach den ersten Patentanmeldungen für »selbstthätige Verkaufsapparate« war es die Hamburgische Gewerbe- und Industrie- Ausstellung, die der staunenden Öffentlichkeit erstmals die Vielgestaltigkeit von Warenautomaten vor Augen führte. Die ›stummen Verkäufer‹ sollten von nun an zunehmend das Alltagsleben bestimmen. Das Komitee, das über die Teilnahme an der Messe entschied, hatte die Hersteller von 17 verschiedenen Münzautomaten zur Ausstellung zugelassen. Dieser Kommision gehörte als zweiter Vorsitzender kein Geringerer an als Justus Brinckmann, der Gründungsdirektor des Museums für Kunst und Gewerbe. Als Initiator der Hamburgischen Gewerbe- und Industrie-Ausstellung war ihm daran gelegen, »die gesamten Leistungen der Hamburgischen Gewerbe- und Industrieen auf allen Gebieten gewerblichen Schaffens zur Anschauung zu bringen«.

Daß das Museum den Münzautomaten erst ein gutes Jahrhundert später – und damit fast schon am Ende ihrer Entwicklung – eine Ausstellung widmet, offenbart einmal mehr, daß die Apparate trotz ihrer Allgegenwart einer ästhetischen und kulturhistorischen Betrachtung nicht für wert erachtet wurden. Nur das Deutsche Museum in München hat sich 1988 in Zusammenarbeit mit der Informationsgemeinschaft Münz-Spiel des Themas angenommen und eine anspruchsvolle Ausstellung mit einer beachtlichen, im wesentlichen technikgeschichtlichen Publikation auf die Beine gestellt.

Das Buch AUTOMATENWELTEN erscheint anläßlich einer gleichnamigen Ausstellung im Museum für Kunst und Gewerbe und beschäftigt sich mit den bislang weniger beachteten Aspekten des ›Automatenwesens‹: Es widmet sich vor allem den fiktiven und realen Welten, in die der Nutzer von Automaten groschenweise Zutritt erhält. Es beleuchtet den Alltag unseres zu Ende gehenden Jahrhunderts, dessen Zeitzeugen die Münzautomaten sind. Das Buch fragt nach den Gründen des Schattendaseins, das viele Münzautomaten zumindest in ästhetischer Hinsicht geführt haben. Und es beschreibt in Wort und Bild, welche Rollen Münzautomaten spielten und spielen – als stumme Verkäufer oder laute Unterhalter, diskrete Dienstleister oder widerspenstige Spielkameraden.

Automaten und ihre jeweiligen Welten sind bunt und vielgestaltig, voller historischer Bezüge und psychologischer Hintergründe. Deshalb haben wir dem Buch den Charakter eines Kaleidoskops gegeben – eines Instruments, das ebenso wie der Münzautomat im 19. Jahrhundert erfunden wurde und eigentlich ›Schönbildschauer‹ heißt: Den ›schönen Bildern‹ einzelner Automaten sind zeitgenössische Photodokumente gegenübergestellt. Sie rufen Assoziationen wach, die mit der alten, nicht immer guten, aber oft von der Erinnerung ›geschönten‹ Zeit spielen.

Die verwirrende Vielfalt der AUTOMATENWELTEN in eine harmonische Ordnung gebracht zu haben, ist das Verdienst des Graphikateliers Dorén + Köster. Die überaus lebendige Inszenierung der Ausstellung verdanken wir dem Büro gewerk, wesentliche kunsthistorische Beiträge Dedo von Kerssenbrock-Krosigk. Besonderer Dank gilt den Partnern des Ausstellungs- und Buchprojekts, den in der Unterhaltungsautomaten-Wirtschaft tätigen Unternehmen und Verbänden, allen voran der Informationsgemeinschaft Münz-Spiel und dem Museum Gauselmann. Sie alle haben mit ihrem Engagement der Überzeugung Nachdruck verliehen, daß Münzautomaten einen wichtigen Teil der Alltagskultur ausmachen.

Wilhelm Hornbostel
und Nils Jockel

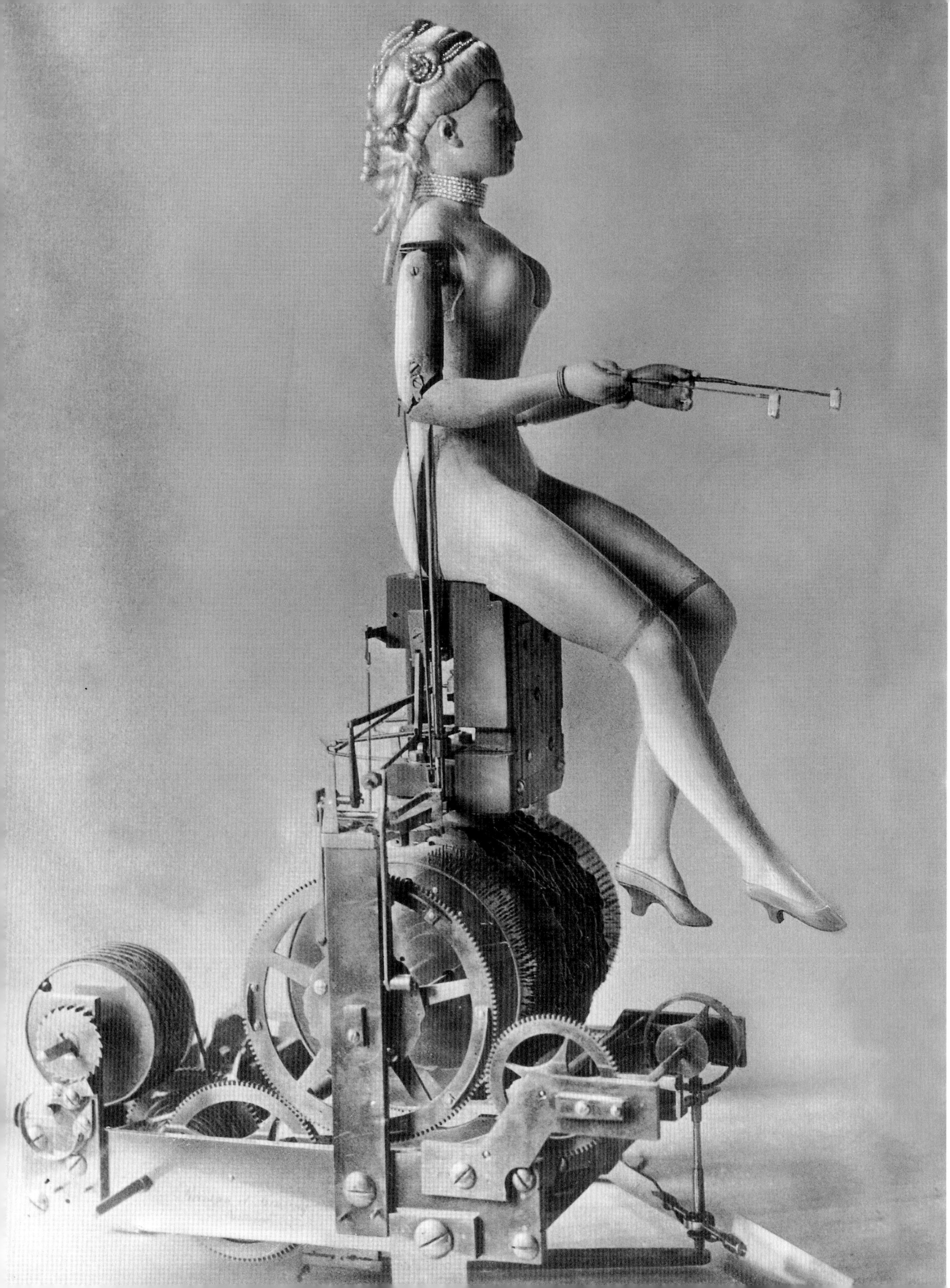

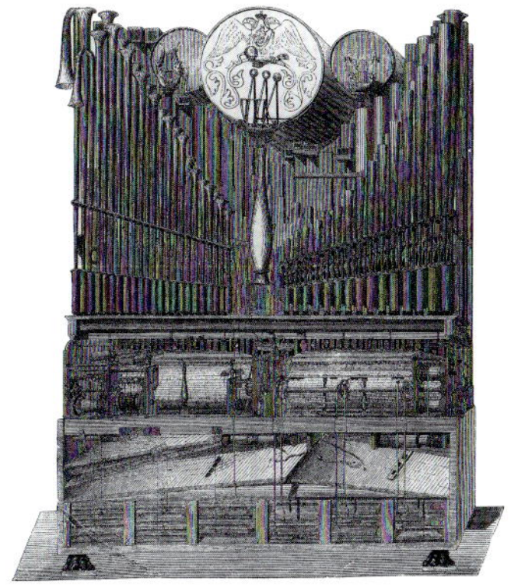

Mechanisches Musikwerk von
Jakob und Johann Blessing, 1847

DIE MECHANISCHE ERBAUUNG – AUTOMATEN VOR DEM AUTOMATENZEITALTER

Die vielen Bewegungsvarianten der *Hackbrettspielerin* von Peter Kintzing erlauben es nicht, die Mechanik in der Figur selbst zu verbergen. Neuwied, 1785

Der Münzeinwurf am Kaffee-Automaten setzt nicht nur die Mechanik in Gang, sondern wirft zuweilen auch Fragen auf: Sind die richtigen Knöpfe gedrückt, ist die richtige Wahl getroffen? Wird der Becher voll genug, droht er überzulaufen, klemmt irgendwas?

Selbst in unserer vollautomatisierten Zeit bleibt die Benutzung von Automaten noch häufig ein Abenteuer. Ein Schrecken überfällt jeden, der die Geheimnummer beim Geldabheben nicht auf Anhieb richtig eingegeben hat – zwei Versuche nur noch! Bedienungsfehler sind gefürchtet, weil es ab einem gewissen Punkt keinen Weg zurück mehr gibt. Von diesem Punkt an arbeitet der Automat allein. Er gehorcht nur noch seiner eigenen Mechanik und wickelt einen Vorgang ab, auf den wir keinen Einfluß mehr haben; er nimmt schlicht keine Notiz mehr von uns. Das griechische Wort ›autómatos‹ bezeichnet etwas, das »sich selbst bewegt«. Die selbständige Tätigkeit ist alles, was von einem Automaten erwartet wird – und sie ist das, was an den Automaten seit jeher so fasziniert. Den Mechanismus löst der Benutzer aus, indem er etwa eine Feder aufzieht, einen Schalter umlegt – oder eine Münze einwirft.

Das Prinzip mit der Münze war schon in der Antike bekannt: Philon von Byzanz erwähnt im 2. Jahrhundert v. Chr. ein Gerät, das nach Einwurf einer Münze einen Bimsstein zum Händewaschen herausgibt – ein antiker Seifenautomat. Und Heron von Alexandria, ein griechischer Physiker, der wohl im 1. Jahrhundert n. Chr. lebte, beschreibt in seiner Schrift über den Automatenbau einen Weihwasserspender, der mit Hilfe von Münzen funktionierte. Der Münzbetrieb von Automaten setzte freilich eine überregional gebräuchliche und wertstabile Währung voraus, die es nach dem Zerfall des Römischen Reichs nicht mehr gab. Auch ohne Münzbedienung waren Automaten im Abendland und Orient immer gegenwärtig. Die weiteste Verbreitung und den größten Nutzen fanden sie als Zeitmesser; die Entwicklung der Uhrmacherei brachte wesentliche technische Voraussetzungen für die neuzeitlichen Automaten mit sich. Obwohl Zeit weder sicht- noch greifbar ist, erscheint sie den Menschen seit jeher völlig vertraut. In der ›guten alten Zeit‹ richtete sich der Alltag nach dem Lauf der Sonne und nach der ›inneren Uhr‹ von Mensch und Tier. Ein Interesse an genauerer Zeitmessung gab es lediglich bei den Astronomen und bei jenen Seefahrern, die sich mit der Fortentwicklung der Navigation befaßten.

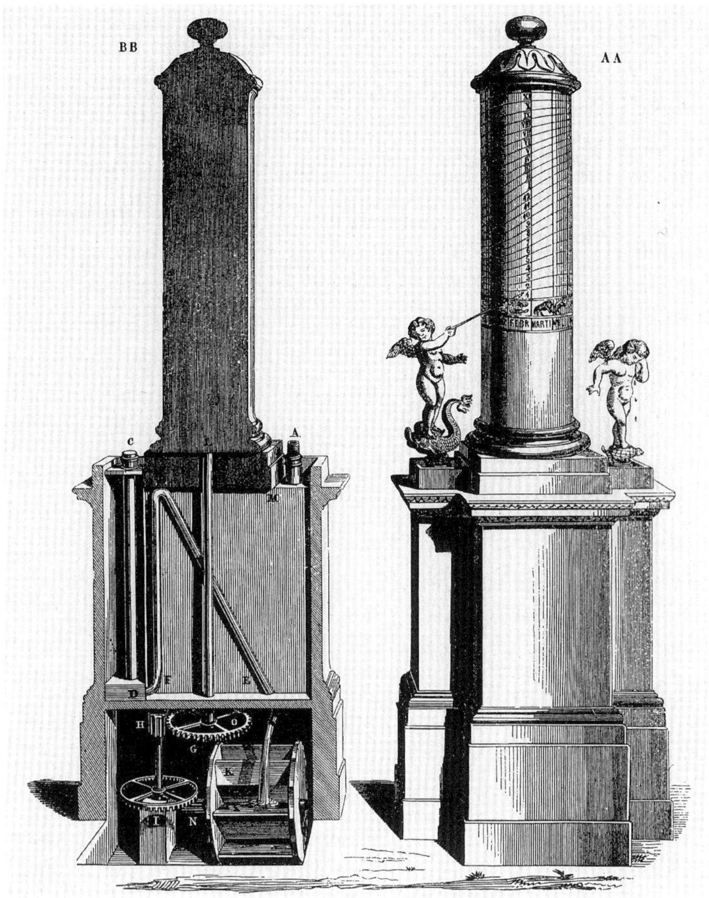

Wasseruhr des Ktesibios.
Obwohl die Aufzeichnungen des antiken Automatenkonstrukteurs Ktesibios nicht mehr erhalten sind, lassen sich einige seiner Automaten nach den Beschreibungen anderer antiker Autoren nachvollziehen. Bei der vorliegenden Uhr vergießt ein Putto ob des unaufhaltsamen Verrinnens der Zeit Ströme von Tränen; sie sammeln sich in einem Hohlraum unter dem zweiten Putto, der langsam auf einer Stange hochsteigt und mit dem Zeiger die Tageszeit angibt. Ist er oben angekommen, leert sich die Kammer in das Schaufelrad: Der Putto sinkt ganz herab und die Säule dreht sich um einen Tag (1/366 ihres Umfangs) weiter.
Rekonstruktion von Pierre Dubois, Paris, 1849

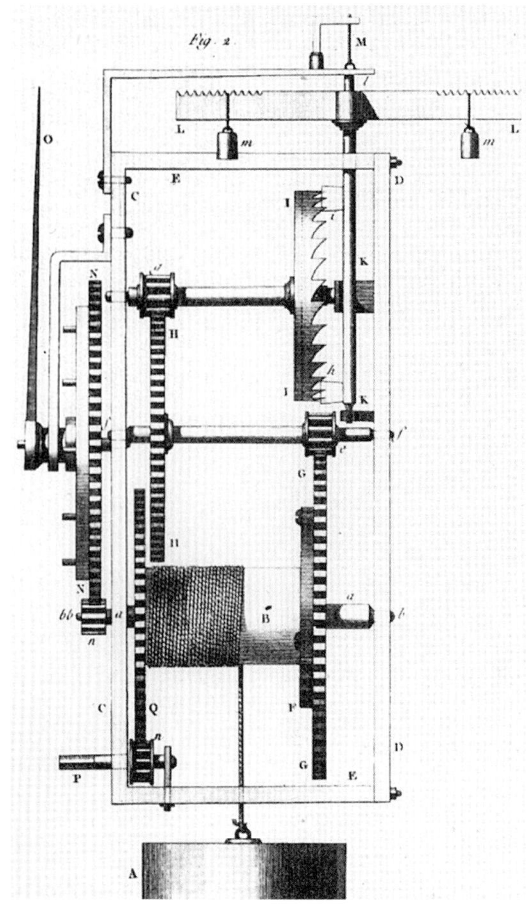

Mechanismus der Uhr am Palais de Justice in Paris.
Die Spindelhemmung (bezeichnet mit K und I) wird ihrerseits durch die Unruhe (L) gebremst. Unten sind der Gewichtsantrieb und links ein Uhrenzeiger angegeben.
Kupferstich nach dem Original aus dem Jahr 1362, Paris, 1802

Ein mechanischer Motor: Die Räderuhr

Eine genaue Zeitmessung war für das christliche Mönchtum wichtig: Jede volle Stunde sollte durch Glockenschlag angezeigt werden. Außerdem sollten die Mönche sieben Mal am Tag zu festgesetzten Zeiten zum Gebet gerufen werden. In Nordeuropa ließ sich dies nur schwer umsetzen: Die Sonne ist allzuoft von Wolken verdeckt, Sanduhren und Kerzen messen zu kurze Zeitabstände, und die in der Antike erfolgreich verwendete Wasseruhr vertrug keinen Winterfrost.

Das Problem löste erst die Erfindung der Räderuhr. Sie lief über einen längeren Zeitraum regelmäßig. Anhand des Sonnenstandes korrigierte man sie hin und wieder. Und sie konnte bei Tag und bei Nacht die Zeit angeben. Das wesentliche Merkmal der Räderuhr, die vermutlich in England in der zweiten Hälfte des 13. Jahrhunderts erfunden wurde, ist die sogenannte Spindelhemmung: Zahnräder werden durch ein Gewicht angetrieben und durch zwei Haken an einer Stange dergestalt gehemmt, daß sich die Räder schrittweise unter kurzen, regelmäßigen Pausen weiterdrehen. Damit war ein gleichmäßig laufender Motor erfunden, der nur von der Schwerkraft abhängig war und vielseitig eingesetzt werden konnte. Auf diesem Prinzip beruhte der Mechanismus der allermeisten Automaten – nicht nur der Uhren.

Doch um bei den Uhren zu bleiben: Ihr praktischer Nutzen lag natürlich im Ablesen der Zeit. Nicht nur die Mönche, sondern auch die Laien richteten sich nach dem Glockenschlag und später, seit der Mitte des 14. Jahrhunderts, auch nach dem Ziffernblatt der Kirchturmuhr.

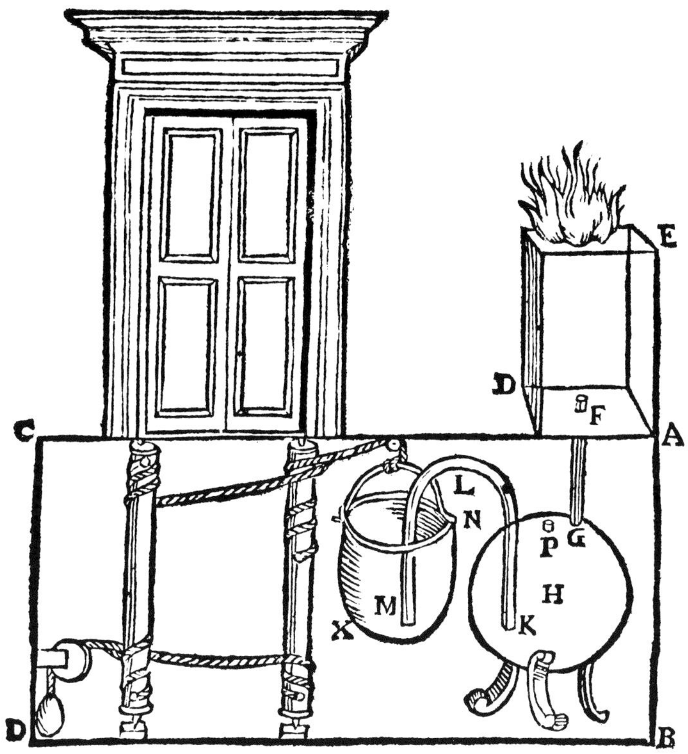

Rekonstruktion der automatischen Tempeltüren des Heron von Alexandria, Frankfurt, 1688

Dennoch war die Uhr vor allem ein Instrument der Erbauung: Im Rahmen der scholastischen Weltanschauung, derzufolge jede weltliche Erscheinung als Symbol Christi galt, kam der Räderuhr die Aufgabe zu, die göttliche Ordnung des Kosmos vor Augen zu führen. Infolgedessen gab es in manchen Kathedralen (etwa in Chartres) gleich mehrere Uhren, die die Bewegungen des Mondes, der Sonne und des Fixsternhimmels am Firmament anzuzeigen vermochten.

Jakob mit dem Hammer

Die frühesten Räderuhren setzten vermutlich keine Zeiger, sondern nur den Klöppel für den Glockenschlag in Bewegung. Die öffentliche Neugier an der Schlagmechanik der Stundenglocke war gewiß groß; welch ein Aufsehen wird da erst das Schauspiel eines eisernen Mannes geboten haben, der die Stunde schlug! Diese sogenannten Jacquemarts kamen in der Mitte des 14. Jahrhunderts auf: metallene Figuren, die den Klöppel in einer einfachen Drehung oder Verbeugung gegen die Glocke schlugen. Die Bedeutung ihres Namens, der sich vielleicht von ›Jacques-marteau‹ (Jakob mit dem Hammer) herleitet, ist ungewiß. Seit 1499 schlagen auf der Torre del l'Orologio auf dem Markusplatz in Venedig zwei große Mohren jede Viertelstunde. Die Zeit wurde zur Schau gestellt und durch vielerlei Mechaniken angereichert: durch ineinander verschachtelte Ziffernblätter, karussellartig vorbeiziehende Figuren – und schließlich durch Glockenspiele, die verschiedene Möglichkeiten bieten: Sei es, daß zur Mittagsstunde einige wenige Glöckchen eine Weise erklingen lassen oder daß die 45 Glocken der um 1560 installierten Uhr von St. Rombout in Mechelen regelrecht zum Konzert aufspielen. Anders als bei den Jahrmarktsautomaten mit ihrem Überraschungsmoment liegt der Reiz der Turmuhr-Schauspiele in ihrer Regelmäßigkeit. Nur dem auswärtigen Besucher bietet sich auch hier die Überraschung, die Sensation; die Einheimischen dagegen nehmen das Spiel als einen Teil ihres Tageslaufs wahr, als einen besonders schönen und erbaulichen vielleicht.

Bewegungsautomaten

Zu allen Zeiten waren Menschen von mechanisch erzeugten Bewegungen fasziniert und suchten nach geeigneten Antriebsarten. Heron von Alexandria, der antike Erfinder des münzbetriebenen Weihwasserspenders, entwarf etwa eine automatische Tempeltür, deren Funktion der Eintretende mit einem kleinen Feuer in Gang setzte: Die Luft in einer Kammer unter dem Feuer erwärmte sich und trieb einen Mechanismus an, der die Türen, wie von Geisterhand bewegt, aufschwingen ließ. Für den täglichen Gebrauch sicher nicht geeignet, mag der Automat als Teil eines magischen Ritus' in einer der seinerzeit unzähligen Sekten um Gläubige geworben haben.

Grottengeburt

Luft, die sich durch Erwärmung ausdehnt oder durch Wind in Strömung versetzt wird, machte man sich in Windmühlen und auch zur Erzeugung von Klängen, etwa in Orgelpfeifen, nutzbar. Es blieb jedoch aufwendig, die Luft für den gleichmäßigen Antrieb zu regulieren. Einfacher war die Wasserkraft zu gebrauchen. Sie wurde bereits in der Antike zum Betreiben von Wasserspielen eingesetzt. Dieses diente seit dem 16. Jahrhundert als Vorbild ähnlicher Anlagen. Beliebt war auch die Möblierung künstlicher Grotten mit lebensechten Figuren und ebensolchen

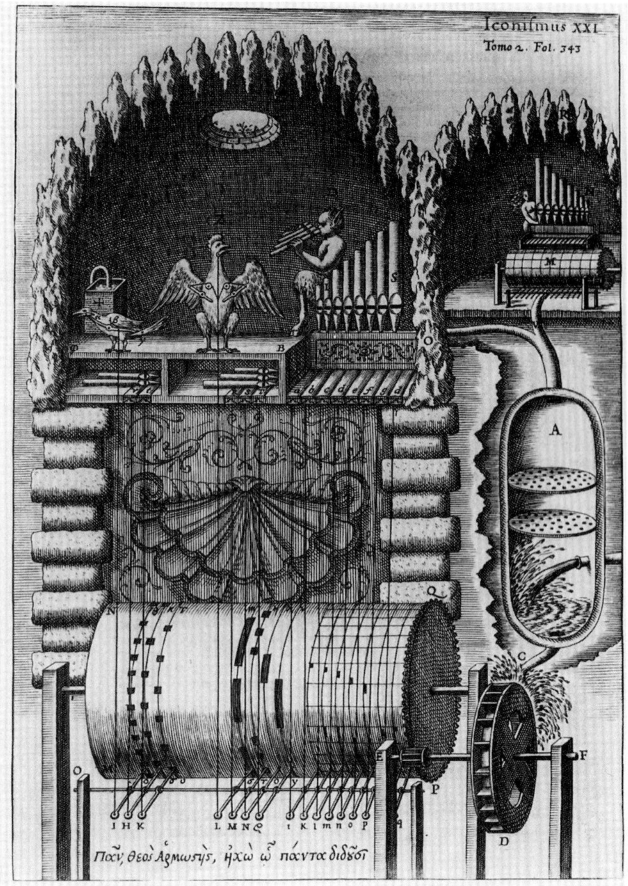

Wasserbetriebene Orgel mit musizierenden Figuren.
Ein Wassertank versorgt das Antriebsrad, das sowohl die Pfeifen mit Luft füllt (hier nicht dargestellt) als auch die Lochwalze für die Melodien und die Bewegung der Figuren in Gang setzt. Während der bocksfüßige Pan und die Tiere in der großen Grotte das Leitmotiv intonieren, folgt im kleineren Gehäuse die Nymphe Echo ihrer Bestimmung.
Rom, 1650

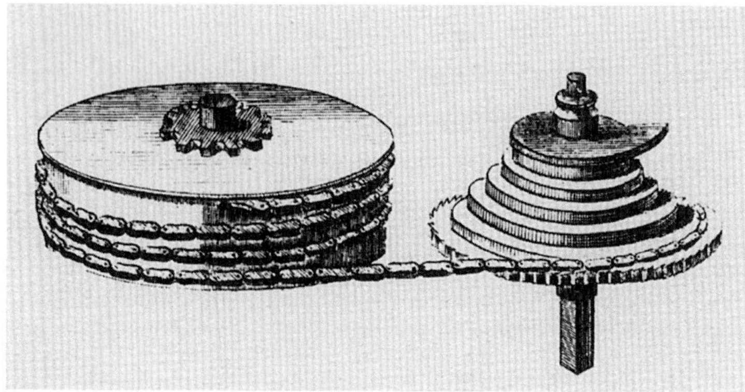

Schema des Federantriebs.
Die Spiralfeder sitzt im linken Gehäuse. Die ›Schnecke‹ auf der rechten Seite gleicht mit ihrem zunehmenden Durchmesser und der damit sich verändernden Übersetzung die nachlassende Zugkraft der Feder aus.
Paris, 1765

Automaten, die mythologische Geschichten erzählten: etwa die vom einäugigen, schalmeispielenden Polyphem und seiner angebeteten, aber desinteressierten Galatea, die auf ihrer Muschel im Meere dahintreibt.

Diese Grotten dienten aber nicht nur der bloßen Kurzweil und dem Entzücken an drolligen Figuren, die sich ungelenk im Kreis bewegen. Sie versinnbildlichen auch jene alchemischen Kräfte, die den Gebirgen beim Wachstum der Metalle zugeschrieben wurden: Man wußte, daß der Berg aus seinem Innern heraus – die Grotte also eine Art Gebärmutter – die Metalle hervorbrachte, und verstand darunter durchaus einen Bewegungsvorgang; denn Aristoteles zufolge war alles Natürliche durch Bewegung gekennzeichnet. In der Bewegung lag das Geheimnis der Natur, die Bewegung mußte der Künstler nachempfinden, um seinem Kunstwerk Natürlichkeit zu verleihen. In der Antike wurde den besten Bildhauern nachgesagt, daß ihre Statuen den Eindruck erweckten, zu atmen; legendär war beispielsweise der antike Maler Apelles, der auf einem seiner Bilder eine Fliege so täuschend echt gemalt hatte, daß die Betrachter sie zu verscheuchen versuchten. Doch erst mit den Automaten war es gelungen, etwas Künstliches wirklich in selbständige Bewegung zu versetzen und es damit dem Natürlichen einen kleinen, aber entscheidenden Schritt näherzubringen. Der Automatenbauer konnte folglich eine ›gebärende‹, schöpferische Kraft für sich beanspruchen, die in einer Grotte ausdrucksvoll zutage trat. In das Staunen über diese lebensechten Maschinen mischte sich beim Publikum die Ehrfurcht gegenüber dem fürstlichen Auftraggeber.

Mit gespannter Feder

Die Grottenautomaten waren an die Wasserkraft gebunden und konnten kaum woanders aufgestellt werden. Neue Dimensionen eröffnete hingegen der in der zweiten Hälfte des 14. Jahrhunderts erfundene Federantrieb: Das Aufziehen einer Spiralfeder sorgte für eine langanhaltende und, dank weiterer Hilfsmittel, auch gleichmäßige Kraftübertragung. Der Antrieb konnte auf kleinstem Raum untergebracht werden. Das ermöglichte den Transport und eine Vielzahl von Anwendungen.

Vom 16. bis ins 19. Jahrhundert wurden bevorzugt Tier- und Menschenpuppen automatisiert. Alfonso Borelli (1608-1679) hatte die Funktionsweise des tierischen Bewegungsapparates erkannt und auf mathematische Formeln zu bringen versucht. Er folgte hierin der heftig umstrittenen These von René Descartes

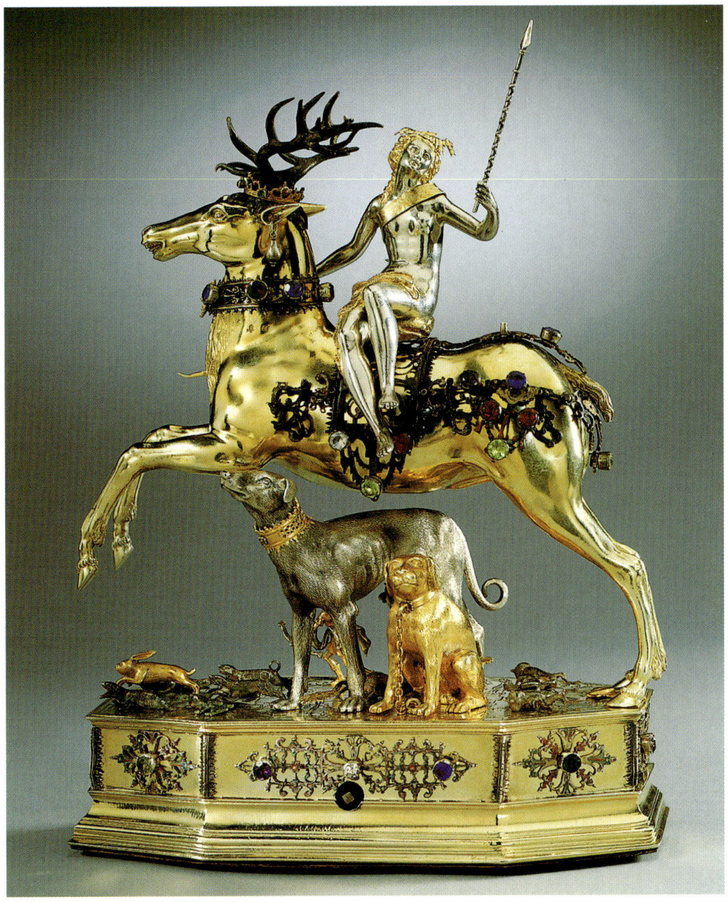

Diana auf dem Hirsch.
Von diesem Automaten sind überraschend viele Varianten aus Augsburger Herstellung erhalten, die ursprünglich zusammengehört haben könnten. Sie bewegen sich auf Rädern fort, die in der Konsole versteckt sind; die Jagdszene darauf gerät ebenfalls in Bewegung.
Augsburg, um 1615

(1596-1650), daß Tiere nichts anderes seien als atmende und verdauende Maschinen, die sich vom Menschen nur wegen des Fehlens von Verstand und Seele unterschieden. In der Tat könnte man die Knochen als Hebel auffassen, die Gelenke als Achsen und die Muskeln als Seilzüge: der tierische Organismus als eine Art Uhrwerk. Heute läßt sich kaum nachvollziehen, daß man damals glaubte, alle Erscheinungen der Welt mit den Gesetzen der Mechanik erklären zu können. Daher die Sensation, aber auch der Schrecken vor den Automaten, die Tieren und Menschen nicht nur ähnlich, sondern sogar verwandt erschienen. Freilich wurde ein kleiner Unterschied mit einiger Erleichterung bald erkannt. Ein gewisser Bernhard Le Bevier de Fontenelle hatte ihn 1685 so formuliert: »Stellen Sie die Maschine eines Rüden und jene einer Hündin die eine auf die andere, so kann daraus niemals eine dritte kleine Maschine hervorgehen«. Erst die Gewißheit, daß seine Automaten sich nicht fortpflanzen, konnte den Besitzer eines Automatenpärchens beruhigen.

Unter Beschuß

Die Herstellung von Automaten war das Metier des Uhrmachers, und die feinen, fließenden Bewegungen forderten sein höchstes Können. Aber an der Produktion waren etliche Gewerke beteiligt, so daß erstklassige Automaten nur dort entstehen konnten, wo eine besondere Vielfalt qualitätvollen Handwerks bestand. Bis zur Mitte des 17. Jahrhunderts war dies in Nürnberg und in Augsburg der Fall: zwei berühmte Silberschmiedezentren, die in ihrer Blütezeit unzählige Kunsthandwerker der verschiedensten Zweige beherbergten, und zwar in Manufakturen, die neben einer eindrucksvollen Serienproduktion auch Einzelstücke von europäischem Rang hervorbrachten. In beachtlicher Zahl sind in Augsburg hergestellte Tischautomaten erhalten; selbstfahrende Geräte aus vergoldetem Silber und in vielfältiger Gestalt – etwa ein Kentaur mit rollenden Augen, der Jagdgöttin Diana auf dem Rücken und etlichem Getier zu seinen Füßen. Einmal in Gang gesetzt, rollt dieser Zoo unkontrolliert über den Tisch, und der Kentaur schießt einen kleinen goldenen Pfeil ab: Der Gast, vor dem der Pfeil zu liegen kommt, ist damit aufgefordert, ein Glas zu leeren. Der Kentaur war offenbar sehr beliebt und ist in gleicher Ausstattung im Grünen Gewölbe in Dresden und im Kunsthistorischen Museum Wien erhalten; ein drittes Exemplar schenkte Herzog Maximilian I. von Bayern 1616 den Jesuiten für ihre Chinamission.

Andere Tischautomaten bewegten sich selbst auf die Gäste zu. Bisweilen waren die Figuren – häufig ein Hirsch – innen hohl und dienten unmittelbar als Trinkgefäß, dessen Handhabung freilich eine gewisse Nüchternheit erfordert haben dürfte. Nicht alle Tischautomaten mußten sich fortbewegen; man fand auch Vergnügen an den Figurenuhren, bei denen zur vollen Stunde ein Silen trinkt, ein Hahn kräht oder ein Bär tanzt. Die Themen sind nicht auf den profanen Bereich beschränkt: Es gibt Mönche, die sich auf die Brust schlagen, ein Christuskind mit einer rotierenden Weltkugel in der Hand und Krippenspiele mit Figuren, die sich bewegen. In manchen Jesuitenkirchen, vor allem in Polen, erwachen ganze Orgelprospekte zum Leben: Engel, die sich im Takt der Musik bewegen und funkelnde Sterne, die sich drehen.

Dem natürlichen Vorbild am nächsten kam man bei der Nachahmung von Gliedertieren,

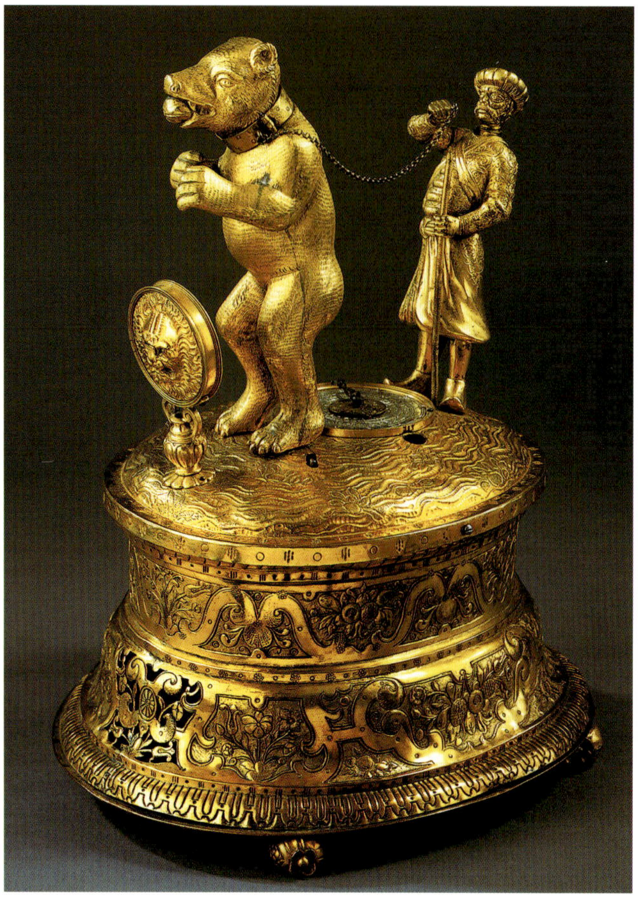

Tanzbär mit seinem Führer.
Beim Stundenschlag zieht der Orientale an der Kette des Tanzbären und beide drehen ihre Köpfe.
Süddeutschland, um 1585

etwa ein nur drei Zentimeter großer Maikäfer in Kassel, der laufen kann und Fühler und Flügel bewegt. Eine Analogie findet solcherlei Getier in den ›Schüttelkästen‹, die diverse, federgelagerte Nachbildungen von Insekten und Kriechtieren enthalten. Schüttelt man einen solchen Kasten, gerät alles in Bewegung, so daß der Eindruck entsteht, lauter Ungeziefer krabble darin herum.

Äußere und innere Werte

Viele der Automaten wurden in den ›Kunst- und Wunderkammern‹ verwahrt, die von der Mitte des 16. Jahrhunderts bis zum Ende des 17. fast jeden Fürstenhof auszeichneten. Automaten sind deshalb besonders gut in den großen fürstlichen Sammlungen überliefert. Allerdings haben sich überwiegend solche Geräte erhalten, deren Äußeres aus Edelmetall besteht und mit Emails und Edelsteinen verziert ist. Viele Automaten waren jedoch auch mit Fellen oder mit Stoff überzogen und ahmten auf diese Weise ihre natürlichen Vorbilder nach. Ideale Schönheit war gewiß nicht das Ziel dieser Ausstattung, wie ein besonders häßlicher, allerdings vom Zahn der Zeit auch stark mitgenommener, fellüberzogener Löwe im schwedischen Schloß Skokloster beweist.

Der Versuch, auch die Gesichter von Automaten beweglich zu gestalten, führte oft zu unfreiwilliger Komik – dank grinsender Mäuler und schielender Augen. Bei der Nachbildung von Menschen konnte dies nur durch Grimassengesichter kaschiert werden, wie zum Beispiel beim Triumphwagen des Königs Gambrinus: Dieser mythische Erfinder des Biers lagert träge aber glücklich auf seinem von Elefanten gezogenen Thron, führt ein Glas zum Mund und leckt sich anschließend die Lippen.

Wahre Schönheit verbergen die Automaten indes in ihrem Inneren. Die Mechanik aus Antriebsfeder, Übertragungsschnecke, Zahnrädern und Hemmungen erfüllt wichtige Kriterien eines Kunstwerks: Alle Teile sind genau aufeinander abgestimmt und jedes Teil für sich zeigt die sorgfältigste Durchzeichnung; keines ließe sich hinzufügen oder weglassen. Den Sinn für die Ästhetik dieser Uhrwerke zeigten schon die Zeitgenossen, doch ermöglichen erst die Automaten ab der zweiten Hälfte des 18. Jahrhunderts einen mehr oder weniger ungehinderten Blick auf dieses Kunstwerk im Kunstwerk.

Vollendung

Während in Deutschland infolge des Dreißigjährigen Krieges das Automatengewerbe in Schwierigkeiten kam, boten sich am Hof des Sonnenkönigs Ludwig XIV. (Regierungszeit von 1643 bis 1715) in Frankreich neue Aussichten. Edgar Allan Poe beschreibt einen Automaten, den François-Joseph de Camus (geboren 1672) Ludwig XIV. schenkte: Eine Kutsche, die von naturgetreuen Pferden gezogen wurde, auf einem quadratischen Tisch fuhr und vor dem König hielt; dann stieg ein Lakai von seinem Bock, öffnete den Wagenschlag und heraus trat eine Dame, die dem König eine Bittschrift überreichte. Nachdem alle Figuren wieder Platz genommen hatten, knallte der Kutscher mit der Peitsche, und das Gefährt begab sich zu seinem Ausgangspunkt zurück. Der König ließ das Gefährt 1709 einschmelzen, obwohl es, der Beschreibung Poes zufolge, weitestgehend aus Holz bestand.

Von besonderem Wert für die Erfinder von Automaten war die Mitgliedschaft in einer der wissenschaftlichen Akademien, die seit der zweiten Hälfte des

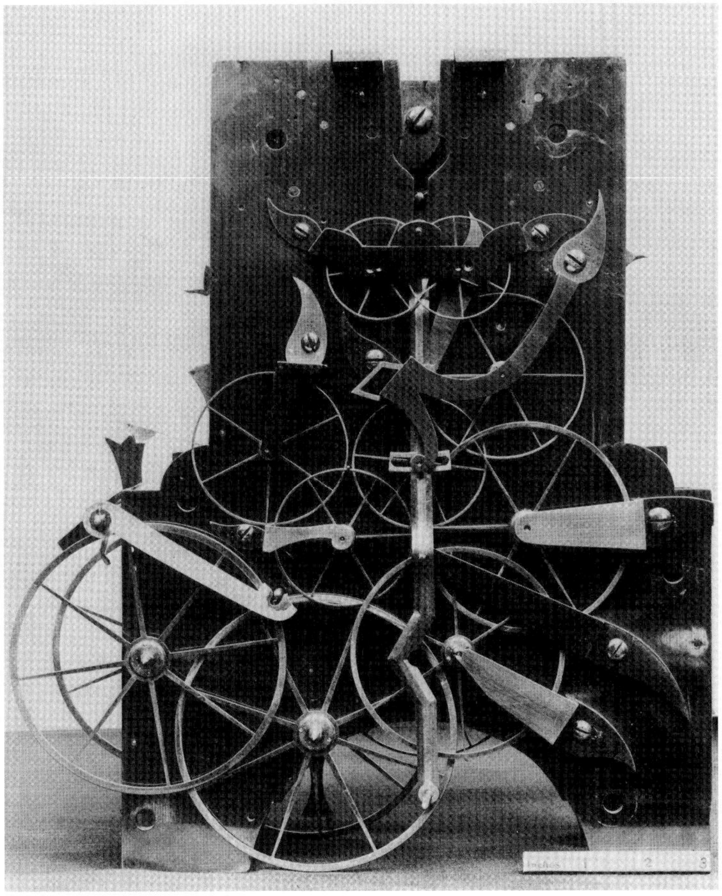

Rückansicht einer Präzisionspendeluhr. Um die Reibung zu verringern, sind die Zapfen frei auf den großen Rädern gelagert.
England, um 1770

17. Jahrhunderts in den Hauptstädten Europas gegründet wurden. Hier konnte man das jeweils Neueste auf den Gebieten der Uhrmacherei und der Mechanik vorstellen und kennenlernen. Dadurch angespornt, kam es um die Mitte des 18. Jahrhunderts zu Höchstleistungen in der Automatenbaukunst. Jacques de Vaucanson (1709-1782) konstruierte um 1738 einen Flötenspieler, der die Töne tatsächlich mit seinen Fingern, mit Lippen und der Zunge auf der Querflöte hervorbrachte. Noch berühmter war seine Ente, die sich lebensecht bewegte und alle Betrachter über ihre Funktionsweise rätseln ließ. Schon Goethe fand sie jedoch in einer Privatsammlung ziemlich mitgenommen vor: »Die Ente, unbefiedert, stand als Gerippe da, fraß den Haber noch ganz munter, verdaute jedoch nicht mehr«. Eine Generation auf Vaucanson folgte Pierre Jaquet-Droz (1721-1790), der zusammen mit seinem Sohn Henri-Louis (1752-1791) und einem Mitarbeiter namens Jean-Frédéric Leschot (1746-1824) einige unerreichte Automaten baute. Ein Zeichner, ein Schreiber und eine Klavierspielerin verblüffen jeweils durch ihre einzigartige Handfertigkeit.
Der Zeichner ist zum Beispiel in der Lage, drei verschiedene Konterfeis, einen Hund namens Toutou und das Emblem einer von einem Schmetterling gezogenen Puttenkutsche zu zeichnen. Demgegenüber konnte die Pianistin nur die unter ihren Händen befindlichen zehn Tasten bedienen, dies jedoch mit großer Anmut. Im Jahre 1785 stellte schließlich Peter Kintzing (1746-1816) den Automaten einer Hackbrettspielerin vor, deren Sockel und Instrument David Roentgen in Neuwied fertigte. Diese Dame bediente ihr Instrument – eine Art Harfe, die mit Klöppeln angeschlagen wird – mit außerordentlicher Grazie. Denn sie bewegte zu ihrem Spiel nicht nur den Kopf und die Augen, sondern hob auch atmend ihre Brust.

Derlei Apparate dienten vornehmlich der zweckfreien Vergnügung. Vaucanson versuchte zwar, Automaten auch auf gewerblicher Ebene einzuführen, scheiterte jedoch mit einem automatischen Webstuhl am Widerstand der Weber, die um ihre Arbeitsplätze fürchteten. Die zunehmende Perfektion der Automaten, an denen ihre Erfinder zuweilen Jahre arbeiteten, machte sie fast unbezahlbar. Anstatt die Automaten zu verkaufen, verlegten sich Vater und Sohn Jaquet-Droz auf Tourneen und stellten ihre Kunstwerke in ganz Europa vor. Die Zeit dieser perfekten Luxusobjekte neigte sich jedoch mit der Französischen Revolution ihrem Ende zu. Allerorten mußten sich die Kunsthandwerker lukrativeren Gebieten zuwenden – der Büchsenmacherei etwa oder der Erfindung zeitgemäßer Halbautomaten wie der Guillotine. Die Vorliebe für die kleinen Spielautomaten ging aber keineswegs verloren: Im Laufe des 19. Jahrhunderts wurde die Mechanik weiter vereinfacht und verbilligt, so daß Automaten für eine breitere Bevölkerungsschicht erschwinglich wurden.

Orchestrion von
Friedrich Theodor Kaufmann,
Dresden, 1851

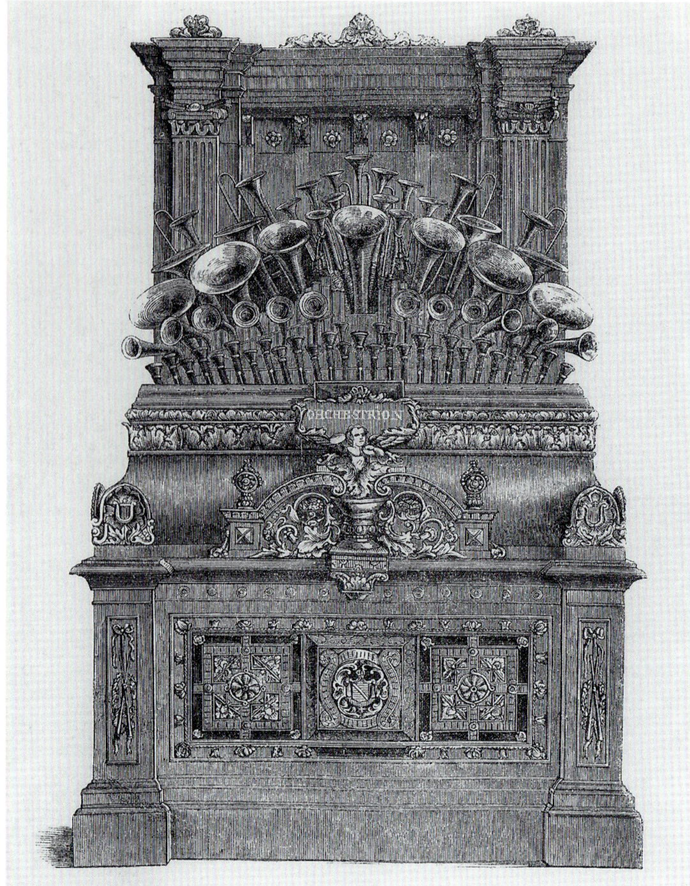

MUSIKAUTOMATEN

Viele der genannten Apparate verbinden mit ihrem Bewegungsschauspiel ein musikalisches Ereignis. Der Ehrgeiz der Konstrukteure um die Mitte des 18. Jahrhunderts, von Automaten echte Musikinstrumente spielen zu lassen, stellt den Gipfelpunkt mechanischer Kunstfertigkeit dar. Allerdings blieb hier die Verwunderung über die Fähigkeiten des Automaten größer als der Genuß an der Musik, die er hervorbrachte. Und so gab es eine eigenständige Entwicklung des Musikautomaten, bei dem das vornehmliche Ziel in der Qualität und Vielfalt der hervorgebrachten Klänge lag.

Die Glockenspiele an den mittelalterlichen Uhrtürmen läuteten die Geschichte der Musikautomaten ein. In kleinerem Format waren die Spieluhren schon lange bekannt, die seit jeher nach demselben Prinzip wie die heutigen Spieldosen funktionieren: Die Feder treibt eine Walze mit Stiften an, die ihrerseits die klingenden Metallzungen anreißen. Urvater der Musikautomaten ist jedoch ein halbautomatisches Instrument, nämlich die Orgel. Sie war in ihren Grundzügen schon in der Antike bekannt: Ein Blasebalg erzeugt den notwendigen Luftdruck in den Pfeifen. Der Klangvielfalt sind beim Orgelbau kaum Grenzen gesetzt: Die Orgel kann auch andere Instrumente nachahmen. Rein technisch gesehen trägt der Orgelspieler zur Klangerzeugung ›nur‹ die Melodie bei und ist durch einen Automaten ersetzbar: Ähnliche Stiftwalzen wie in der Spieluhr betätigen nun das Hebelwerk der Tastatur. In der zweiten Hälfte des 18. Jahrhunderts waren Standuhren mit eingebauten Musikautomaten an den Fürstenhöfen in Mode. Eine solche Uhr im Musikinstrumenten-Museum Berlin aus der Zeit um 1780 ist immerhin mit 81 Pfeifen in drei Registern ausgestattet und kann den Stundenschlag mit einem Orgelkonzert begleiten. Musikautomaten waren mit eigens für diesen Zweck komponierten Stücken bespielt, wobei sich auch bedeutende Komponisten wie Haydn, Mozart, Beethoven und Weber eines Beitrags nicht enthielten.

Automatische Orchester

Carl Maria von Weber zollte einem lebensgroßen automatischen Trompetenspieler seine volle Bewunderung: Der Automat vermochte nicht nur auf einer echten Trompete mit gutem Ansatz und reinem Ton zu spielen, sondern sogar Zweiklänge und Doppeltriller hervorzubringen. Er war von der Instrumentenbauerfamilie Kaufmann in Dresden um 1810 konstruiert worden und steht als Apparat noch ganz in der Tradition des 18. Jahrhunderts, etwa des Flötenspielers von Vaucanson. Mit

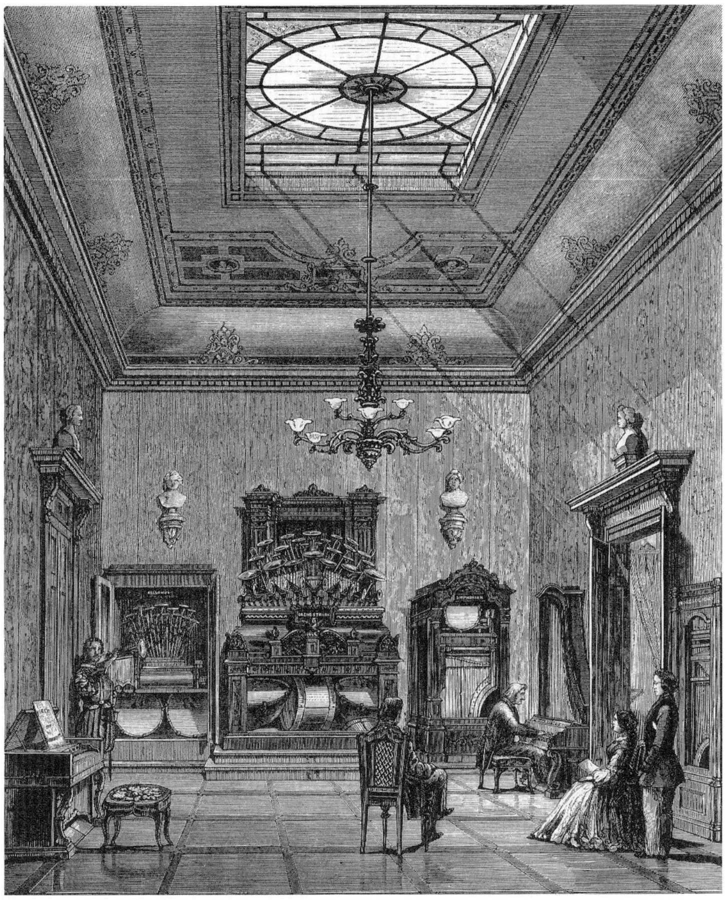

einer anderen Erfindung griffen die Kaufmanns jedoch einer späteren Entwicklung vor: 1851 baute Friedrich Theodor Kaufmann (1823-1872) einen Automaten, der aus mehreren Instrumenten bestand und den er zu Recht ›Orchestrion‹ nannte. Solche Orchestrions wurden in vielen Varianten – darunter mit eingebauten Orgeln, Klavieren, Xylophonen, Becken und Trommeln – noch Anfang des 20. Jahrhunderts gebaut und in Kneipen aufgestellt, wo sie mit einer Münze in Gang gesetzt werden konnten. Auch sie wurden noch mit Stiftwalzen betrieben. Wegen dieser Walzen, die in aufwendiger Handarbeit hergestellt werden mußten, war das Repertoire begrenzt. Abhilfe schufen – für kleinere Spielautomaten – Metallscheiben mit herausgestanzten Metallzungen. Die Scheiben konnten maschinell und somit erheblich billiger produziert werden Sie sind die Vorläufer der Schallplatten, genaugenommen eigentlich der CD's, weil auch sie schon digitale Information übertrugen. Für größere Automaten, wie zum Beispiel für Leierkästen, entwickelte man eine noch preisgünstigere Technik: ein pneumatisches System, das mit gelochten Papierrollen betrieben wurde. Auf diesem System fußte auch das Pianola – ein Automat, der 1895 von der nordamerikanischen Firma Aeolian erfunden wurde und zur Bedienung handelsüblicher Klaviere diente. Er erregte genauso wie die früheren Musikautomaten das Interesse der Komponisten. Von Igor Strawinsky gibt es Klavierrollen, die dem natürlichen Spiel des Pianisten möglichst nahe kommen sollten, und Paul Hindemith komponierte Stücke für das Pianola, die manuell nicht mehr spielbar waren.

Die Firma Friedrich Kaufmann & Sohn in Dresden betrieb von 1858 bis 1899 ein ›Akustisches Kabinett‹, in dem sie ihre berühmten Musikautomaten, darunter auch den Trompetenspieler links im Hintergrund, vorführte

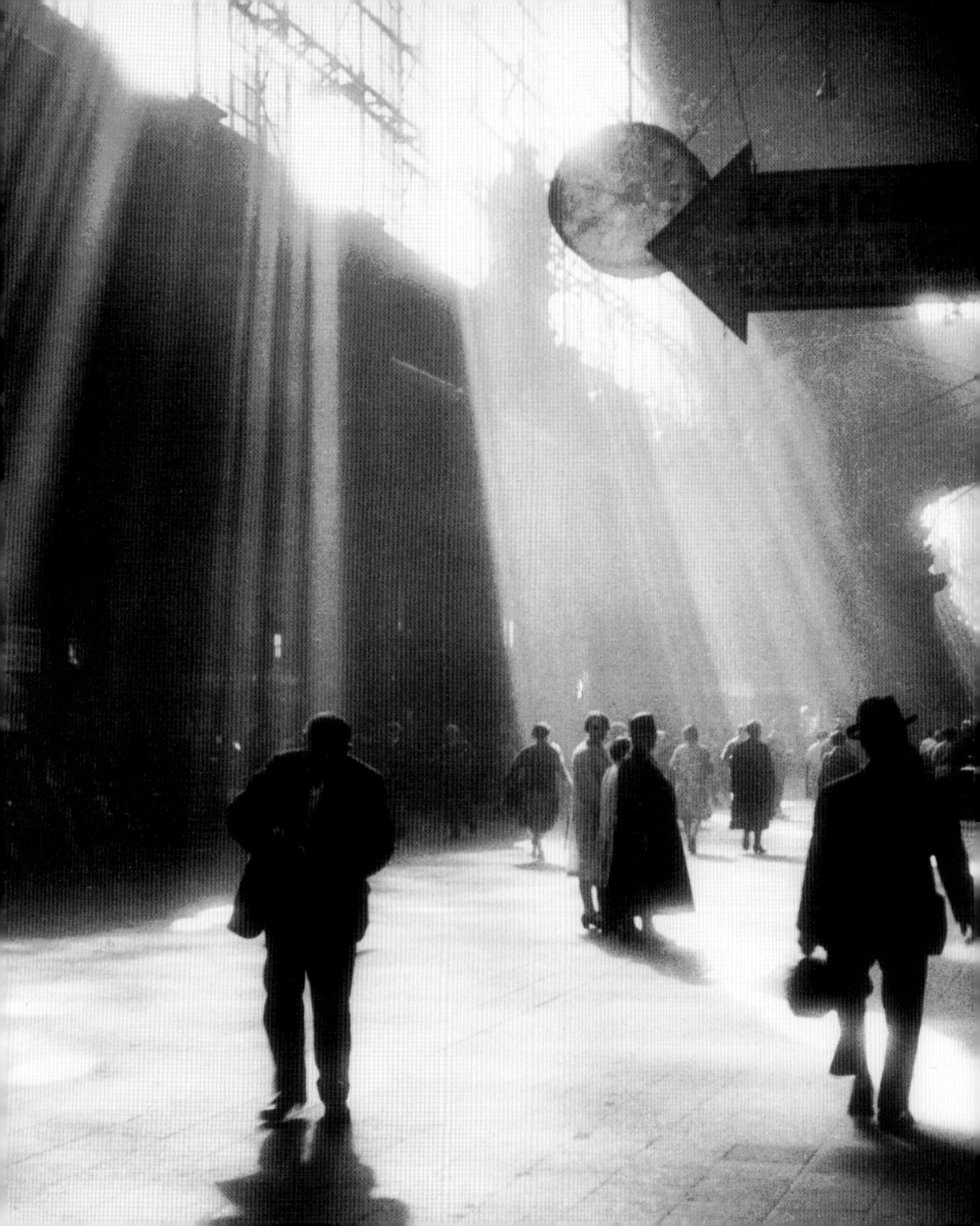

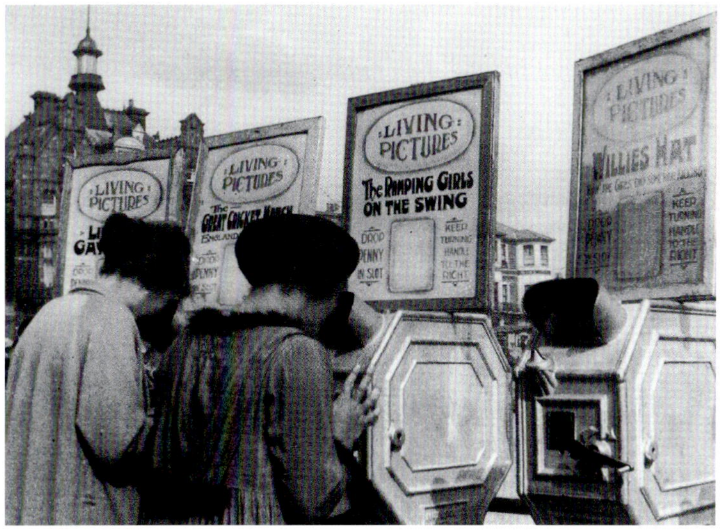

Automatisches Daumenkino,
Mutoskope am Hafen, 1912

AUTOMATENWELTEN – FREIZEITZEUGEN DES JAHRHUNDERTS

An Automaten scheiden sich Welten: Außer dem Einwurfschlitz für Münzen haben ein Fahrkartenautomat und eine Peep-Show, ein münzbetriebenes Internet-Terminal und ein Spielautomat nichts gemein. Vereinzelt meist, stehen oder hängen sie herum, nur im Vorübergehen von denen beachtet, die sie gerade brauchen: von Reisenden oder Rauchern, Voyeuren oder Gelangweilten, Hastigen oder Hungrigen. Was die Münzautomaten bieten, ist mehr als bloße Ware oder Dienstleistung: den einen bestimmender Lebensinhalt, den anderen flüchtige Ablenkung; hier ein Hauch von Verschwendung, dort eine Hoffnung auf Ersparnis. Alles anonym und allzeit bereit.

Münzautomaten sind Zeugen unseres Jahrhunderts. In Raststätten und auf Bahnhöfen, auf Straßen und in Spielhallen millionenfach vertreten und genutzt – ob als stumme Verkäufer, als laute Unterhalter oder verschwiegene Dienstleister, selbstverständlich, unentbehrlich und dennoch vielfach übersehen in der bunten Vielfalt des öffentlichen Raums.

Je unsichtbarer die Automatendienstleistungen heute, im Zeitalter von Magnetkarte, Mausklick und automatischer Kontoabbuchung werden, desto mehr erinnert man sich wieder an jene Zeiten, als Automaten noch vermeintliche Größe und Präsenz hatten, als der Blick durch ein Automatenfernrohr noch ungeahnte Dimensionen eröffnete, als wirklich noch etwas passierte, wenn der Groschen fiel, als Münzautomaten noch echte Geheimnisse, Überraschungen und Werte bargen und Repräsentanten moderner Zeiten waren. War es wirklich so?

Tatsächlich war das, was Münzautomaten boten, nie spektakulär, auch wenn ihr Äußeres dieses suggerieren sollte - nicht anders als die Werbung auf Emailleschildern, Plakaten oder in Anzeigen. Welche große Erfahrung, welche besonderen Genüsse, welche aufregenden Abenteuer können Elektrisier-, Fußball- oder Schnellseher-Automaten schon bieten? Immer waren Münzautomaten vor allem für die Eiligen, die Armen und die Hasardeure da. Ihnen sollten die Geräte auffallen und gefallen, nicht den mit Zeit und Dienstpersonal ausgestatteten Wohlhabenden, denen das Grelle, das Schnelle und Billige der Großstädte fern war.

Da Automaten nie im Ruf standen, für Prestige oder Politik, für Moral oder Soziales von Nutzen zu sein, hat man sie selten mit jener gestalterischen Fürsorge bedacht, wie sie Parkbänken, Kiosken oder Stadtbahnhaltestellen zuteil wurden, denen Architekten und Stadtplaner seit der Jahrhundertwende vielerorts große Aufmerksamkeit schenken.

Bahnhofshalle,
Paul Wolff, 1925

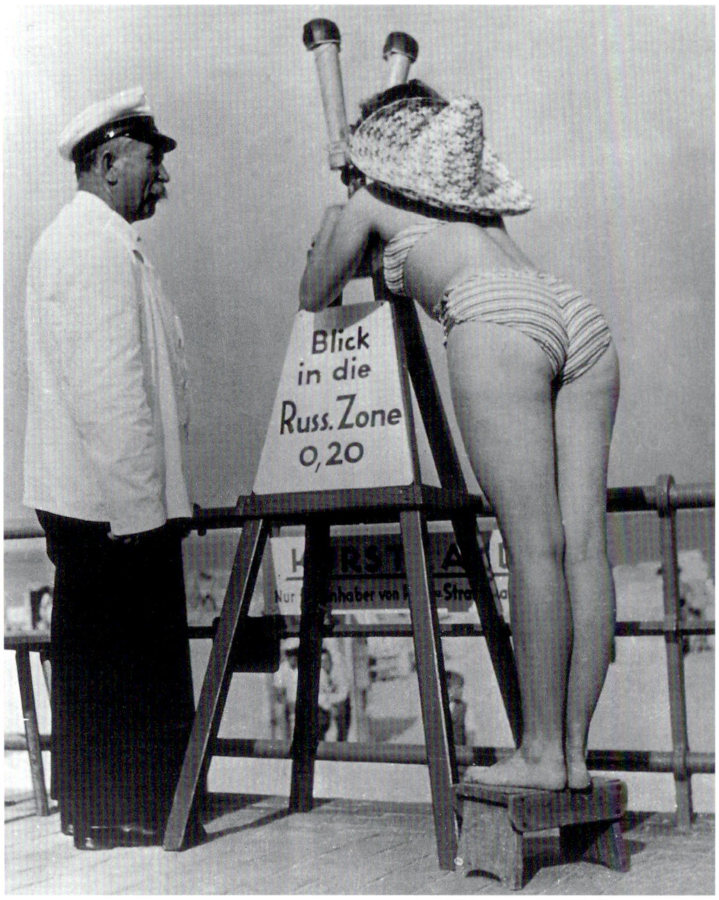

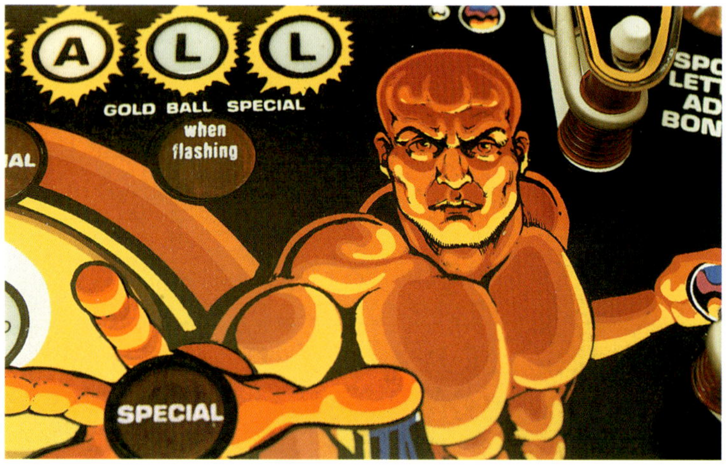

Strandszene, um 1950

Detail aus einer Flipperscheibe, achtziger Jahre

Automaten werden auch heute noch wie Diener betrachtet. Sie haben zuverlässig und störungsfrei zu funktionieren, ohne Ansprüche zu stellen auf pflegliche Behandlung oder ein adrettes Äußeres – womöglich nach den Entwürfen namhafter Architekten. Gestalterisches Augenmerk wird allenfalls auf das werbewirksame Spiel der bunten Farben und spektakulären Formen gerichtet, auf die Licht- und Klangeffekte, die den Kunden in Bann ziehen sollen.

Noch wichtiger erscheint vielen die Perfektion und Vielfalt der Automatenfunktionen. Denn sie locken, glaubt man, die in der Mehrheit männlichen und technikbegeisterten Kunden. Seit es Geschicklichkeits- und Glücksspielgeräte gibt, erwartet man von ihnen nicht mehr als von amerikanischen B-Movies: Unterhaltung sollen sie bieten, Ablenkung und spannende Effekte.

Niemand würde von ihnen verlangen, daß ihr Design so fein ausgeklügelt und harmonisch abgestimmt ist wie das von Autos, von exklusiven Modemagazinen oder elektrischen Geräten.

So verwundert es nicht, daß man an den Fingern einer Hand die wenigen Namen bekannter Designer abzählen kann, die sich der Gestaltung von Münzautomaten gewidmet haben. Und doch sind Münzautomaten zu allen Zeiten – wenn auch von anonymen Designern – sehr bewußt und mit Blick auf die Nutzer, deren Sehgewohnheiten, Moden, Wünsche und Phantasien gestaltet worden. Deshalb sind Münzautomaten die übersehenen Zeugen unseres Jahrhunderts!
Auskunft geben sie vor allem über soziale Situationen, über Orte und Gruppen, von denen man wenig weiß, weil sie wenig dokumentiert wurden: Freizeitvergnügen auf Jahrmärkten, in Bars und Kneipen, Wünsche und Freuden der sogenannten kleinen Leute. An Münzautomaten vollziehen sich weder lange noch große Momente. Was dort nach dem Einwurf einer Münze geschieht, hat meist flüchtigen und anonymen Charakter und ist bestimmt von Eile oder Langeweile, Mangel oder Überfluß. Den einen bedeuten sie geschenkte, den anderen geraubte Zeit. Die einen schätzen die technischen Diener wegen ihrer anonymen Verschwiegenheit, bei anderen gelten sie – mehr oder weniger bewußt – als Synonym einer zunehmend anonym werdenden Gesellschaft. Für viele, die wenig haben, schaffen Münzautomaten ein wenig Ablenkung, Spannung und Sensation. Denen, die dank Zeit und Geld viel davon haben, sind Automaten wiederum nichts anderes als eine willkommene weitere Ersparnis von Geld und Zeit, um an anderer Stelle noch mehr Lebensqualität zu genießen.

Prestel-Landschaftsbücher
Die idealen Begleiter für alle Kunstreisenden

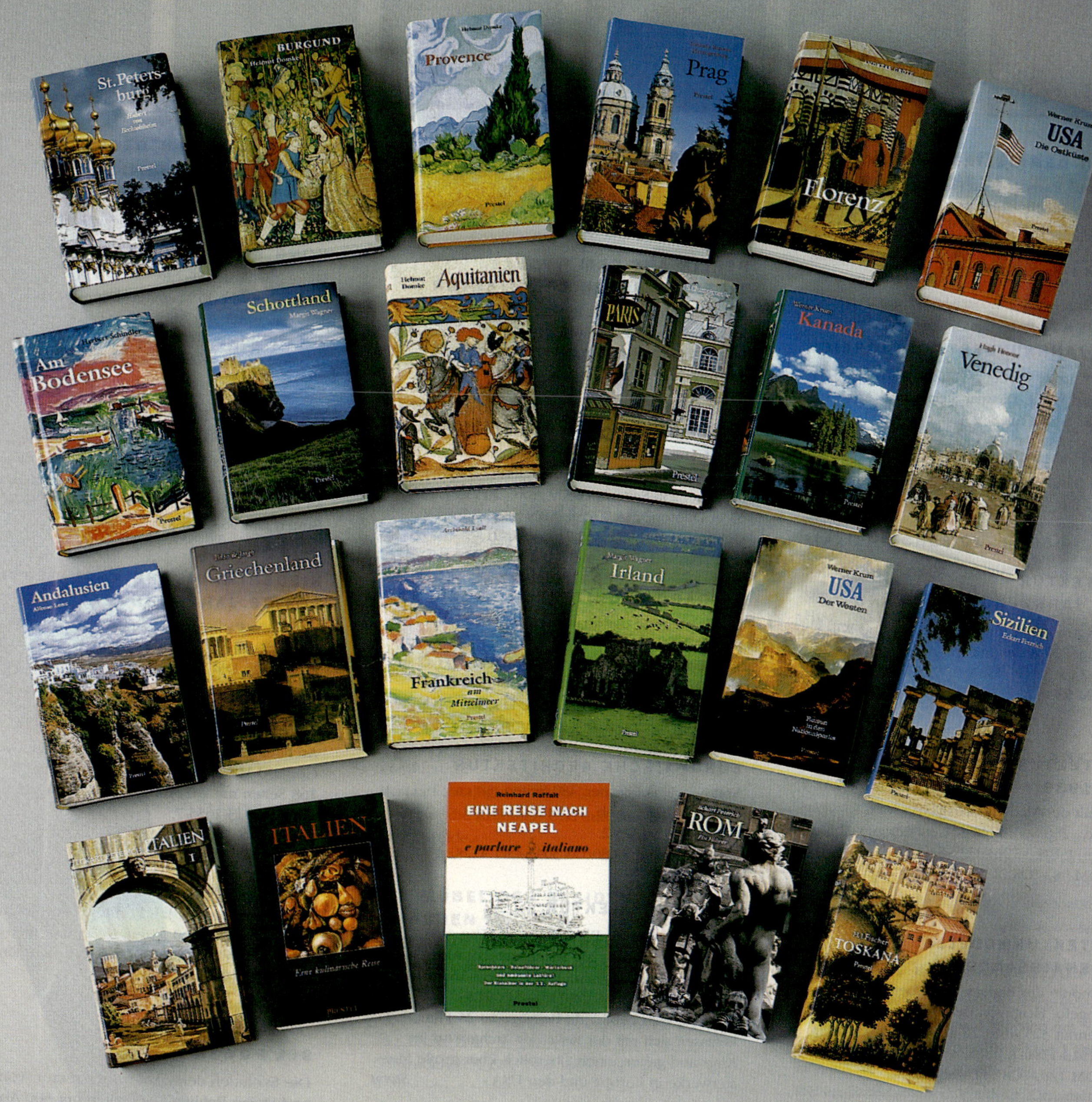

Preisstand 1. September 1997. Preisänderungen und Irrtümer vorbehalten

tte fordern Sie die Prospekte ›Gesamtverzeichnis‹, ›Architektur‹, ›PEGASUS *Bibliothek*‹, ›Reisen‹ und ›Englisches Programm‹ an

Alle Prestel-Bücher erhalten Sie bei Ihrem Buchhändler

Prestel

Mandlstraße 26 80802 München Telefon 089/38 17 09 0 Fax 089/33 51 75

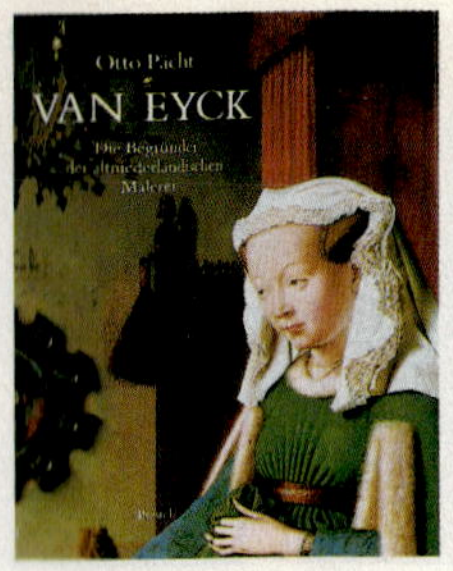

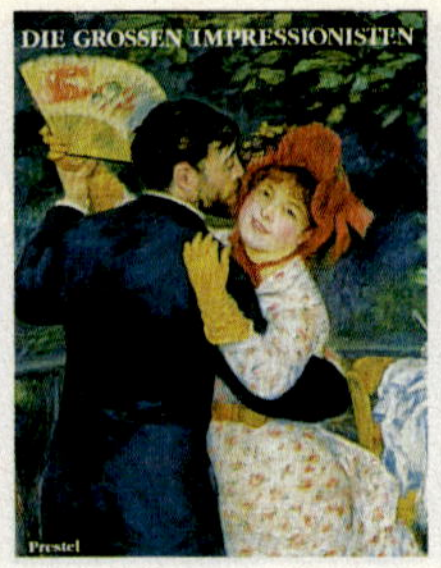

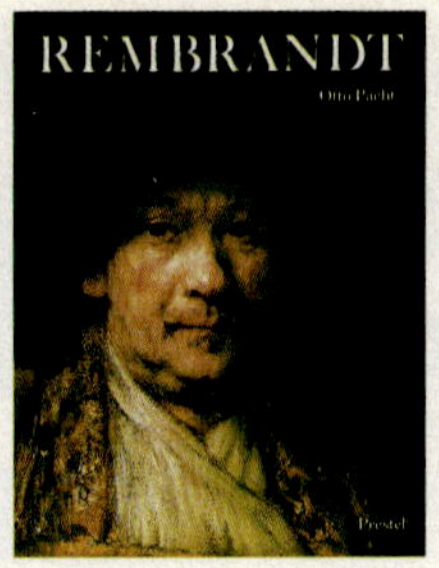

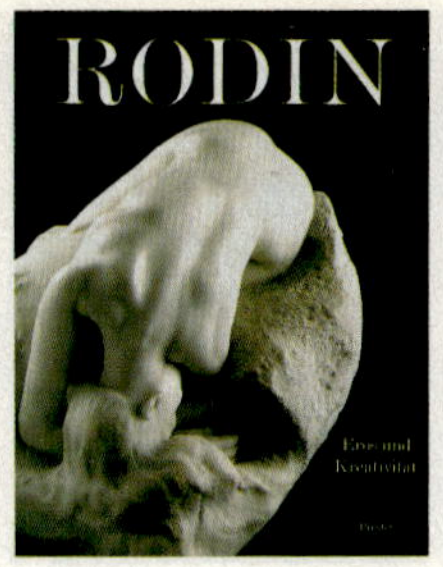

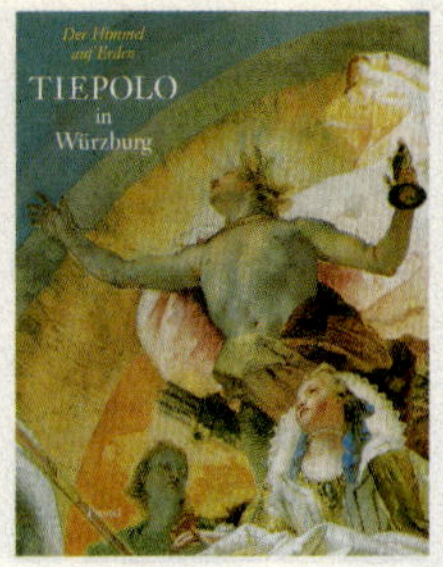

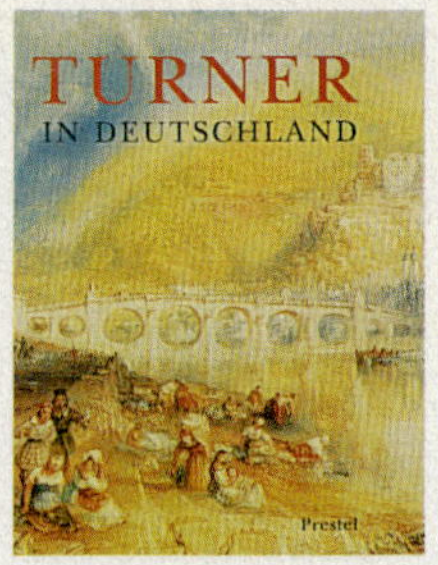

AUF DEN FOLGENDEN SEITEN FINDEN SIE EINE AUSWAHL AUS UNSEREM UMFANGREICHEN PROGRAMM LIEFERBARER TITEL ZUR KUNST UND ARCHITEKTUR, ZUM DESIGN UND KUNSTHANDWERK

ALTNIEDERLÄNDISCHE MALEREI

Von Rogier van der Weyden bis Gerard David. Von Otto Pächt. Hrsg. von Monika Rosenauer. 264 Seiten mit 221 Abb., 33 in Farbe. 20,5 x 28 cm. ISBN 3-7913-1389-4.
Leinen DM 118,–/ÖS 861,–/SFr 110,–
›Der Band ist für ein Publikum bestimmt, das bereit ist, sich um das ›Reifen des Sehens‹ zu bemühen. Methodisch fundierte Stilanalyse auf höchstem Niveau.‹ *Neue Zürcher Zeitung*

COSMAS DAMIAN ASAM

Hrsg. von Bruno Bushart und Bernhard Rupprecht. 360 Seiten mit 317 Abb., 61 in Farbe. 22,5 x 30 cm. ISBN 3-7913-0767-3.
Leinen DM 98,–/ÖS 715,–/SFr 91,–

KUNST DES BIEDERMEIER 1815–35

Von Georg Himmelheber. 320 Seiten mit 598 Abb., 174 in Farbe. 22,5 x 30 cm. ISBN 3-7913-0885-8.
Leinen DM 118,–/ÖS 861,–/SFr 110,–
›Eine Epoche wird rehabilitiert: mit diesem vorzüglichen Buch, das den Stilwandel exakt beschreibt, wird dem Biedermeier ein neues Profil gegeben.‹ *Süddeutsche Zeitung*

CARL BLECHEN

Hrsg. von Peter-Klaus Schuster. 309 Seiten mit 702 Abb., 222 in Farbe. 24 x 30 cm. ISBN 3-7913-1084-4.
Leinen DM 118,–/ÖS 861,–/SFr 110,–

VAN EYCK

Die Begründer der altniederländischen Malerei. Von Otto Pächt. 224 Seiten mit 154 Abb., 28 in Farbe. 20,5 x 28 cm. ISBN 3-7913-1033-X.
Leinen DM 98,–/ÖS 715,–/SFr 91,–
›Ein Meilenstein in der Van Eyck-Forschung.‹ *FAZ*
›Pächts Spurensuche ist ein wahres Lesevergnügen. Sie ist anspruchsvoll und dennoch gut lesbar.‹ *art*

DER GLANZ DER FARNESE

Kunst und Sammelleidenschaft in der Renaissance. Hrsg. von Christoph Vitali. 536 Seiten mit 380 Abb., 292 in Farbe. 24,5 x 29 cm. ISBN 3-7913-1626-5. Gebunden DM 148,–/ÖS 1080,–/SFr 137,–
›Kunstsammler par excellence: einen Eindruck von der großen Sammelleidenschaft der italienischen Adelsfamilie Farnese und ihren Schätzen verschafft diese glänzende Auswahl.‹ *Focus*

CASPAR DAVID FRIEDRICH

Von Helmut Börsch-Supan. 207 Seiten mit 132 Abb., 68 in Farbe. 23,5 x 29,5 cm. ISBN 3-7913-0835-1.
Leinen DM 98,–/ÖS 715,–/SFr 91,–

GOYA

Das druckgraphische Werk. Von Alfonso E. Pérez Sánchez und Julián Gállego. 264 Seiten mit 298 einfarbigen Abb.
24 x 30 cm. ISBN 3-7913-1475-0.
Bütten DM 118,–/ÖS 861,–/SFr 110,–
›Ein Kunstbuch mit gedruckten Meisterwerken von Goya: der Band bündelt alle graphischen Zyklen und Einzelblätter, sowohl die radierten als die lithographierten samt der zusätzlichen Blätter, die Goya dann nicht in die Bildfolgen einreihte.‹ *Die Welt*

DIE GROSSEN IMPRESSIONISTEN

Von Fritz Novotny. Mit einer Einführung von Artur Rosenauer. 152 Seiten mit 102 Abb., 78 in Farbe. 24 x 30 cm. ISBN 3-7913-1440-8
Gebunden DM 78,–/ÖS 569,–/SFr 73,–
›Ein Standardwerk, das den Bogen von Manet über Van Gogh bis Gauguin und Matisse spannt und die formalen und inhaltlichen Aspekte des Impressionismus gut beleuchtet.‹ *Berliner Morgenpost*

REMBRANDT

Von Otto Pächt. Hrsg. von Edwin Lachnit. 256 Seiten mit 245 Abb., 64 in Farbe. 24 x 30 cm. ISBN 3-7913-1156-5.
Leinen DM 98,–/ÖS 715,–/SFr 91,–
›Behutsam wie ein Außenseiter nähert sich der Wiener Kunsthistoriker Otto Pächt dem Thema Rembrandt. Ein großzügig bebildertes Buch, das vor allem eine Schule des Sehens ist.‹ *FAZ*

RODIN
Eros und Kreativität

Hrsg. von Rainer Crone und Siegfried Salzmann. 240 Seiten mit 357 Abb., 32 in Farbe und 140 in Duoton. 24 x 31 cm. ISBN 3-7913-1770-9.
Gebunden DM 49,80/ÖS 364,–/SFr 47,80
›Das große Rodin-Buch erfüllt hohe Ansprüche. Die brillante Präsentation vermittelt ein ungemein sinnliches Erlebnis.‹ *Augsburger Allgemeine*

TIEPOLO IN WÜRZBURG

Der Himmel auf Erden. Zwei Bände.
Hrsg. von Peter O. Krückmann. 24 x 30 cm.
Band I : 208 Seiten mit 337 Abb., 139 in Farbe. ISBN 3-7913-1639-7.
Leinen DM 78,–/ÖS 569,–/SFr 73,–.
Band II: 192 Seiten mit 205 Abb., 52 in Farbe. ISBN 3-7913-1640-0. Ln DM 86,–/ÖS 628,–/SFr 80,–
›Tiepolos Deckenfresko in der Würzburger Residenz gilt als eines der größten Kunstwerke des Abendlands. Der ausführliche zweibändige Katalog erhellt politische wie kunsthistorische Hintergründe des Dekorationsprojekts und referiert überraschende maltechnische Einsichten aus einer jüngeren gründlichen Untersuchung. Wie Tiepolo dieses Riesenwerk bewältigte, wird nach all dem ein Stück klarer.‹ *Der Spiegel*

TITIAN (TIZIAN)

Englische Originalausgabe. 452 Seiten mit 311 Abb., 207 in Farbe. 21,5 x 29,5 cm. ISBN 3-7913-1102-6.
Leinen DM 148,–/ÖS 1080,–/SFr 137,–
›Ehrung für das Genie der Farbe: dies ist die bislang größte Werkschau des berühmten Renaissance-Meisters Tizian.‹ *art*

WILLIAM TURNER

Retrospektive. Hrsg. von David B. Brown und Klaus Albrecht Schröder. 352 Seiten mit 208 Abb., 138 in Farbe. 22,5 x 28 cm. ISBN 3-7913-1821-7.
Leinen DM 98,–/ÖS 715,–/SFr 91,–

TURNER IN DEUTSCHLAND

Hrsg. von Manfred Fath. 276 Seiten mit 276 Abb., 111 in Farbe. 24 x 28 cm. ISBN 3-7913-1490-4.
Gebunden DM 98,–/ÖS 715,–/SFr 91,–
›Turner gilt als der größte englische Maler überhaupt: Die Landschaftsmalerei erhob er zur Königsdisziplin. Dieser Band zu Turners sieben Deutschland-Reisen bietet 150 Blätter, wasserfarbenes Wunderland, und profunde Betrachtungen.‹ *FAZ*

VIKTORIANISCHE MALEREI

Von Turner bis Whistler. Hrsg. von Robin Hamlyn, Christoph Heilmann, Christopher Newall und Julian Treuherz. 232 Seiten mit 140 Abb., 94 in Farbe. 24 x 30 cm. ISBN 3-7913-1244-8.
Leinen DM 98,–/ÖS 715,–/SFr 91,–
›Der aufwendig gestaltete Band besitzt den Charakter eines Handbuches.‹ *Süddeutsche Zeitung*

FERDINAND GEORG WALDMÜLLER

Von Klaus Albrecht Schröder. 256 Seiten mit 240 Abb., 146 in Farbe. 24 x 30 cm. ISBN 3-7913-1078-X.
Leinen DM 108,–/ÖS 788,–/SFr 100,–
›Diese Retrospektive befreit den österreichischen Frührealisten Waldmüller vom Ruch des biedermeierlichen Idyllenmalers.‹ *art*

WIENER BIEDERMEIER

Malerei zwischen Wiener Kongreß und Revolution. Hrsg. von Gerbert Frodl und Klaus Albrecht Schröder. 368 Seiten mit 266 Abb., 186 in Farbe. 24 x 30 cm. ISBN 3-7913-1264-2.
Leinen DM 98,–/ÖS 715,–/SFr 91,–
›Ein Standardwerk über die bedeutendste Bildgattung des Wiener Biedermeier.‹ *Sammler-Journal*

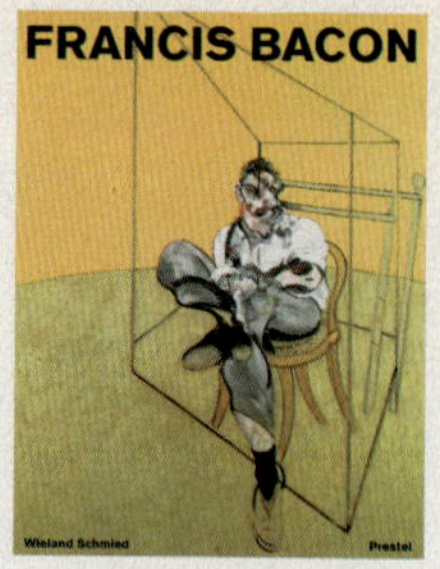

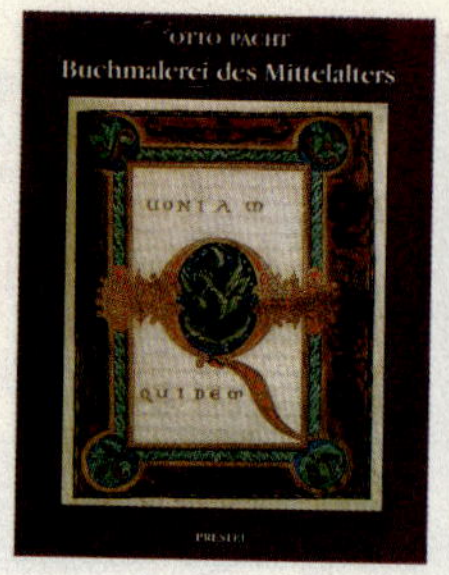

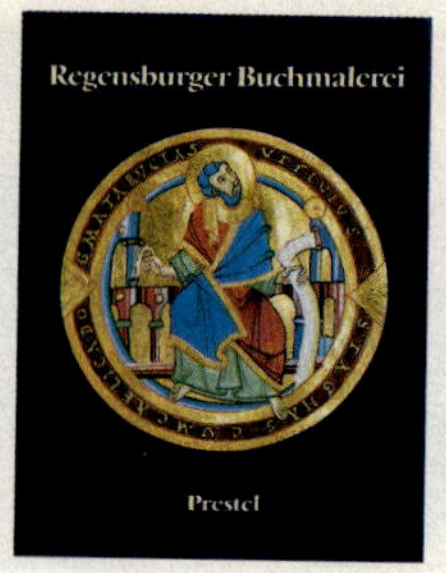

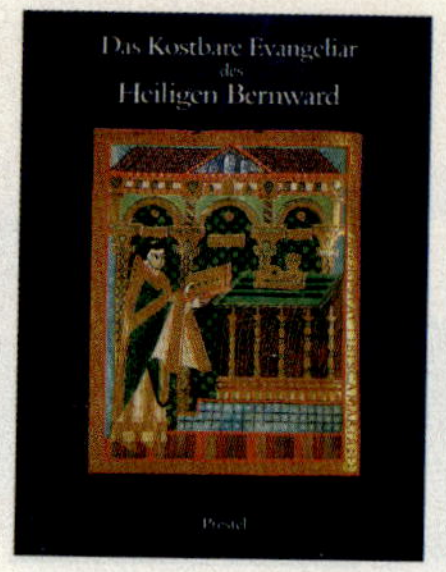

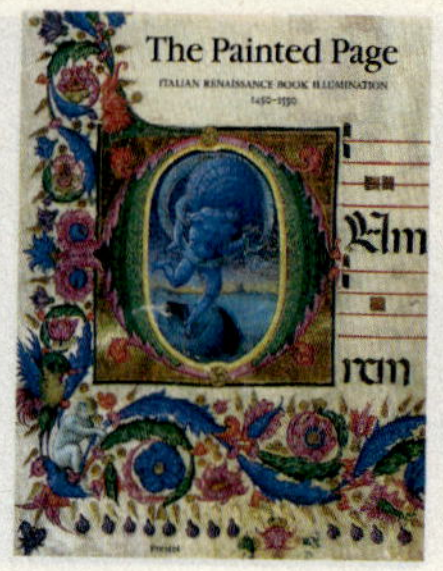

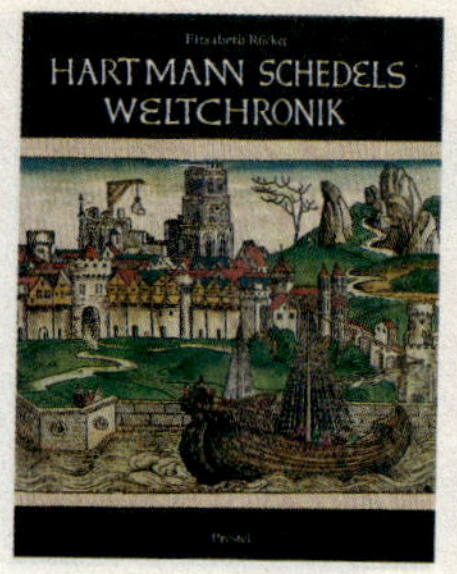

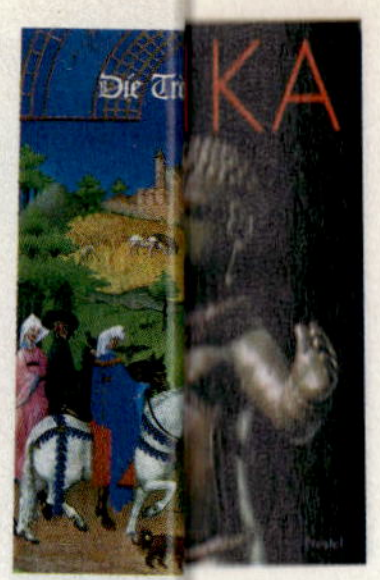

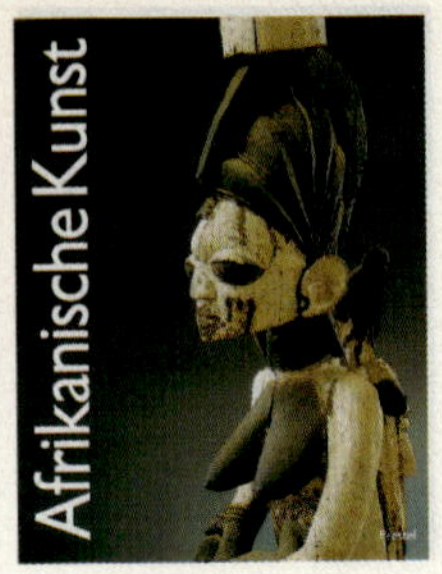

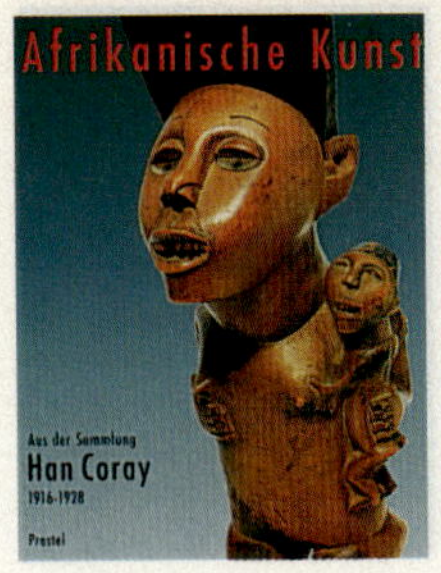

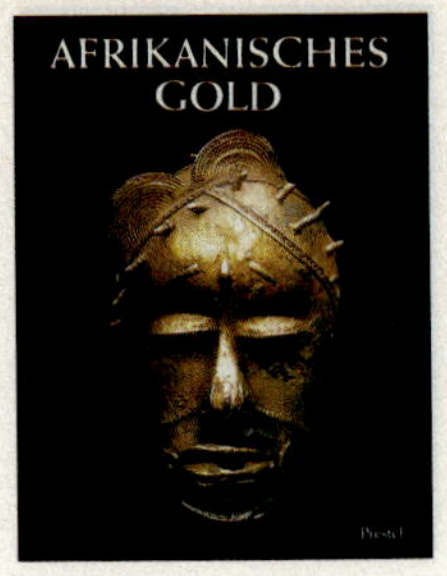

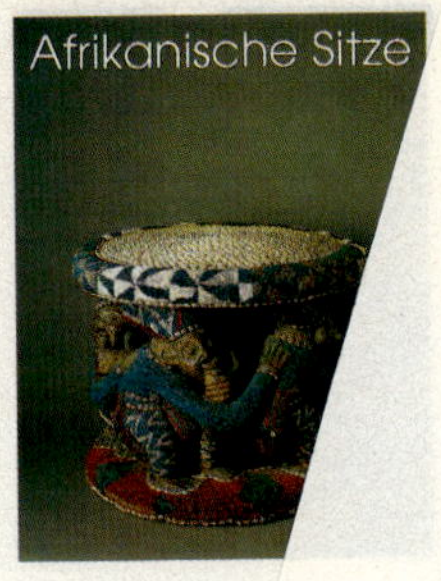

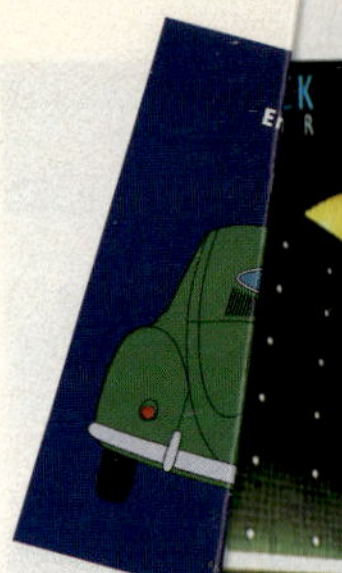

FRANCIS BACON

Von Wieland Schmied. 200 S…
89 in Farbe. 24,5 x 31 cm. IS…
Leinen DM 98,–/ÖS 715,–/SF…
Ein Werk von unvergleichlich…
die Haut geht: Die gültige Mo…
einen der bedeutendsten Mal…

MAX BECKMANN

Retrospektive. Hrsg. von Carl…
und Judith C.Weiss. 480 Seite…
165 in Farbe. 22,5x30cm. ISB…
Broschur DM 49,80/ÖS 364,–…
»Die große Beckmann-Retros…
zuvor bietet dieses Lebenswe…
ohnegleichen dar.«

BERLIN – MOSKAU MOSKAU – BERLIN 1…

Bildende Kunst, Photographi…
Theater, Literatur, Musik und…
Antonowa und Jörn Merkert…
Abb., 516 in Farbe. 24 x 30 cm…
Gebunden DM 148,–/ÖS 108…
»Auftritt eines starken Doppe…
die regen Wechselbeziehung…
und Berlin in der ersten Hälf…
derts werden mit einer Fülle…
Dokumenten in Erinnerung…

DER BLAUE REITER

im Lenbachhaus, München. …
Zweite. 288 Seiten mit 198 A…
23 x 30 cm. ISBN 3-7913-1158…
Leinen DM 98,–/ÖS 715,–/S…

FERNANDO BOTERO

Bilder, Zeichnungen, Skulptu…
Hrsg. von Werner Spies. 196…
85 in Farbe. 22,5 x 28 cm. IS…
Leinen DM 49,80/ÖS 364,–/S…

LOVIS CORINTH

Hrsg. von Peter-Klaus Schus…
und Barbara Butts. 392 Seite…
Farbe. 24,5 x 30 cm. ISBN 3-…
Leinen DM 98,–/ÖS 715,–/S…
»Das Lebenswerk des große…
Monographie von Prestel ist…
fangreichste Würdigung.«

SALVADOR DALÍ DAS DRUCKGRAPHIS…

Hrsg. von Ralf Michler und…
Band I: Œuvrekatalog der R…
Mixed-Media Graphiken 19…
1070 Abb., 79 in Farbe. 24 x…
ISBN 3-7913-1285-5.
Leinen DM 198,–/ÖS 1445,–

DAS MITTELALTERLICHE HAUSBUCH

Limitierte Faksimile-Ausgabe mit Kommentarband in 750 numerierten Exemplaren. Hrsg. von Christoph Graf zu Waldburg Wolfegg. 19,7 x 29,9 cm. Faksimileband: 130 fünffarbig faksimilierte Seiten. Ganzledereinband mit Goldprägung. Kommentarband: Zweisprachig Deutsch und Englisch. Ca. 240 Seiten mit ca. 110 einfarbigen Abb. Halbledereinband. ISBN 3-7913-1838-1. Beide Bände im Schmuckschuber zum Einführungspreis
DM 2.480,– / ÖS 18.104,–/SFr 2.230,–.
Ab 1.1.1998 DM 2.980,–/ÖS 21.754,–/SFr 2980,–.
Das erste farbige Faksimile des ›Mittelalterlichen Hausbuchs: eine besondere Kostbarkeit für alle Sammler und Liebhaberder Buchmalerei. Dieses Hauptwerk mittelalterlicher Zeichenkunst bietet ein lebendiges Zeugnis des Lebens und Gedankenguts der Welt vor 500 Jahren.

VENUS UND MARS

Das Mittelalterliche Hausbuch aus der Sammlung der Fürsten zu Waldburg Wolfegg. Von Christoph Graf zu Waldburg Wolfegg. 116 Seiten mit 80, z. T. doppelseitigen Abbildungen, 32 in Farbe.
20 x 30 cm. ISBN 3-7913-1839-X.
Leinen DM 78,–/ÖS 569,–/SFr 73,–
Das Begleitbuch zur Ausstellung des ›Mittelalterlichen Hausbuchs‹ macht diese weltberühmte Handschrift in seinem ganzen Zauber erstmals einem breiten Publikum zugänglich.

BUCHMALEREI DES MITTELALTERS

Eine Einführung. Von Otto Pächt. Hrsg. von Dagmar Thoss und Ulrike Jenni. 224 Seiten mit 32 Tafeln in Farbe und Gold und 210 einfarbigen Abb. 20,3 x 28 cm. ISBN 3-7913-0668-5.
Leinen DM 98,–/ÖS 715,–/SFr 91,–
»Wer diesen Band aufmerksam gelesen hat, der dürfte sich ein Rüstzeug erworben haben, Werken mittelalterlicher Buchmalerei mit vertieftem Verständnis zu begegnen.« *FAZ*

THE PAINTED PAGE

Italian Renaissance Book Illumination 1450–1550. Englische Originalausgabe. 280 Seiten mit 215 Abb., 198 in Farbe. 24 x 30 cm.
ISBN 3-7913-1385-1.
Leinen DM 148,–/ÖS 1080,–/SFr 137,–
»Ein herrlicher Querschnitt durch die italienische Buchmalerei der Renaissance.« *Illustration 63*

REGENSBURGER BUCHMALEREI

Von frühkarolingischer Zeit bis zum Ausgang des Mittelalters. 320 Seiten mit 180 Tafeln, 80 in Farbe. 21 x 28 cm. ISBN 3-7913-0802-5.
Leinen DM 118,–/ÖS 861,–/SFr 110,–
»Ein mit vorzüglichen farbigen Reproduktionen versehener einführender Band.« *SZ*

DAS KOSTBARE EVANGELIAR DES HEILIGEN BERNWARD

Hrsg. von Michael Brandt. 96 Seiten mit 31 farbigen Tafeln in Faksimilewiedergabe und 55 einfarbigen Abb. 23 x 30 cm. ISBN 3-7913-1224-3.
Leinen DM 78,–/ÖS 569,–/SFr 73,–
»Mit einer ausführlichen Darstellung der Text- und Kunstgeschichte wird der Einband sowie 29 Seiten in Originalgröße wiedergegeben.« *Die Welt*

DAS EVANGELIAR HEINRICHS DES LÖWEN UND DAS MITTELALTERLICHE HERRSCHERBILD

Hrsg. von Horst Fuhrmann und Florentine Mütherich. 84 Seiten mit 30 Tafeln in Farbe und Gold. 21 x 28 cm. ISBN 3-7913-0752-5.
Leinen DM 68,–/ÖS 496,–/SFr 64,–

DAS QUEDLINBURGER EVANGELIAR

Das Samuhel-Evangeliar aus dem Quedlinburger Dom. Hrsg. von der KulturStiftung der Länder und der Bayerischen Staatsbibliothek, München.
96 Seiten mit 35 Abb., 32 in Farbe. 21 x 27,7 cm.
ISBN 3-7913-1127-1.
Leinen DM 68,–/ÖS 496,–/SFr 64,–

JACOPO BELLINI
Der Zeichnungsband des Louvre

Hrsg. von Bernhard Degenhart und Annegrit Schmitt. 200 Seiten mit 119 Farbtafeln.
26,8 x 39 cm. ISBN 3-7913-0669-3.
Leinen im Schuber DM 298,–/ÖS 2175,–/SFr 269,–

GOETHE-FAUST Zweiter Teil
Zeichnungen von Max Beckmann

Text in Handsatz aus der Weiß-Antiqua, 143 faksimilierte Federzeichnungen von Max Beckmann. 412 Seiten. 24 x 29 cm. ISBN 3-7913-0328-7.
Leinen DM 198,–/ÖS 1445,–/SFr 179,–

DAS GEBETBUCH KAISER MAXIMILIANS

Mit Randzeichnungen von Albrecht Dürer und Lucas Cranach d. Älteren. Der Münchner Teil in rekonstruierter Wiedergabe. Einführung von Hinrich Sieveking. 168 Seiten mit 124 zwölffarbigen Tafeln. 21 x 32 cm. ISBN 3-7913-0823-8.
Samtband mit Goldprägung im Schmuckschuber
DM 148,–/ÖS 1080,–/SFr 137,–

DAS LORSCHER EVANGELIAR

Faksimilie der karolingischen Handschrift. Hrsg. von Wolfgang Braunfels. 473 ganzseitige, randlose Reproduktionen, 54 in sechsfarbigem Buchdruck mit Silber und Gold. 26,8 x 36,8 cm.
ISBN 3-7913-0110-1. Halbpergament
in Kassette DM 840,–/ÖS 6132,–/SFr 756,–

DAS WITTELSBACHER ALB…

Hrsg. von Hans Ottomeyer. Bibliop…
von 700 numerierten Exemplaren. 1…
40x30cm. ISBN 3-7913-0475-5.
Seideneinband mit Echtgoldprägung…
Schmuckschuber DM 840,–/ÖS 6132…

DIE REISEN DES RITTERS JOHN MANDEVILLE

Achtundzwanzig kolorierte Silberstift…
auf Pergament. Hrsg. und kommenti…
Krása. 136 Seiten, 28 Faksimileseiten…
Gold. 17,6 x 22,5 cm. ISBN 3-7913-06…
Schmuckschuber DM 98,–/ÖS 715,–/…

MUHAMMEDS WUNDERBAR… REISE DURCH HIMMEL UN…

Das Miradschname des Schah Ruch. …
sche Handschrift des 15. Jahrhundert…
und Bildkommentare von Marie-Rose…
160 Seiten, die Miniaturen in Farbe u…
20,5 x 29,5 cm. ISBN 3-7913-0412-7. K…
mit Goldprägung DM 248,–/ÖS 1810…

HARTMANN SCHEDELS WELTCHRONIK

Das größte Buchunternehmen der D…
Von Elisabeth Rücker.
236 Seiten mit 158 einfarbigen, 37 do…
farbigen Stadtansichten sowie einer b…
Mappe mit 6 farbig faksimilierten Aus…
24 x 32 cm. ISBN 3-7913-0877-7.
Leinen DM 198,–/ÖS 1445,–/SFr 179,–
»Pracht und Anspruch der mittelalterli…
spiegeln sich auch im Erscheinungsbi…
Publikation: Ein aufwendig ausgestatt…
lich gedrucktes, sorgfältig gestaltetes,…
allen wissenschaftlichen Ansprüche g…
dendes Buch: Eine zentrale Veröffentl…
ein Spitzenwerk der Buchkunst – selb…
kunst.«

DIE TRÈS RICHES HEURES DES JEAN DUC DE BERRY

Im Musée Condé in Chantilly. Begleit…
J. Longnon und R. Cazelles. Vorwort v…
139 faksimilierte Seiten mit 65 ganzsei…
65 Textminiaturen in Farbe und Gold.…
ISBN 3-7913-0061-X. Leinen im Schmu…
DM 298,–/ÖS 2175,–/SFr 269,–
Sonderausgabe: 200 Seiten mit 131 Fa…
20,5 x 29 cm. ISBN 3-7913-1717-2.
Leinen DM 39,80/ÖS 291,–/SFr 38,80
»Ein Festbuch in Hinsicht auf die Male…
vorstellt wird, ist die Prestel-Edition de…
Riches Heures‹. Millard Meiss leitet die…
mit einem Vorwort ein, wie es nur ein…
Kenner schreiben kann.« *Neue Zür…*

…s Kontinents. Hrsg. von Tom Phil…
…n mit 854 Abb., davon 801 in Farbe.
…SBN 3-7913-1692-3.
…8,–/ÖS 1080,–/SFr 137,–
…überzeugt durch die Ausstrahlung
…Meisterschaft der Stücke, die in die…
…n Band ausführlich kommentiert und
…orgestellt werden.« *Die Weltwoche*

…SCHE KUNST

…rner Schmalenbach. 320 Seiten mit
…n Farbe und 134 in Duoton.
…SBN 3-7913-0848-3.
…8,–/ÖS 861,–/SFr 110,–
…ürdigt dieser mustergültige Band die
…n und international bekannten
…ischer Kunst.« *Neue Zürcher Zeitung*

…SCHE KUNST SAMMLUNG HAN CORAY

…ölkerkundemuseum der Universität
…von Miklós Szalay. 260 Seiten mit
… in Farbe. ISBN 3-7913-1493-9.
…M 98,–/ÖS 715,–/SFr 91,–

…SCHES GOLD

…ignien und Amulette aus Ghana,
…negal und von der Elfenbeinküste.
…F. Garrard. 248 Seiten mit 225 Abb.,
…23,5 x 30 cm. ISBN 3-7913-0913-7.
…18,–/ÖS 861,–/SFr 110,–

…ISCHE MASKEN

…esicht. Aus der Sammlung Barbier
…ngrid Hahner-Herzog, Maria Kecskési
…ajda. 288 Seiten mit 488 Abb.,100 in
…1 cm. ISBN 3-7913-1773-3.
…8,–/ÖS 715,–/SFr 91,–
…n und qualitätvollsten Masken aus
…nden Sammlung afrikanischer Kunst.

…ISCHE SITZE

…ndro Bocola. 200 Seiten mit 414 Abb.,
… 23 x 29,7 cm. ISBN 3-7913-1386-X.
…8,–/ÖS 715,–/SFr 91,–
…uswahl afrikanischer Sitze steht die
… Dimension im Vordergrund: die
…ertigkeit, der Einfallsreichtum und die
…nvielfalt.« *Stuttgarter Nachrichten*

…Ghana. Hrsg. von Ernst-Gerhard
…eiten mit 101 Abb., 91 in Farbe.
…SBN 3-7913-1437-8.
…DM 98,–/ÖS 715,–/SFr 91,–

BENIN

Kunst einer afrikanischen Königskultur. Von Armand Duchâteau. 136 Seiten mit 132 Abbildungen, 74 in Farbe. 24 x 30 cm. ISBN 3-7913-1448-3.
Leinen DM 78,–/ÖS 569,–/SFr 73,–
»Eine ausgewogene und informative Einführung in die Kunst einer ausgelöschten afrikanischen Königskultur.« *Foglio*

MASTERPIECES FROM CENTRAL AFRICA

The Tervuren Museum. Hrsg. von Gustaaf Verswijver u. a. Englische Originalausgabe.
200 Seiten mit 251 Abb., 126 in Farbe.
23 x 30 cm. ISBN 3-7913-1683-4.
Leinen DM 98,–/ÖS 715,–/SFr 91,–

ANIMALS IN AFRICAN ART

From the Familiar to the Marvelous. Von Allen F. Roberts. Katalog von Carol Thompson. Englische Originalausgabe. 192 Seiten mit 180 Abb., 150 in Farbe. 23 x 30 cm. ISBN 3-7913-1455-6.
Leinen DM 98,–/ÖS 715,–/SFr 91,–

AFRICA EXPLORES

20th Century African Art. Hrsg. von Susan V…
Engl. Originalausgabe. 300 Seiten mit 400 …
228 in Farbe. 23 x 30 cm. ISBN 3-7913-114…
Leinen DM 128,–/ÖS 934,–/SFr 119,–

ART/ARTIFACT

African Art in Anthropology Collectio…
Hrsg. von Susan Vogel. Englische Or…
196 Seiten mit 160 Farbabb. 23 x 30…
ISBN 3-7913-0865-3.
Leinen DM 118,–/ÖS 861,–/SFr 1…

FACE OF THE GODS

Art and Altars of Africa and th…
Von Robert Faris Thompson. …
ausgabe. 336 Seiten mit 309…
23 x 30 cm. ISBN 3-7913-12…
Leinen DM 118,–/ÖS 861,…

SECRECY: AFRIC… THAT CONCEALS

Hrsg. von Mary H. N…
gabe. 256 Seiten mit…
23 x 30 cm. ISBN 3-7…
Leinen DM 128,–/…

SENEGAL B…

Images of Relig…
Von Anne-Mar…
Originalausga…
154 in Farbe. …
Leinen DM 108,–/ÖS 78…

MEISTE… JAPAN…

Aus dem…
Hrsg. vo…
168 Ab…
ISBN…
Leine…

KÄFER: D…

Nutzen, Alltag…
bostel. 144 Sei…
24,5 x 30 cm. I…
Gebunden DM…
Ganze Generatio…
noch heute: Der…
das meistverkauf…
nomen und inzwi…
Das Buch zeichne…
zug des Käfers na…
Ein ebenso fundier…
Lesebuch rund um…

13 NACH MEM…

Design zwischen Ask…
Von Volker Albus und…
200 Seiten mit 371 Ab…
ISBN 3-7913-1434-3.
Leinen DM 98,–/ÖS 7…
»Die Zahl 13 steht für d…
nalen Designer, die nac…
Gruppe Memphis höchs…
chen entwickelt haben. …
aufnahme für alle Design…

DESIGN HEUTE

Maßstäbe: Formgebung zw…
Kunst-Stück. Hrsg. von Volk…
mit 759 Abb., 308 in Farbe. …
ISBN 3-7913-0854-8.
Leinen DM 98,–/ÖS 715,–/SF…

INDUSTRIAL DESIGN UNIKATE – SERIENER…

Kunst, die sich nützlich macht. …
lung, München. Von Hans Wich…
mit 1.177 Abb., 131 in Farbe, ca. …
angaben und 600 Künstlerviten.
ISBN 3-7913-0684-7.
Leinen DM 178,–/ÖS 1299,–/SFr…
»Eindrucksvoll katalogisiert dieser…
Designer-Höchstleistungen vom kl…
Kunstgewerbe bis hin zum Werkze…

EIN STUHL MACHT GESCH…

Von Werner Möller und Otakar Máče…
128 Seiten mit 126 einfarbigen Abb. …
ISBN 3-7913-1192-1.
Pappband DM 78,–/ÖS 569,–/SFr 73,–

JUGENDSTILMÖBEL

Katalog der Möbelsammlung des Münch…
Stadtmuseums. Von Hans Ottomeyer.
200 Seiten mit 291 Abb., 41 in Farbe. 22…
ISBN 3-7913-0855-6.
Leinen DM 178,–/ÖS 1299,–/SFr 161,–

Abenteuer Kunst

Abenteuer Kunst ist eine aufregende Buchreihe für Kinder und Erwachsene. Sie entführt auf Entdeckungsreisen in die Welt der Kunst und weckt die Lust am spielerischen Umgang mit Bildern.

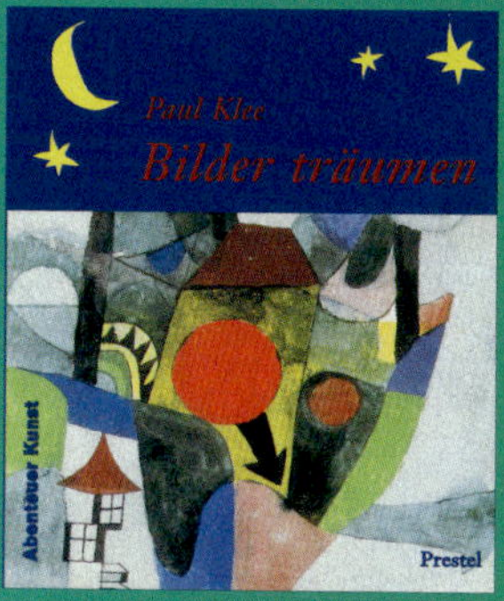

Deutscher Jugendliteratur Preis

Paul Klee
Bilder träumen
Von Jürgen von Schemm
ISBN 3-7913-1694-X

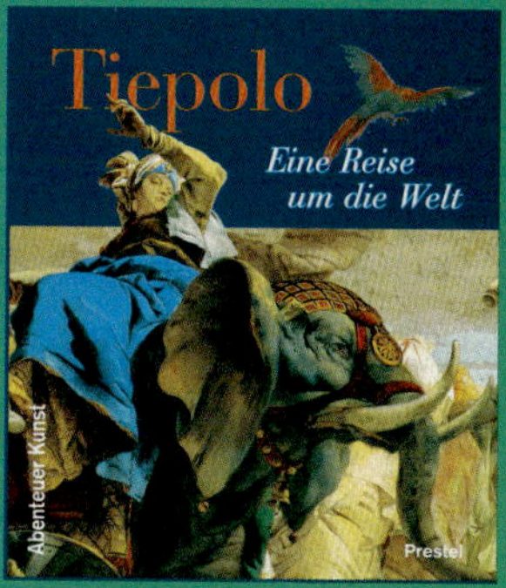

Tiepolo
Eine Reise um die Welt
Von Doris Kutschbach
ISBN 3-7913-1752-0

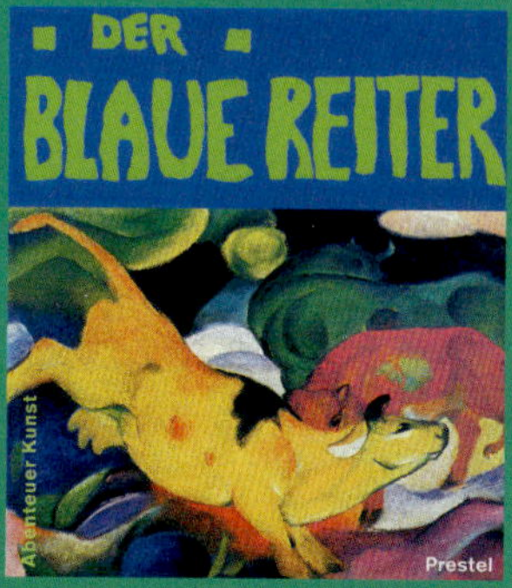

Der Blaue Reiter
Von Doris Kutschbach
ISBN 3-7913-1751-2

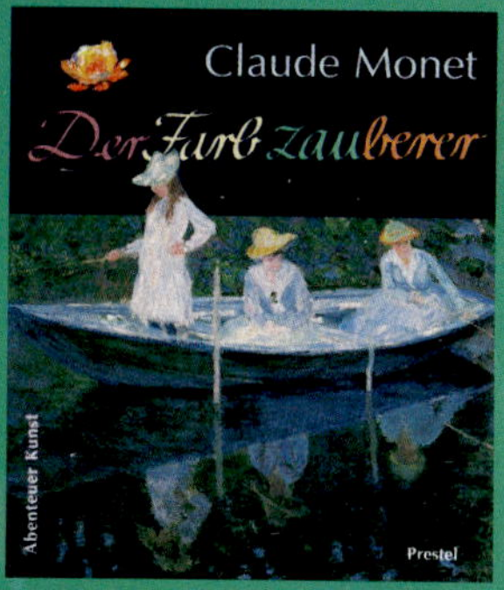

Claude Monet
Der Farbzauberer
Von Stephan Koja und Katja Miksovsky. ISBN 3-7913-1696-6

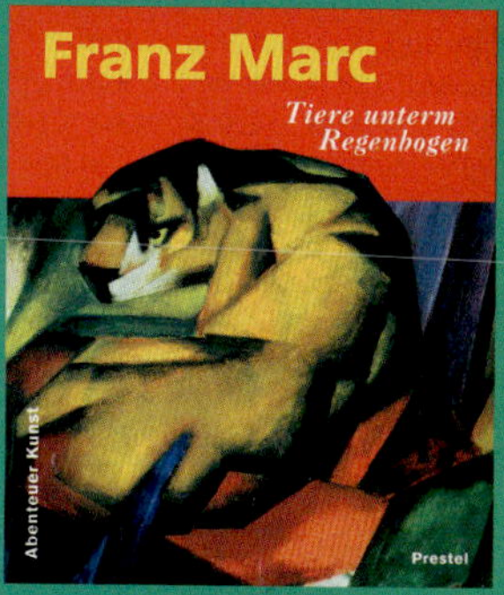

Franz Marc
Tiere unterm Regenbogen
Von Angela Wenzel
ISBN 3-7913-1822-5

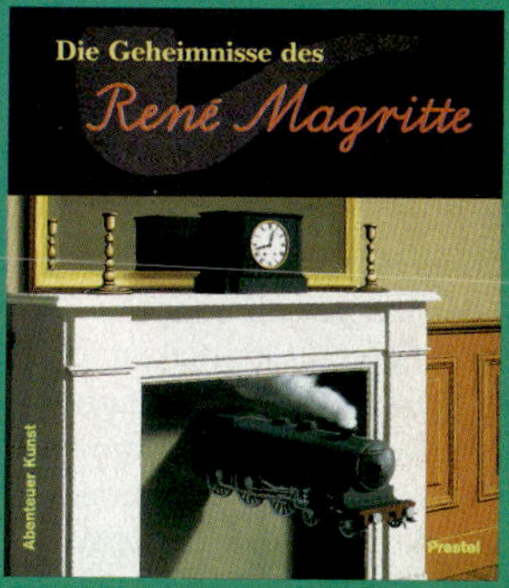

Die Geheimnisse des René Magritte
Von Angela Wenzel
ISBN 3-7913-1797-0

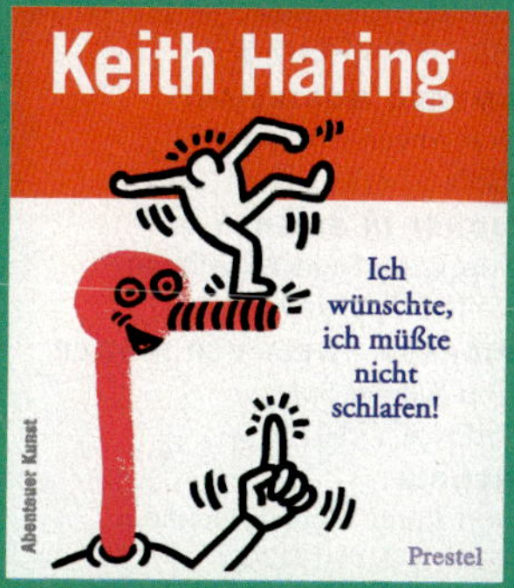

Keith Haring
Ich wünschte, ich müßte nicht schlafen!
ISBN 3-7913-1823-3

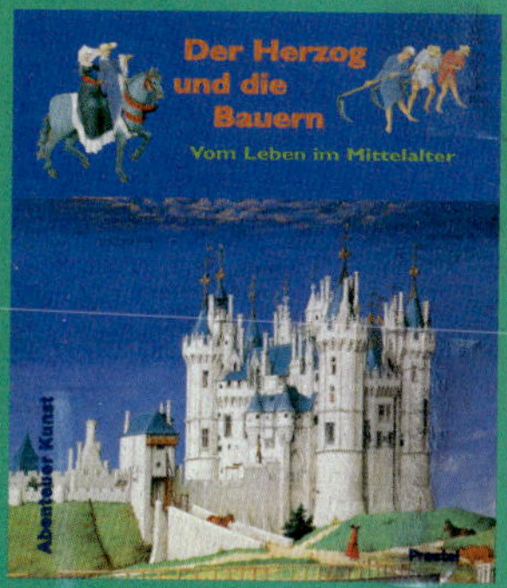

Der Herzog und die Bauern
Von Wendy Beckett
ISBN 3-7913-1798-9

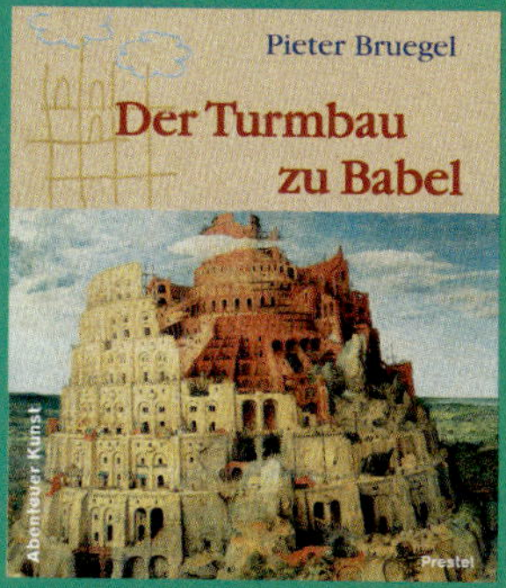

Pieter Bruegel
Der Turmbau zu Babel
Von Nils Jockel
ISBN 3-7913-1858-6

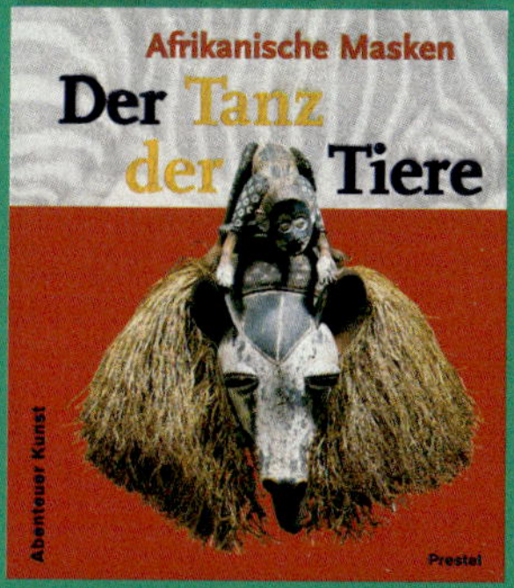

Der Tanz der Tiere
Afrikanische Masken
Von Christine Stelzig
ISBN 3-7913-1824-1

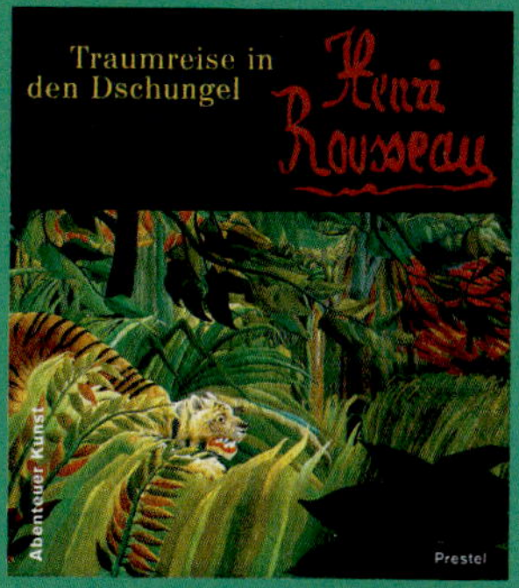

Henri Rousseau
Traumreise in den Dschungel
Von Susanne Pfleger
ISBN 3-7913-1857-8

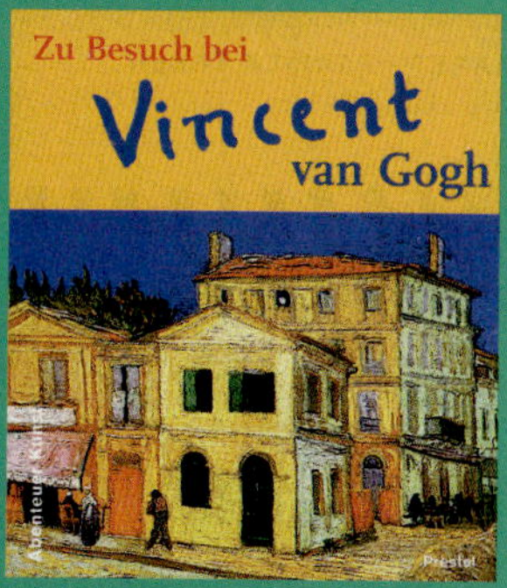

Zu Besuch bei Vincent van Gogh
Von Caroline Breunesse
ISBN 3-7913-1856-X

Format 24 x 28 cm. Jeder Band gebunden DM 19,80 / ÖS 145,- / SFr 19,30

Die meisten Titel sind auch in englischen Ausgaben lieferbar

Die PEGASUS *Bibliothek* ist Lesegenuß und ein Fest fürs Auge. Faszinierende Themen oder persönliche Aspekte im Schaffen berühmter Künstler werden von anerkannten Autoren neu und lebendig vorgestellt. Jeder Band ist seinem Thema entsprechend gestaltet und opulent farbig ausgestattet, so daß sich hier große Kunst im Buch mit Buchkunst in idealer Weise verbindet.

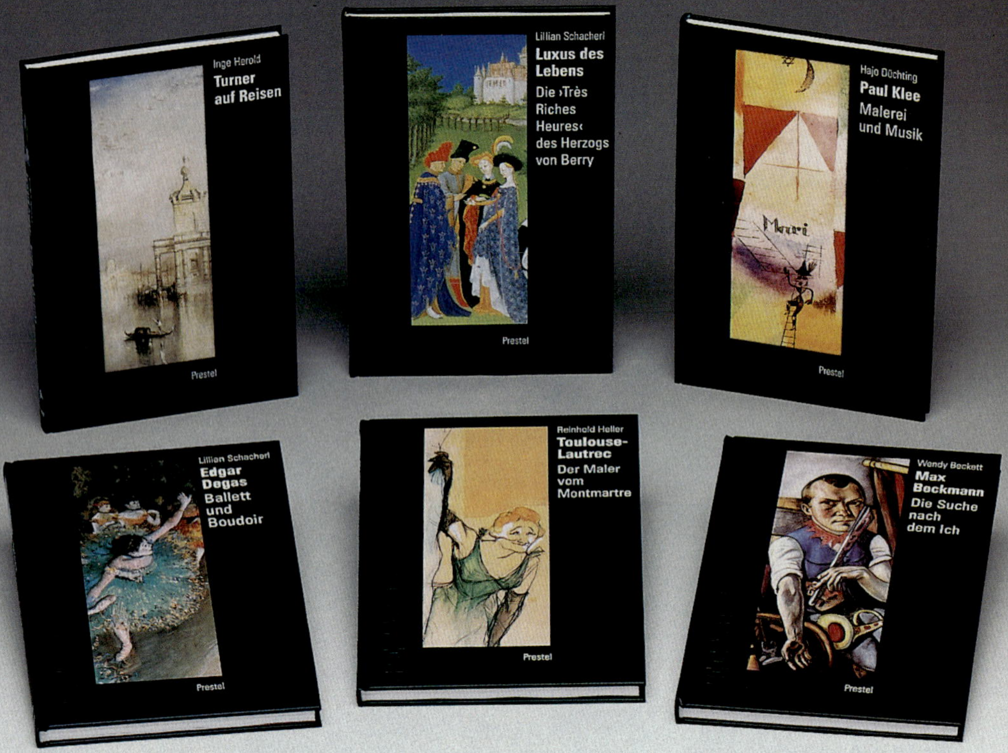

»Die Kunstbände präsentieren sich nobel mit dem Pegasus als ›beflügelndem‹ Motto für eine Reihe, die sich einzelnen Aspekten im Künstler-Leben und -Werk widmet.« *SZ*

»Die Pegasus-Bände wollen mehr die Freude an der Kunst fördern, als neue Schätze heben. Es sind Augenbücher.« *Die Welt*

Jeder Band gebunden DM 39,80
Alle Titel sind zum gleichen Preis in englischer Ausgabe lieferbar.

CÉZANNE IN DER PROVENCE
Von Evmarie Schmitt. ISBN 3-7913-1444-0

CHAGALL - DAPHNIS UND CHLOE
ISBN 3-7913-1347-9

DALÍS BEGIERDEN
Von Ralf Schiebler. ISBN 3-7913-1710-5

PAUL GAUGUIN
Von Eckhard Hollmann.
ISBN 3-7913-1648-6

VAN GOGH - DAS DRAMA VON ARLES
Von Alfred Nemeczek.
ISBN 3-7913-1479-3

EDWARD HOPPER - AMERIKA-BILDER
Von Wieland Schmied.
ISBN 3-7913-1480-7

KANDINSKY UND GABRIELE MÜNTER
Von Annegret Hoberg.
ISBN 3-7913-1348-7

KLIMT - MALER DER FRAUEN
Von Susanna Partsch. ISBN 3-7913-1404-1

KOKOSCHKA UND ALMA MAHLER
Von Alfred Weidinger. ISBN 3-7913-1711-3

MANET - PARISER LEBEN
Von Hajo Düchting. ISBN 3-7913-1445-9

MIRÓ AUF MALLORCA
Von Barbara Catoir.
ISBN 3-7913-1478-5

AMEDEO MODIGLIANI
Von Anette Kruszynski.
ISBN 3-7913-1649-4

MONET IN GIVERNY
Von Karin Sagner-Düchting.
ISBN 3-7913-1394-0

PICASSO - WELT DER KINDER
Von Werner Spies.
ISBN 3-7913-1346-0

RENOIR
Von Karin Sagner-Düchting.
ISBN 3-7913-1712-1

RODIN UND CAMILLE CLAUDEL
Von J. A. Schmoll gen. Eisenwerth.
ISBN 3-7913-1392-4

SCHIELE - EROS UND PASSION
Von Klaus Albrecht Schröder.
ISBN 3-7913-1393-2

TIZIAN
Von John Berger und Katya Berger Andreadakis. ISBN 3-7913-1650-8

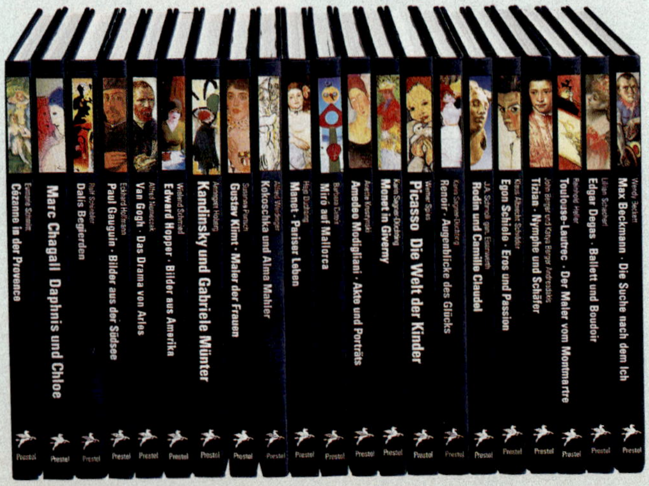

TURNER AUF REISEN

Von Inge Herold.
136 S. mit 87 Farbtafeln und 33 s/w Abb. ISBN 3-7913-1852-7.
Geb DM 39.80/ÖS 291.-/SFr 38.80

Die Kunst William Turners, des Klassikers der englischen Romantik, basiert vor allem auf der Verarbeitung von Eindrücken, die der Künstler während seiner vielen Reisen in Europa sammelte. Der Band gibt einen faszinierenden Überblick über diese Meisterwerke der Landschaftsmalerei.

LUXUS DES LEBENS

Die ›Très Riches Heures‹ des Herzogs von Berry. Von Lillian Schacherl.
128 S. mit 92 Farbtafeln.
ISBN 3-7913-1851-9.
Geb DM 39.80/ÖS 291.-/SFr 38.80

Das Stundenbuch des Herzogs von Berry entwirft eine luxuriöse Gegenwelt zur blutigen Wirklichkeit jener Epoche. Die Auswahl der glanzvollen Miniaturen ist in eine lebendige Darstellung des Zeithintergrundes eingebettet.

PAUL KLEE

Malerei und Musik. Von Hajo Düchting. 120 S. mit 74 Farbtafeln und 39 s/w Abb. ISBN 3-7913-1853-5.
Geb. DM 39.80/ÖS 291.-/SFr 38.80

Das Phänomen ›Kunst und Musik‹ bei Paul Klee: ein polyphones, gemaltes Konzert. Ein faszinierender Aspekt in Klees Werk wird erstmals ausführlich und anschaulich nachgezeichnet.

EDGAR DEGAS

Ballett und Boudoir. Von Lillian Schacherl. 128 S. mit 86 Farbtafeln und 39 s/w Abb. ISBN 3-7913-1791-1.
Geb DM 39.80/ÖS 291.-/SFr 38.80

Die große Sinnlichkeit der Frauenwelt von Paul Degas erwächst aus dem Zauber seiner Farben und kühnen Kompositionen. Ein faszinierendes Thema, von der Autorin mit erzählerischer Brillanz und bilderreich dargestellt.

TOULOUSE-LAUTREC

Der Maler vom Montmartre.
Von Reinhold Heller.
120 S. mit 6 Farbtafeln und 30 s/w Abb. ISBN 3-7913-1792-X.
Geb DM 39.80/ÖS 291.-/SFr 38.80

Mit großem Können, Beobachtungsgabe und Humor hat Toulouse-Lautrec die Pariser Lebe-Welt des Fin-de-Siècle mit ihren Theatern, Vergnügungslokalen und Bordellen eingefangen.

MAX BECKMANN

Die Suche nach dem Ich. Von Wendy Beckett. 120 Seiten mit 65 Farbtafeln und 30 s/w Abb. ISBN 3-7913-1793-8.
Geb DM 39.80/ÖS 291.-/SFr 38.80

Max Beckmann hat in über 200 Selbstporträts mit einer unglaublichen Intensität sein eigenes Ich erforscht. Sister Wendy Beckett gelingt es anhand von 50 einfühlsamen Bildbetrachtungen, die bewegte Innen- und Außenwelt des großen Mystikers der Moderne nahezubringen.

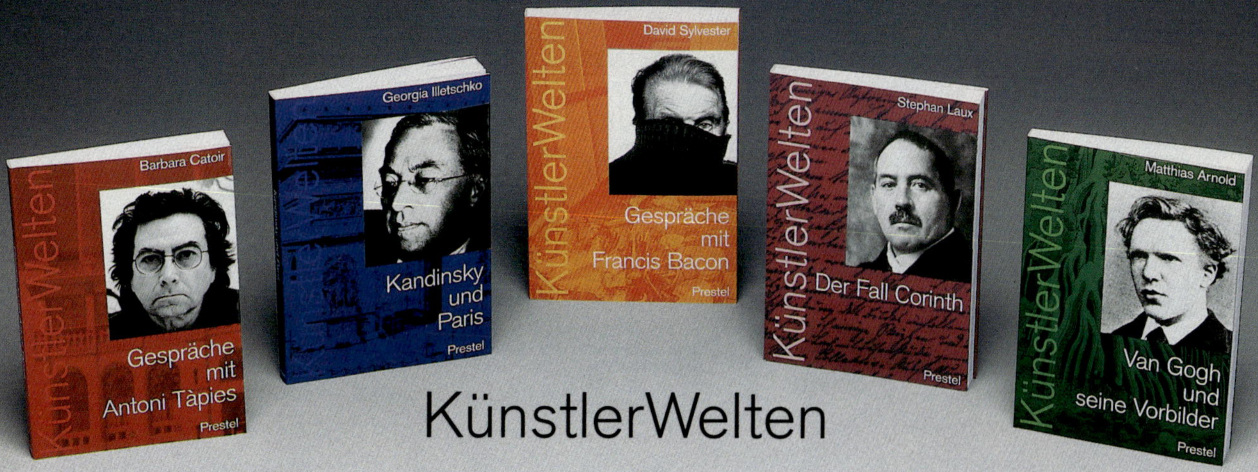

KünstlerWelten

Nicht weniger interessant als die Kunst selbst sind oft das Leben und Schicksal der Künstler, deren Werke wir bewundern: Wo und wie lebten sie, welche künstlerischen Einflüsse und geschichtlichen Ereignisse haben ihr Werk geprägt, und was waren sie für Menschen?
In der neuen Reihe **KünstlerWelten** untersuchen namhafte Autoren diese und andere Themen. Nicht das Œuvre steht hier im Mittelpunkt, sondern der Mensch, der es geschaffen hat.

»Wer die Kunst verstehen will, muß die Künstler verstehen. Das steht offensichtlich hinter den ›KünstlerWelten‹. Diese Reihe ist ein Versprechen, das Anregendes erwarten läßt.« *Die Welt*

GESPRÄCHE MIT ANTONI TÀPIES
Von Barbara Catoir. 192 Seiten mit 131 Abbildungen, 9 in Farbe. ISBN 3-7913-1765-2.

KANDINSKY UND PARIS
Von Georgia Illetschko. 224 Seiten mit 121 Abbildungen, 15 in Farbe. ISBN 3-7913-1740-7.

GESPRÄCHE MIT FRANCIS BACON
Von David Sylvester. 220 Seiten mit 146 einfarbigen Abbildungen. ISBN 3-7913-1795-4.

DER FALL CORINTH
Von Stephan Laux. 176 Seiten mit 100 Abbildungen, 16 in Farbe. ISBN 3-7913-1854-3.

VAN GOGH UND SEINE VORBILDER
Von Matthias Arnold. 186 Seiten mit 114 Abbildungen, 18 in Farbe. ISBN 3-7913-1794-6.

Jeder Band im Format 16,5 x 23,5 cm.
Paperback DM 39.80/ÖS 291.–/SFr 38.80

Wie dachte Francis Bacon über die Gesellschaft, die Rolle des Künstlers im allgemeinen und über seine eigene Arbeit?
Warum verband Wassily Kandinsky über Jahrzehnte eine geradezu existenzielle Haßliebe mit der Kunstmetropole Paris?
Welchen Einfluß hat die intensive Beschäftigung mit östlicher Philosophie und den Mystikern auf das Werk von Tàpies?
Welches waren die großen künstlerischen Vorbilder für Vincent van Gogh, denen er, nach eigener Aussage, alles verdankte?
Wie waren die Lebensumstände von Lovis Corinth, über die er selbst nie offen sprach, und wie stand er zu seinen Modellen?

Diese und andere Fragen werden ausführlich, zum Teil auch im direkten Dialog mit dem Künstler, untersucht und beantwortet.

Den hohen Qualitätsanspruch unserer Kunstbücher übertragen wir auf die erste CD-ROM bei Prestel

»Ein Kunstgenuß der interaktiven Art!«
Abendzeitung

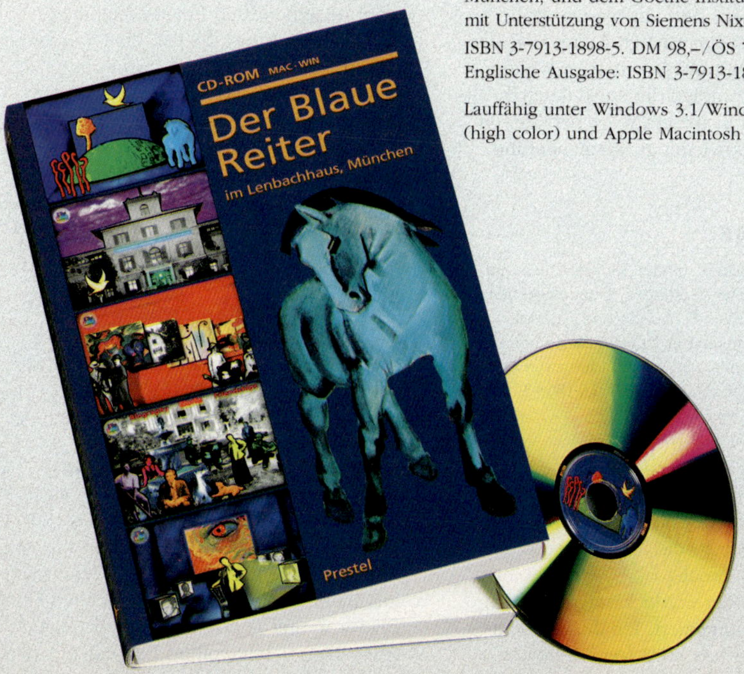

CD-ROM
DER BLAUE REITER
IM LENBACHHAUS, MÜNCHEN
Herausgegeben von Prestel in Zusammenarbeit mit der Städtischen Galerie im Lenbachhaus, München, und dem Goethe-Institut, München, mit Unterstützung von Siemens Nixdorf, München.
ISBN 3-7913-1898-5. DM 98,–/ÖS 715,–/SFr 91,-
Englische Ausgabe: ISBN 3-7913-1882-9

Lauffähig unter Windows 3.1/Windows 95 (high color) und Apple Macintosh (high color)

Stellen Sie sich vor, alle Mitglieder der Künstlergruppe ›Der Blaue Reiter‹ seien im Garten des Lenbachhauses in München versammelt. Sie können sich mit ihnen unterhalten und ihnen Fragen stellen zu ihrer Kunst, ihrem Leben, zu den Freundschaften und Beziehungen. Aber nicht nur das! Sie können sich auch ihre Bilder zeigen lassen und die vorangegangenen Skizzen studieren. Es ist möglich, in den Tagebüchern der Künstler zu lesen und eine Vielzahl von Persönlichkeiten kennenzulernen, die mit dem ›Blauen Reiter‹ in Verbindung standen. Darüber hinaus gibt es Informationen und Filmsequenzen zur Geschichte des Lenbachhauses, seinen Sammlungen und wichtigsten Ausstellungen.

Dies alles bietet die vielseitige, interaktive CD-ROM ›Der Blaue Reiter im Lenbachhaus, München‹. Herausragende Graphik und anspruchsvolle Bildqualität machen sie zu einem ungewöhnlichen optischen Erlebnis. Sie ist sowohl für private wie pädagogische Zwecke bestens geeignet. Ein umfassender, benutzerfreundlicher Index erlaubt einen gezielten Zugriff auf den Inhalt und macht die CD-ROM auch für Kunsthistoriker und für jeden detaillierte Information suchenden Nutzer interessant.

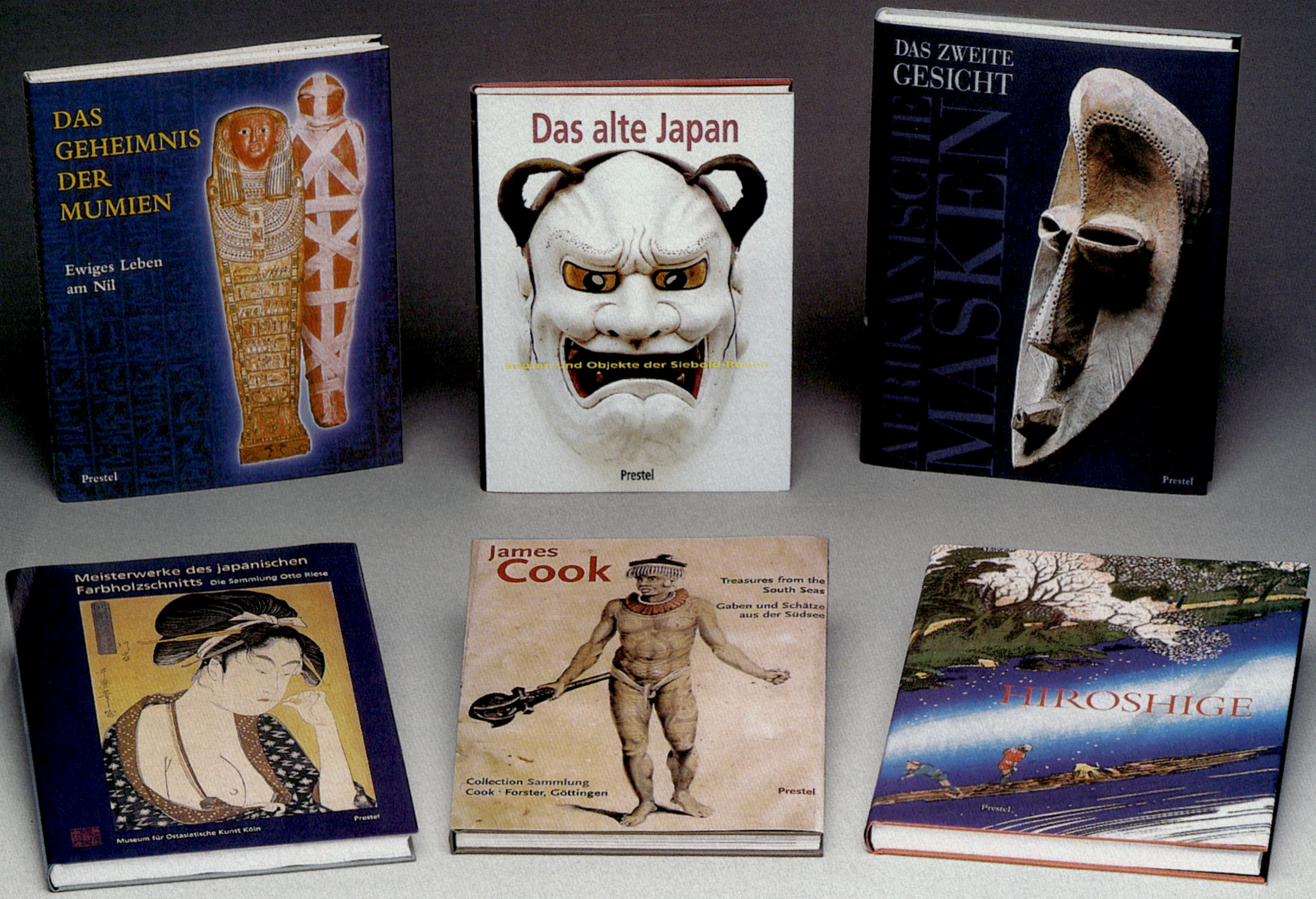

DAS GEHEIMNIS DER MUMIEN

Ewiges Leben am Nil. Von Renate Germer.
144 Seiten mit 150 Abbildungen, 92 in Farbe.
24 x 30 cm. ISBN 3-7913-1782-2.
Gebunden DM 68,-/ÖS 496,-/SFr 64,-

»Sie wurden ausgewickelt, seziert und zerstört, später dann, dank moderner Diagnosetechnik, geröngt, durchleuchtet und in Kernspintomographen geschoben. Einzig zu dem Zweck, wissenschaftliche Neugier zu befriedigen und endlich ihr Geheimnis zu lüften. Dennoch haben sie ihren Zauber bis heute nicht verloren. Über die Faszination der ägyptischen Mumien berichtet dieser reich bebilderte Katalog, der Objekte aus bedeutenden in- und ausländischen Sammlungen versammelt.« *Die Zeit*

MEISTERWERKE DES JAPANISCHEN FARBHOLZSCHNITTS

Die Sammlung Otto Riese.
Ca. 176 Seiten mit ca. 200 Abbildungen, ca. 70 in Farbe. 24,5 x 30 cm. ISBN 3-7913-1846-2.
Leinen DM 98,-/ÖS 715,-/SFr 91,-

200 herausragende Blätter aller berühmten Meister vom 17. bis zum 19. Jahrhundert aus einer der international bedeutendsten Privatsammlungen japanischer Farbholzschnittkunst. Das allgemein verständliche Standardwerk gibt mit vielen schönen Bildern einen repräsentativen Überblick und eine kompetente Einführung in die Entwicklung dieser traditionsreichen, hochgeachteten Gattung der japanischen Kunst.

DAS ALTE JAPAN

Spuren und Objekte der Siebold-Reisen.
Herausgegeben von Peter Noever, MAK - Österreichisches Museum für angewandte Kunst, Wien. 212 Seiten mit 259 Abbildungen, davon 71 in Farbe. 21 x 28 cm. ISBN 3-7913-1850-0
Gebunden DM 98,-/ÖS 715,-/SFr 91,-

Die Sammlungen japanischer Kunst, die Vater und Sohn von Siebold zu Beginn und Mitte des 19. Jahrhunderts zusammengetragen haben, sind einzigartige frühe Zeugnisse der japanischen Kultur und der politischen Öffnung Japans zum Westen. Der Gesamtkomplex der spektakulären Objekte wird in diesem reich bebilderten Werk erstmals wieder zusammengeführt.

JAMES COOK

Gaben und Schätze aus der Südsee. Die Sammlung Cook/Forster, Göttingen. Herausgegeben von Brigitta Hauser-Schäublin und Gundolf Krüger. Zweisprachig in Deutsch und Englisch. Ca. 300 Seiten mit ca. 500 Abbildungen, ca. 90 in Farbe. 24 x 30 cm. ISBN 3-7913-1868-3.
Leinen ca. DM 98,-/ÖS 715,-/SFr 91,-
(Erscheinungstermin: Januar 1998)

Auf ihren drei Weltumseglungen erwarben James Cook und das Forscherteam Forster einen umfassenden Komplex von Werken der Südsee-Kunst, die für außereuropäische Kunst einmalig ist. 500 Stücke aus der Blütezeit der Entdeckertage, werden erstmals dokumentiert: Ein außerordentlicher Kunstschatz wird somit gehoben.

AFRIKANISCHE MASKEN

Das zweite Gesicht. Aus der Sammlung Barbier-Müller. Von Ingrid Hahner-Herzog, Maria Kecskési und László Vajda.
288 Seiten mit 488 Abbildungen, 100 in Farbe.
24 x 31 cm. ISBN 3-7913-1773-3.
Leinen DM 98,-/ÖS 715,-/SFr 91,-

Eine Enzyklopädie der afrikanischen Masken mit Beispielen von außergewöhnlicher Qualität und großer Schönheit aus der wohl bedeutendsten Privatsammlung afrikanischer Kunst. 250 Masken werden von führenden Afrikanisten in ihren geschichtlichen und religiösen Kontext gestellt und ihre Symbolik offengelegt.
»Viele der gezeigten Objekte haben erlesene Stammbäume. Denn im Kosmos afrikanischer Kunst gibt es kaum ein edleres Etikett als ›Sammlung Barbier-Müller‹.« *FAZ*

HIROSHIGE

Prints and Drawings. Von Matthi Forrer.
Englische Originalausgabe. 256 Seiten mit 162 Abbildungen, 142 in Farbe. 24,5 x 28 cm.
ISBN 3-7913-1860-8.
Leinen DM 98,-/ÖS 715,-/SFr 91,-

Hiroshige, der große Meister des japanischen Farbholzschnitts, wird mit einer eindrucksvollen Auswahl von über 140, vorwiegend farbig gezeigten Arbeiten aus seinem immensen Œuvre vorgestellt. Sie veranschaulicht Hiroshiges ausgeprägten Sinn für Farbe und Poesie sowie die Fähigkeit, Atmosphäre effektvoll im Bild einzufangen.

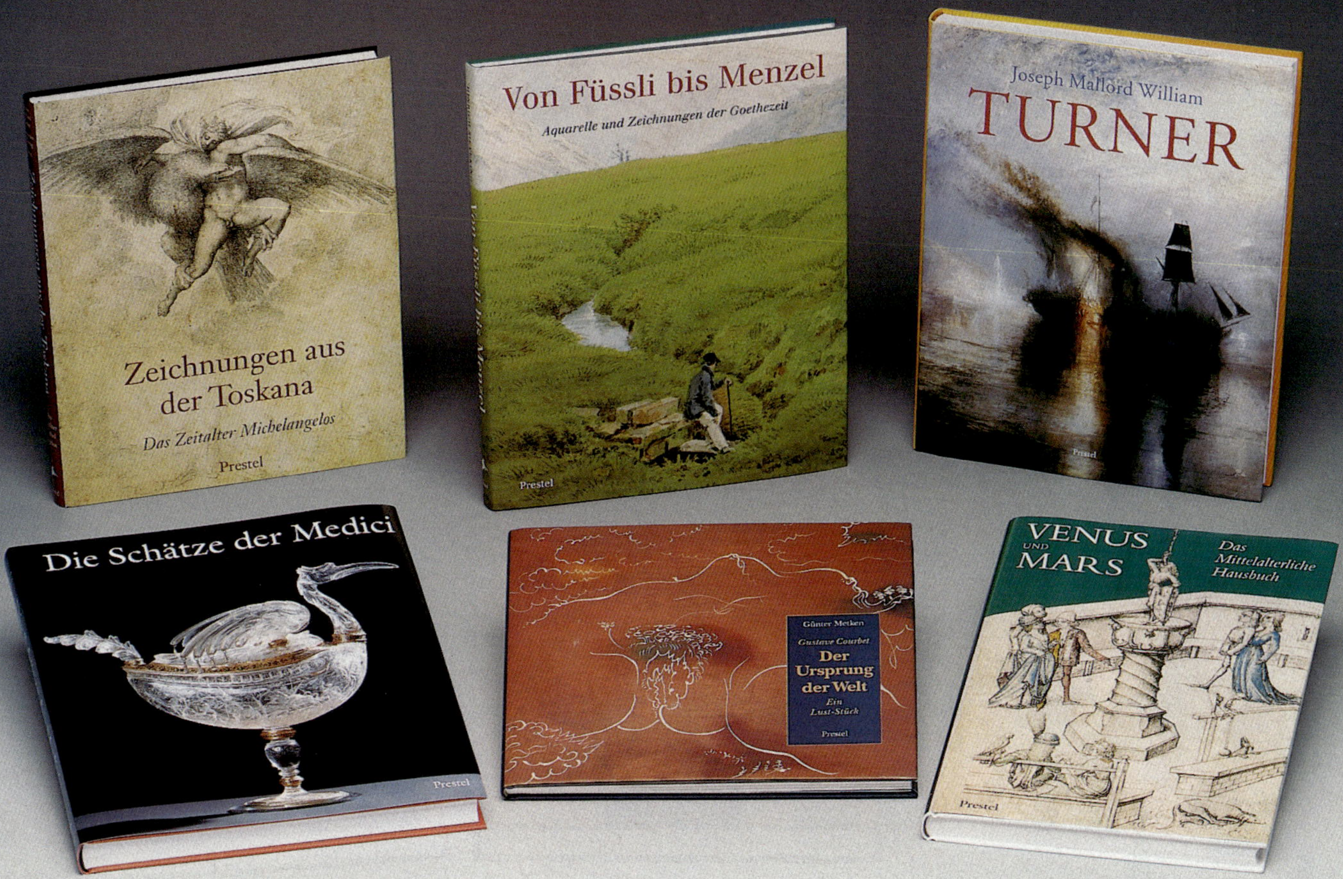

ZEICHNUNGEN AUS DER TOSKANA

Das Zeitalter Michelangelos. Herausgegeben von Ernst-Gerhard Güse und Alexander Perrig. 312 Seiten mit ca. 150 Abbildungen, ca. 100 in Farbe. 24,5 x 29,5. ISBN 3-7913-1697-4. Leinen DM 98,-/ÖS 715,-/SFr 91,-

Die Toskana als Wiege der Renaissance: Eine erlesene Auswahl von Porträtzeichnungen, religiösen und mythologischen Darstellungen, Akt- und Figurenstudien sowie Landschaften von bedeutenden Künstlern aus den wichtigsten Graphiksammlungen der Welt. Diese Auswahl von über 100 Zeichnungen aus dem Zeitalter Michelangelos spiegelt eindrucksvoll den künstlerischen Glanz der Toskana wider.

DIE SCHÄTZE DER MEDICI

Herausgegeben von Cristina Alcidini. 224 Seiten mit ca. 180 Abbildungen, ca. 150 in Farbe. 25,5 x 28,5 cm. ISBN 3-7913-1845-4. Leinen DM 128,-/ÖS 934,-/SFr 119,-

Die Pracht von Florenz zur Zeit der Renaissance ist eng mit dem Namen der Familie Medici verknüpft. Als politische Machthaber und als Förderer von Wissenschaft und Kunst prägten sie ihre Zeit. Ein Schwerpunkt ihrer Sammelleidenschaft war erlesener Schmuck und antikes, zeitgenössisches und exotisches Kunsthandwerk. Die Glanzpunkte der unermeßlichen Medici-Schätze, heute auf verschiedene Museen verteilt, werden in diesem prächtigen Bildband dargestellt.

VON FÜSSLI BIS MENZEL

Aquarelle und Zeichnungen der Goethezeit. Von Hinrich Sieveking. 208 Seiten mit 169 Abbildungen, 93 in Farbe. 24,5 x 30 cm. ISBN 3-7913-1803-9. Leinen DM 98,-/ÖS 715,-/SFr 91,-

Zur Goethezeit, einer Epoche großer Umbrüche, kam der Zeichenkunst eine besondere Bedeutung zu: in ihr fanden die Veränderungen der Zeit ihren subtilen Niederschlag. Im Geist der Romantik des späten 18. und frühen 19. Jahrhunderts haben die herausragenden Künstler gerade als Zeichner Bedeutendes geschaffen. Die hier vorgestellte Auswahl von Meisterwerken aus einer Münchner Sammlung besticht durch Qualität und geistige Spannweite.

GUSTAVE COURBET

Der Ursprung der Welt. Ein Lust-Stück. Von Günter Metken. 80 Seiten mit 64 Abbildungen, 35 in Farbe. 25 x 21 cm. ISBN 3-7913-1775-X. Leinen DM 49,80/ÖS 364,-/SFr 47,80

Gustave Courbets spektakuläres, fast 130 Jahre verborgen gebliebenes Bild ›L'Origine du Monde‹ als Ausgangspunkt für eine geistreiche Betrachtung zur Aktmalerei des 19. Jahrhunderts.

»Mit großer Unbefangenheit erzählt der Autor die Geschichte des 1866 entstandenen Bildes, analysiert die Persönlichkeit von Courbet, skizziert den Skandal ums Bild, sein Verschwinden aus der Öffentlichkeit, zeigt das Modell.« *Süddeutsche Zeitung*

WILLIAM TURNER

Retrospektive. Herausgegeben von David B. Brown und Klaus Albrecht Schröder. 352 Seiten mit 208 Abbildungen, 138 in Farbe. 22,5 x 28 cm. ISBN 3-7913-1821-7. Leinen DM 98,-/ÖS 715,-/SFr 91,-

Das Buch vereint Meisterwerke aus allen Schaffensperioden des großen englischen Landschaftsmalers William Turner, dessen Werk seiner Zeit weit voraus war.

»Diese konzentrierte Auswahl setzt die Akzente neu. An der einseitigen Auffassung vom ›Vater der Moderne‹ wurden Korrekturen vorgenommen. Dem revolutionären, verkannten Spätwerk werden Arbeiten des in seiner Zeit gefeierten Historienmalers an die Seite gestellt. *FAZ*

VENUS UND MARS

Das Mittelalterliche Hausbuch aus der Sammlung der Fürsten zu Waldburg Wolfegg. Von Christoph Graf zu Waldburg Wolfegg. 116 Seiten mit 80, z. T. doppelseitigen Abbildungen, 32 in Farbe. 20 x 30 cm. ISBN 3-7913-1839-X. Leinen DM 78,-/ÖS 569,-/SFr 73,-

Das Katalogbuch zur Ausstellung des weltberühmten ›Mittelalterlichen Hausbuchs‹ macht diese kostbare Handschrift erstmals einem breiten Publikum zugänglich.
Es bietet neben der hohen künstlerischen Qualität seiner Zeichnungen lebendige Einblicke in die spätmittelalterliche Welt.

(Angaben zur Faksimileausgabe des ›Mittelalterlichen Hausbuchs‹ finden Sie auf Seite 12)

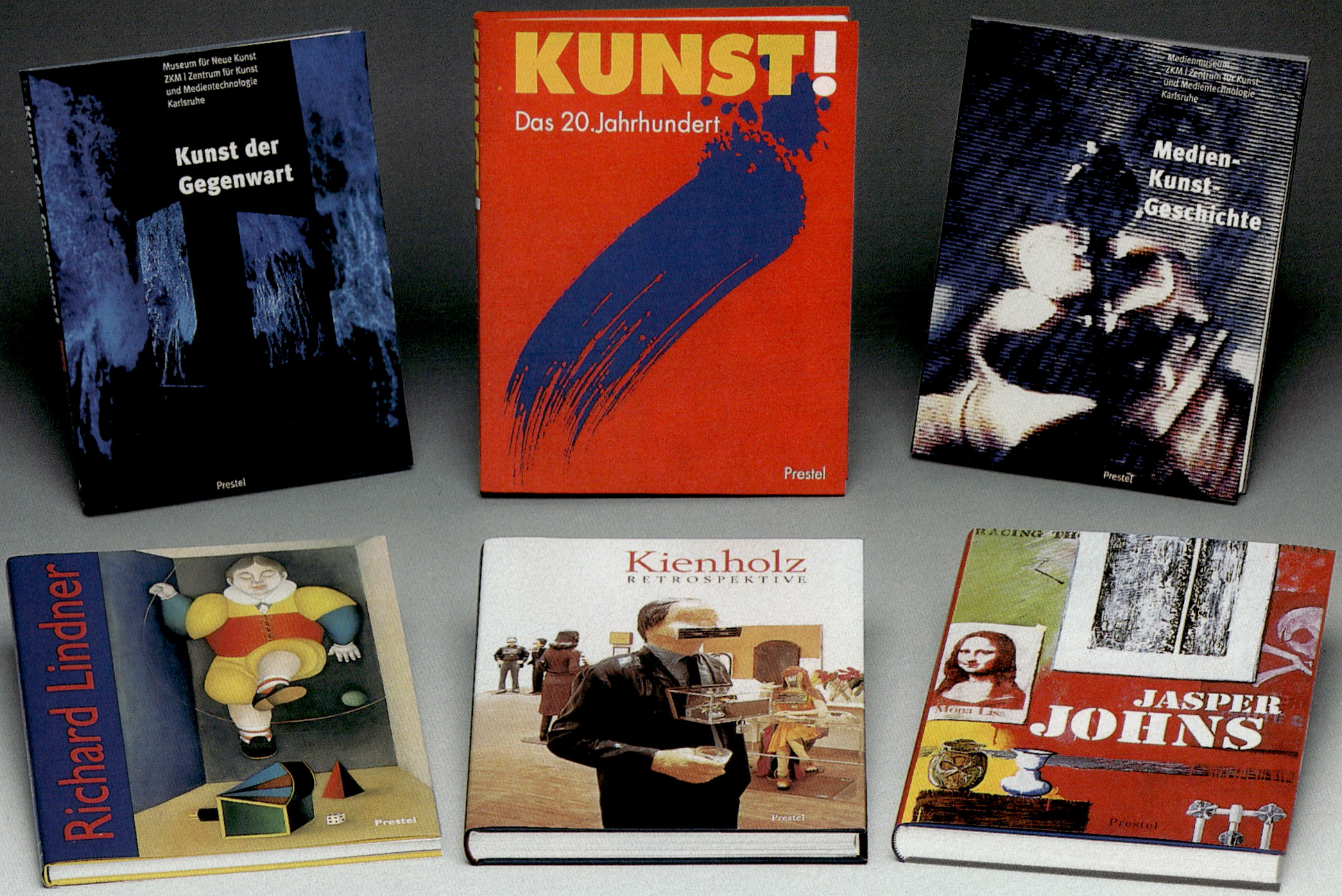

KUNST DER GEGENWART

Museum für Neue Kunst, ZKM - Zentrum für Kunst und Medientechnologie Karlsruhe. Von Heinrich Klotz. 336 Seiten mit ca. 300 Abbildungen in Farbe. 24 x 30 cm. ISBN 3-7913-1835-7. Leinen DM 98,-/715,-/SFr 91,-

Auf dem Weg in die Zukunft: Meilensteine der Gegenwartskunst. Die Auseinandersetzung mit den neuen Medien hat die traditionellen Kunstgattungen verändert. Seit 30 Jahren arbeiten Künstler mit Video und anderen elektronischen Techniken. Die vom Museum für Neue Kunst Karlsruhe von Anfang an konsequent gesammelten Hauptwerke dieser neuen Kunstform werden hier in einer repräsentativen Auswahl eindrucksvoll vorgestellt.

RICHARD LINDNER

Gemälde und Aquarelle 1948-1977. Von Judith Zilczer. 172 Seiten mit 121 Abbildungen, 73 in Farbe. 24 x 30 cm. ISBN 3-7913-1772-5. Leinen DM 98,-/ÖS 715,-/SFr 91,-

Die bisher umfassendste Werkschau von Richard Lindner, der mit seinen plakativen Bildern zum Repräsentanten einer typisch amerikanischen Malerei wurde.
»Ist die Zeit reif für die Wiederentdeckung Lindners als einem der großen Maler der zweiten Jahrhunderthälfte? Alle Anzeichen sprechen dafür. Es scheint, daß Lindners Bilder im Zeitalter von Cybersex plötzlich – befreit vom einstigen Pop-Kontext – wieder einen Nerv treffen.« *Die Zeit*

KUNST! Das 20. Jahrhundert

216 Seiten mit 300 Abbildungen, 202 in Farbe. 24 x 30 cm. ISBN 3-7913-1834-9. Gebunden DM 49,80/ÖS 364,-/SFr 47,80

Bilder, die die Welt veränderten: 100 Schlüsselwerke der Kunst unseres Jahrhunderts. Wichtige Stationen der modernen Kunst werden in ganzseitigen Abbildungen und aufschlußreichen Texten nachgezeichnet. Die Auswahl der Werke benennt die nach Meinung des Verlags entscheidenden Ikonen der Kunst vom ausgehenden 19. Jahrhundert bis in die Gegenwart hinein. Ein unverzichtbarer Band für alle, die sich für moderne Kunst begeistern, und ein ideales Geschenkbuch zur Einführung in die Kunst des 20. Jahrhunderts.

KIENHOLZ

Retrospektive Edward und Nancy Reddin Kienholz. Herausgegeben von Walter Hopps. 332 Seiten mit 441 Abbildungen, 159 in Farbe. 24 x 29 cm. ISBN 3-7913-1771-7. Leinen DM 98,-/ÖS 715,-/SFr 91,-

»Sicher einer der gewichtigsten Beiträge zur Kunst nach 1945. Edward Kienholz machte in seinen Installationen das Bordell zum Thema, den Rassismus und die Armut. Wie ein Schwamm sog er die Wirklichkeit auf, stärkte sie mit Sozialkritik und Sarkasmus und hängte sie tropfnaß auf – in realen Räumen, 1:1. So entstanden in großer Fülle Historienbilder des 20. Jahrhunderts.« *FAZ*

MEDIEN-KUNST-GESCHICHTE

Medienmuseum, ZKM - Zentrum für Kunst und Medientechnologie Karlsruhe. Herausgegeben von Hans-Peter Schwarz. Ca. 200 Seiten mit 320 Abbildungen, 260 in Farbe, und einer CD-ROM. 24 x 30 cm. ISBN 3-7913-1836-5. Leinen DM 98,-/ÖS 715,-/SFr 91,-

Inspiriert vom elektronischen Impuls der Zeit entfaltet sich ihre schöpferische Phantasie: Medienkunst ist die adäquate kreative Ausdrucksform unserer über Computer vernetzten Gesellschaft. Das Medienmuseum in Karlsruhe zeigt die spannende Entwicklung der neuen Kunst, präsentiert die spektakulärsten Werke der internationalen Avantgarde und reiht sie in den Kontext der Kunstgeschichte ein.

JASPER JOHNS

Retrospektive. Herausgegeben von Kirk Varnedoe. 408 Seiten mit 498 Abbildungen, 278 in Farbe. 23 x 30,5 cm. ISBN 3-7913-1774-1. Leinen DM 118,-/ÖS 861,-/SFr 110,-

»Klar, übersichtlich und souverän wird in diesem vorzüglichen Katalog mit ausgiebiger Dokumentation das großartige Werk des amerikanischen Malerheroen Jasper Johns präsentiert. Seit der Mitbegründer der klassisch gewordenen Pop-art 1955 seine erste Flagge vorführte, ist die Kunstwelt von seinen scheinbar einfachen Bildern irritiert. Sein Werk changiert zwischen Wahrnehmung und Bedeutung und gewinnt so seinen spezifischen Reiz.« *art*

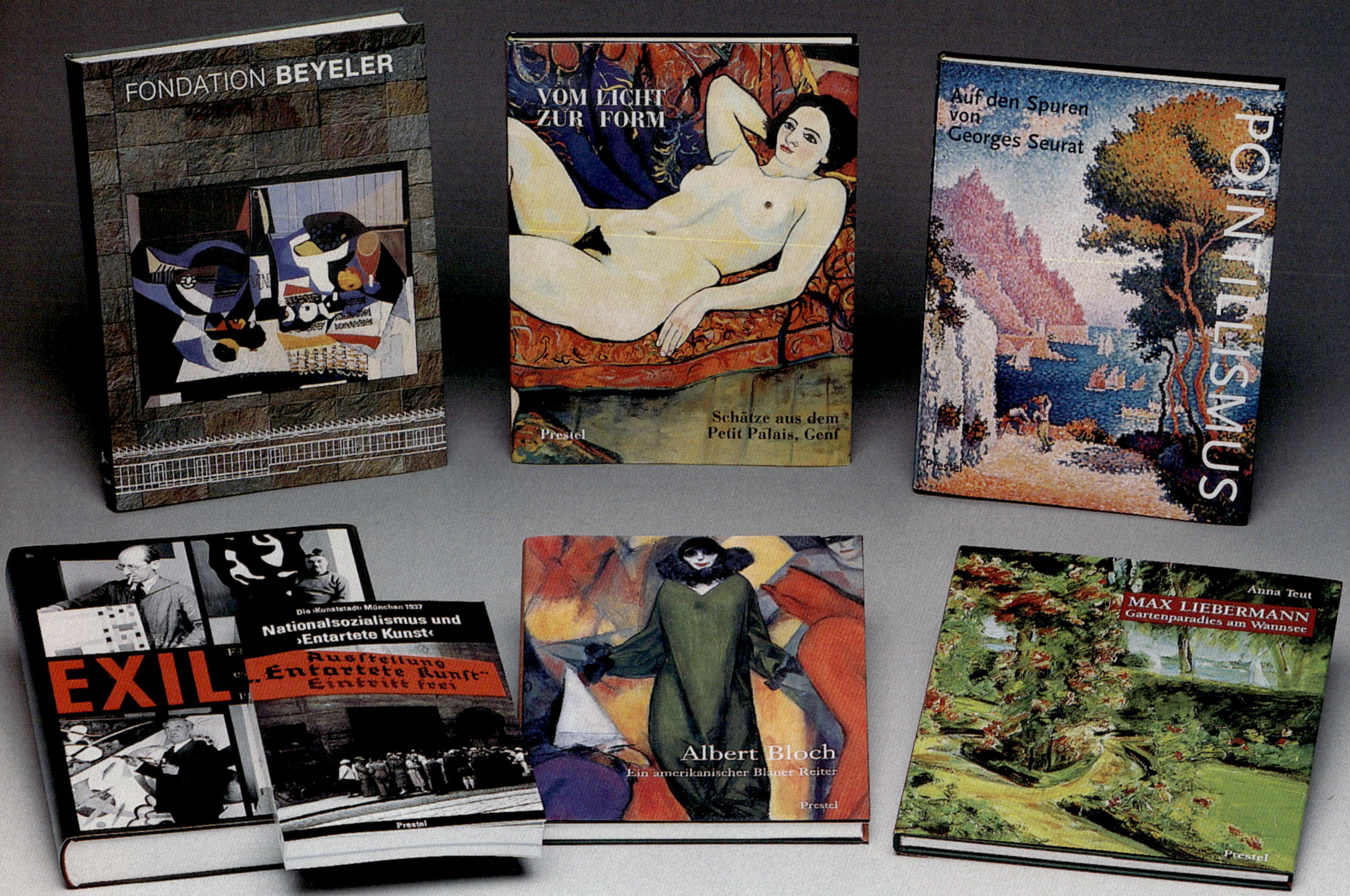

FONDATION BEYELER

Meisterwerke der Klassischen Moderne. Ca. 352 Seiten mit ca. 280 Abbildungen, davon ca. 180 in Farbe. 24,5 x 31 cm. ISBN 3-7913-1885-3.
Leinen DM 78,-/ÖS 569,-/SFr 73,-

Die singuläre Sammlung der Schweizer Galeristen Ernst und Hildy Beyeler findet jetzt in einem großartigen Museumsbau von Renzo Piano bei Basel ihre adäquate Heimat. Aus dem Anlaß erscheint ein Katalog, der diese Meilensteine der Kunst des 20. Jahrhunderts, einschließlich der besonderen Sammlungen der Kunst Afrikas und Ozeaniens, anschaulich vorstellt.

EXIL

Flucht und Emigration europäischer Künstler 1933-45. Herausgegeben von Stephanie Barron. 432 Seiten mit 393 Abbildungen, 123 in Farbe. 24,5 x 30 cm. ISBN 3-7913-1837-3.
Leinen DM 118,-/ÖS 861,-/SFr 110,-

Eine wichtige Dokumentation und ein gültiges Nachschlagewerk zum bisher weitgehend unerforschten Thema Kunst im Exil und Exil in der Kunst nach Hitlers Machtergreifung 1933. Erstmals werden am Beispiel von 23 Künstlern, Architekten und Photographen die Auswirkungen des Exils auf das jeweilige Werk und die unterschiedlichen Wege, sich der fremden Kultur anzunähern, untersucht. Auch wird die prägende Wirkung dieser Künstler auf die nachfolgende Künstlergeneration des Gastlandes verdeutlicht.

VOM LICHT ZUR FORM

Schätze aus dem Petit Palais, Genf. Herausgegeben von Manfred Fath.
Ca. 128 Seiten mit ca. 140 Abbildungen, ca. 73 in Farbe. 24 x 28 cm. ISBN 3-7913-1841-1.
Leinen DM 78,-/ÖS 569,-/SFr 73,-

Der Weg der europäischen Kunst vom Impressionismus zum Kubismus: Glanzlichter der bedeutenden Privatsammlung Oscar Ghez. 80 herausragende Werke aus einem Kunst-Schatz, der seit 1968 im Petit Palais in Genf seine Bewunderer findet.

ALBERT BLOCH

Ein amerikanischer Blauer Reiter. Herausgegeben von Annegret Hoberg und Henry Adams. 216 Seiten mit 200 Abbildungen, 56 in Farbe. 22,5 x 28 cm. ISBN 3-7913-1776-8.
Leinen DM 98,-/ÖS 715,-/SFr 91,-
Englische Ausgabe: ISBN 3-7913-1778-4.

Das weitgehend unbekannte, interessante Œuvre des Amerikaners Albert Bloch, einem Gründungsmitglied des ›Blauen Reiters‹. »Die grundlegende Monographie eines hochtalentierten Mannes.« *FAZ*

NATIONALSOZIALISMUS UND ›ENTARTETE KUNST‹

Die ›Kunststadt‹ München 1937. Herausgegeben von Peter-Klaus Schuster. Neuauflage 1997. 324 Seiten mit 331 einfarbigen Abbildungen. 16,5 x 23,5 cm. ISBN 3-7913-1888-8.
Paperback ca. DM 49,80/ÖS 364,-/SFr 47,80

POINTILLISMUS

Auf den Spuren von Georges Seurat. Herausgegeben von Rainer Budde. 264 Seiten mit 225 Abbildungen, 190 in Farbe. 24,5 x 30 cm. ISBN 3-7913-1840-3.
Leinen DM 98,-/ÖS 715,-/SFr 91,-

Aus vielen einzelnen Farbpunkten wird große Kunst. Die spannende Entwicklung des Neo-Impressionismus bzw. Pointillismus in all seinen Facetten wird anhand von 48 Künstlern reich bebildert auf den Punkt gebracht. Die von Georges Seurat entwickelte Methode, durch mosaikartig nebeneinandergesetzte Farbtupfen neue Farbwirkungen zu erzielen, fand nach 1883 viele Anhänger. Die erste deutsche umfassende Darstellung einer bedeutenden Stilrichtung und ein Fest fürs Auge.

MAX LIEBERMANN

Gartenparadies am Wannsee. Von Anna Teut. 112 Seiten mit 104 Abbildungen, 73 in Farbe. 25 x 28 cm. ISBN 3-7913-1784-9.
Leinen DM 68,-/ÖS 496,-/SFr 64,-

Zum 150. Geburtstag von Max Liebermann (1847-1935): Eine Auswahl aus dem einzigartigen Werkkomplex der am Großen Wannsee in Berlin entstandenen meisterhaften Gartenbilder dieses Wegbereiters des deutschen Impressionismus. »Über die farbsatten Bilder – ›In Licht und Luft gebadet‹ – aus dem Garten von Max Liebermanns Villa hat Anna Teut einen informativen Band publiziert.« *Focus*

Studentenfutter aus dem Automaten, 1929

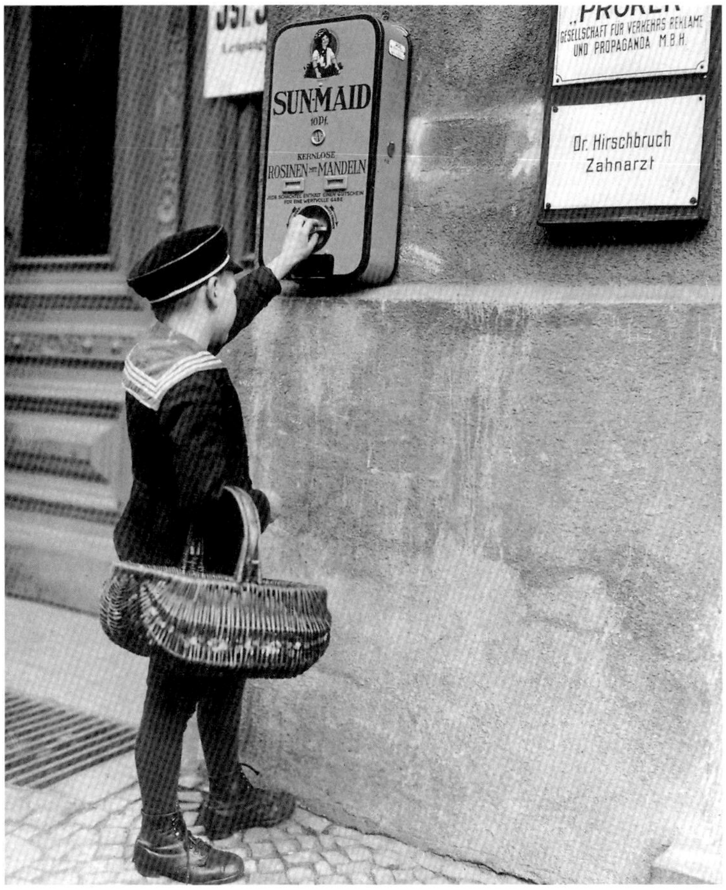

Fahrscheinautomat in Paris, 1931

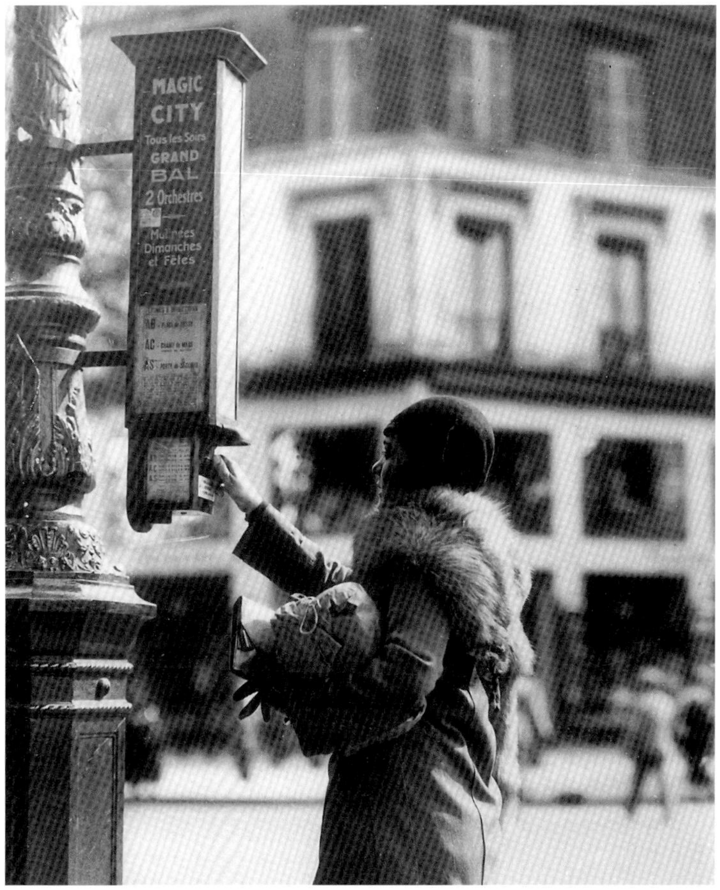

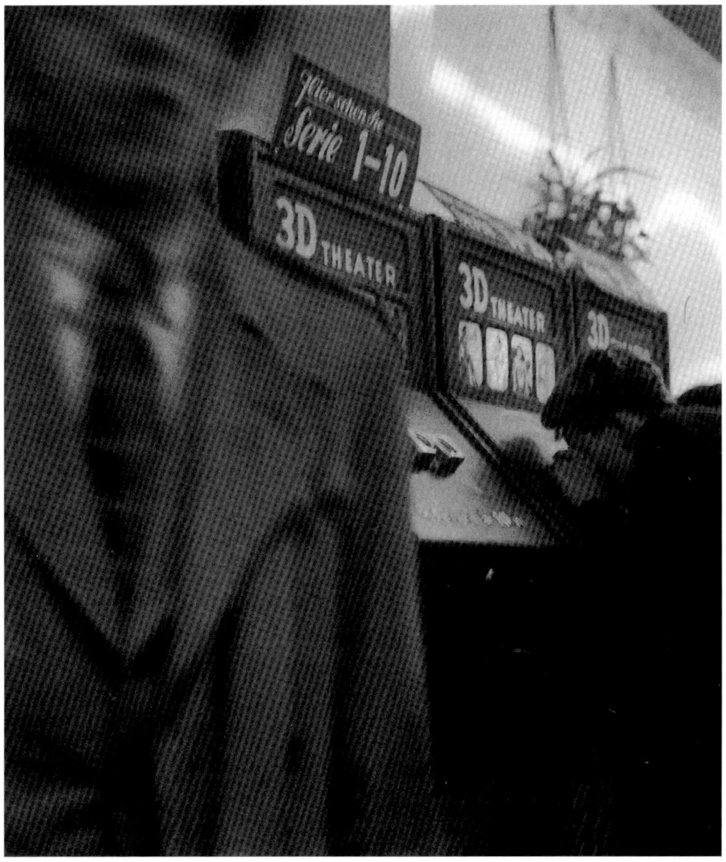

Schaustellungsautomaten am Hafen von Hamburg-St. Pauli,
Herbert Dombrowski, 1956

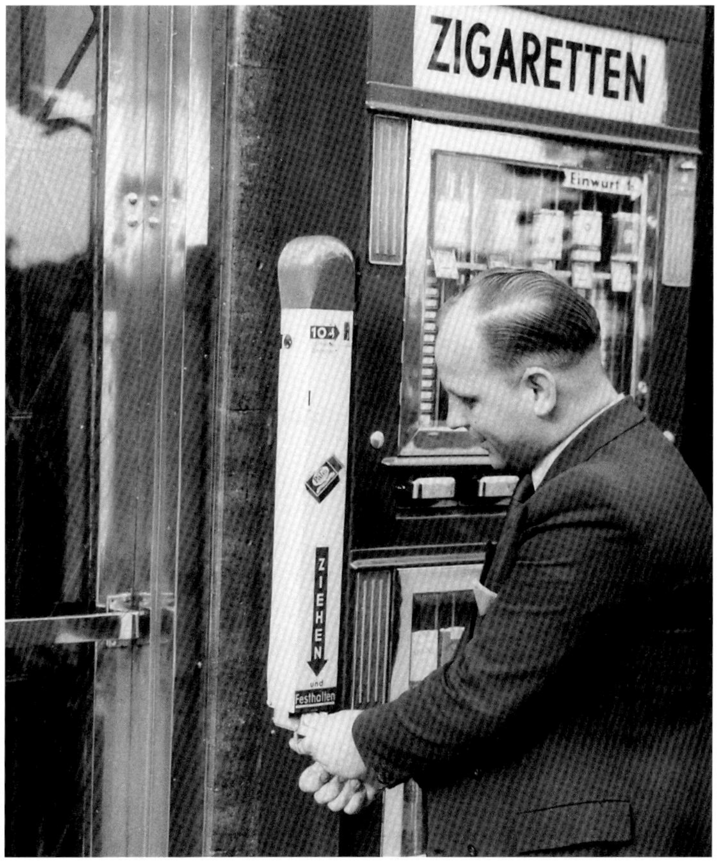

Streichhölzerautomat von 1939, im Gebrauch um 1954

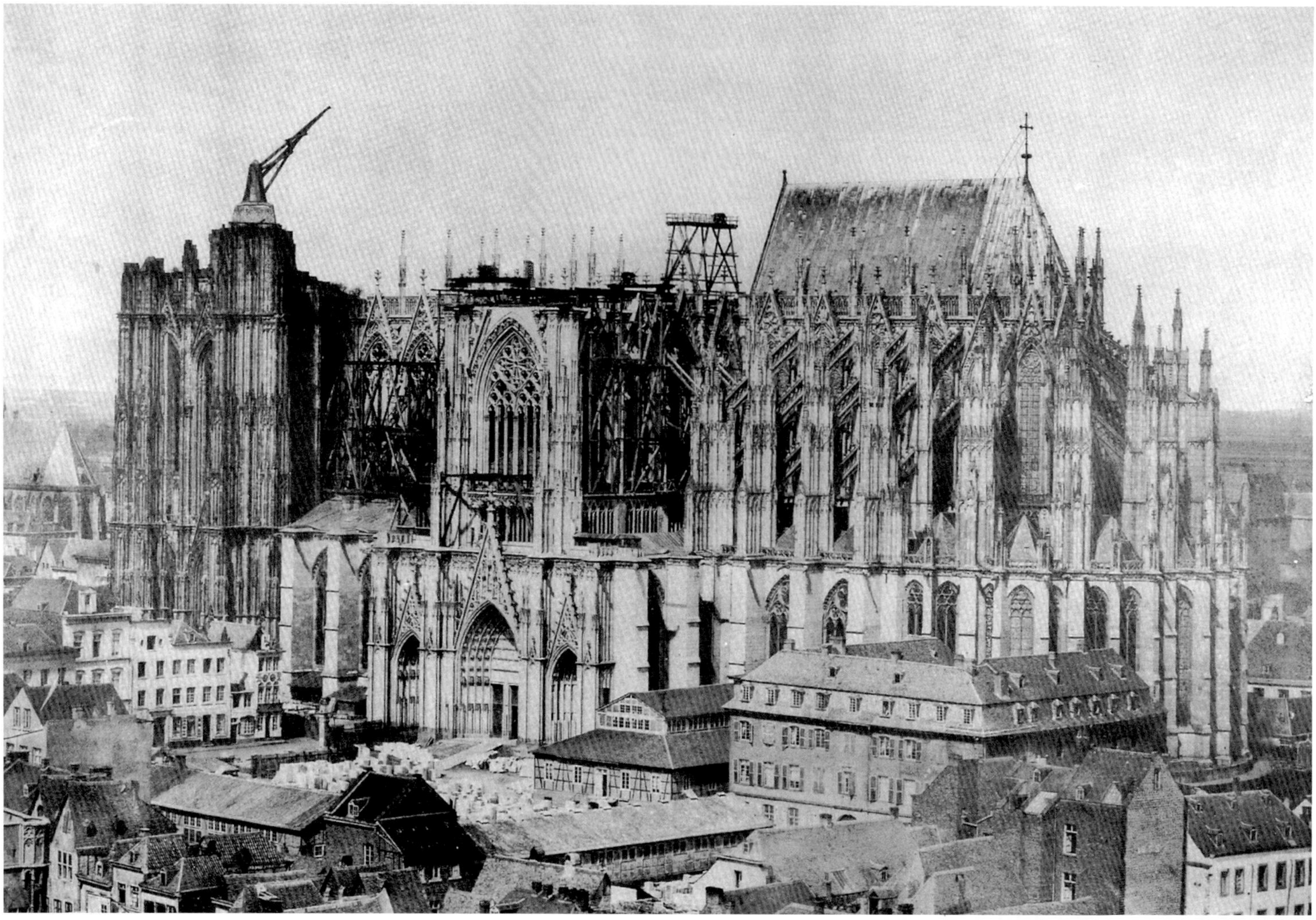

MERKUR

Vielseitiger als der beste Verkäufer präsentierte sich der *Merkur*-Automat, nach dem römischen Gott des Handels benannt – ein »sowohl in seiner äusseren architektonischen Form als auch in seiner inneren Ausstattung wahres Prachtstück«, wie der Hersteller 1885 zu berichten wußte. Ein geradezu feierliches Kauferlebnis bot der »selbstthätige Verkaufsapparat«, der so repräsentativ und »stilvoll« verziert war wie ein ehrfurchtgebietendes Baudenkmal. Für die neuartigen Automatenrestaurants gleichermaßen geeignet wie für die Straße oder Gartenlokale, konnte er bis zu sechs verschiedene Artikel verkaufen – neben Schokolade auch Sturmhölzer, Drei-Minuten-Kerzen, Wachszündflächen, Bücher, Flacons mit Kölnisch Wasser und Kalodont. Außerdem war er in der Lage, sechs verschiedene Lieder und Arien zu intonieren und die aktuelle Temperatur anzuzeigen.

Warenautomat,
Stollwerck,
Köln, 1887
(64 x 207 x 35)

Der Kölner Dom
im Bau (Südseite),
John Francis
Michiels, 1855

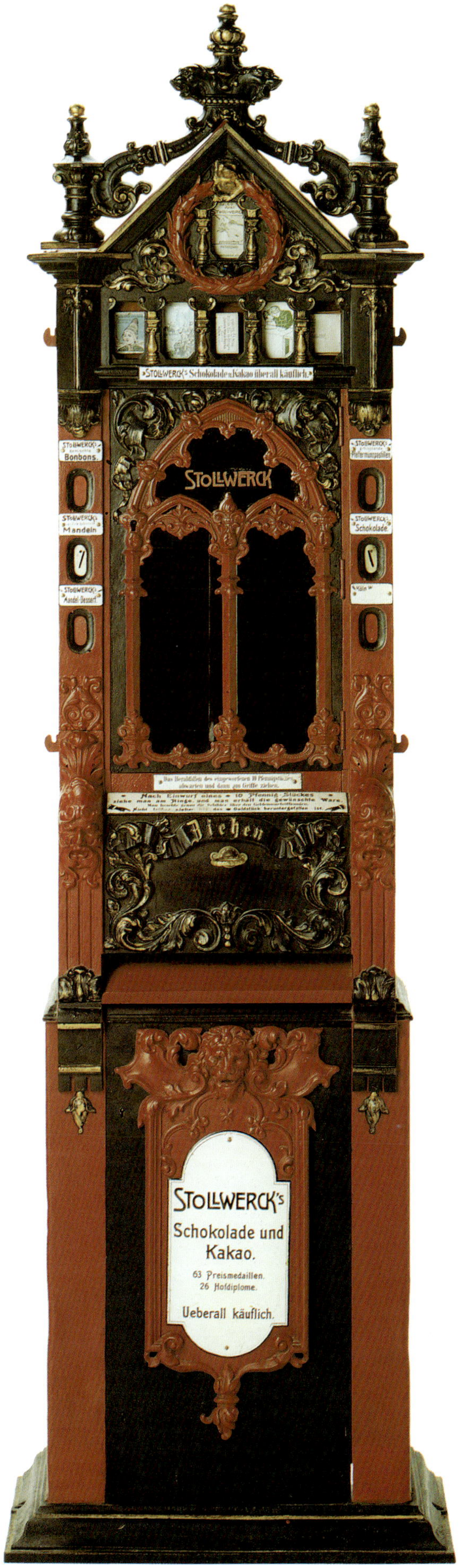
STOLLWERCK
STOLLWERCK's
Schokolade und
Kakao.
63 Preismedaillen.
26 Hofdiplome.
Ueberall käuflich.

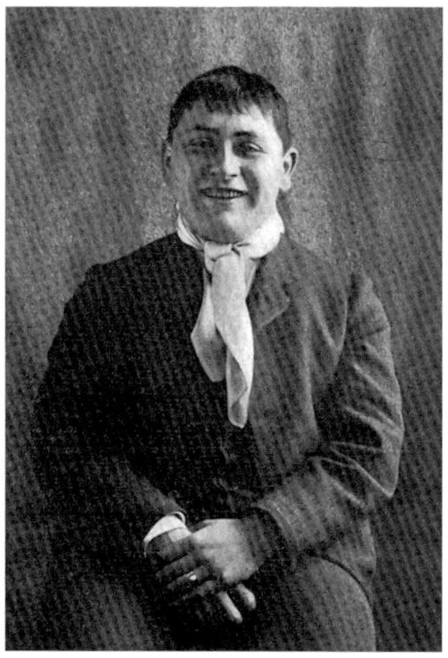 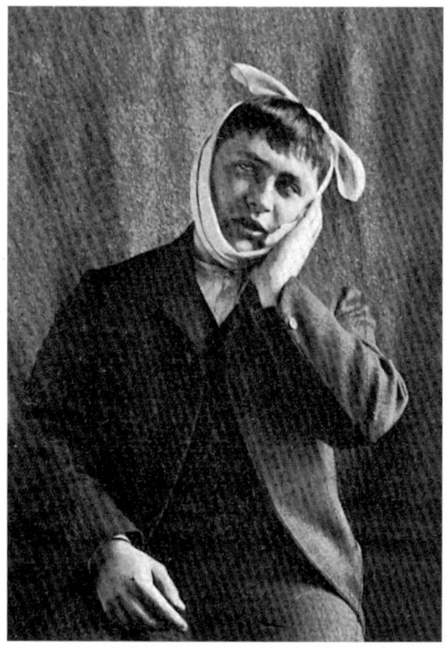

VICTORIA

Sparsamkeit sei, sich einen Genuß in der Gegenwart für die Zukunft zu versagen, lehrt Immanuel Kant. Nicht so bei *Victoria*, einem Stollwerck-Automaten, der als kleine, automatisierte Sparbüchse in der elterlichen Wohnung stand und Kinder ungewollt mit den Widersprüchen des Konsums vertraut machte. Für das tugendhafte Sparen wurden die Kleinen ausgerechnet mit Schokolade belohnt, einer Gaumenfreude, die Geld und Gesundheit kostet. Allerdings konnten sie die Schokoladentäfelchen nur dann aus dem Gerät ziehen, wenn sie zehn Pfennige eingeworfen hatten. Für einen geringeren Spareinsatz gab es nichts. Den Kindern blieb in diesem Fall lediglich der Blick auf die Belehrung »Arbeit macht das Leben süß«, ein Satz, der zusammen mit Märchenmotiven auf das Blechgehäuse gedruckt war. Selbst die bekanntermaßen böse Hexe aus dem Grimm-Märchen *Hänsel und Gretel* hatte sich den erzieherischen Intentionen des Schokoladenherstellers zu beugen und wurde in ein gutes altes Mütterlein verwandelt: »Bringst ein Stückchen Geld Du ihr, Giebt sie stets was Süßes Dir.« Für die Neubeschaffung der Stollwerck-Schokolade (und natürlich auch des Geldes) hatten selbstverständlich die Erwachsenen zu sorgen.

Sparbüchse mit Schokoladenausgabe, Stollwerck, Köln, 1890-1900 (15 x 225 x 10)

Zahnschmerzen, Schimmelburg, 1907

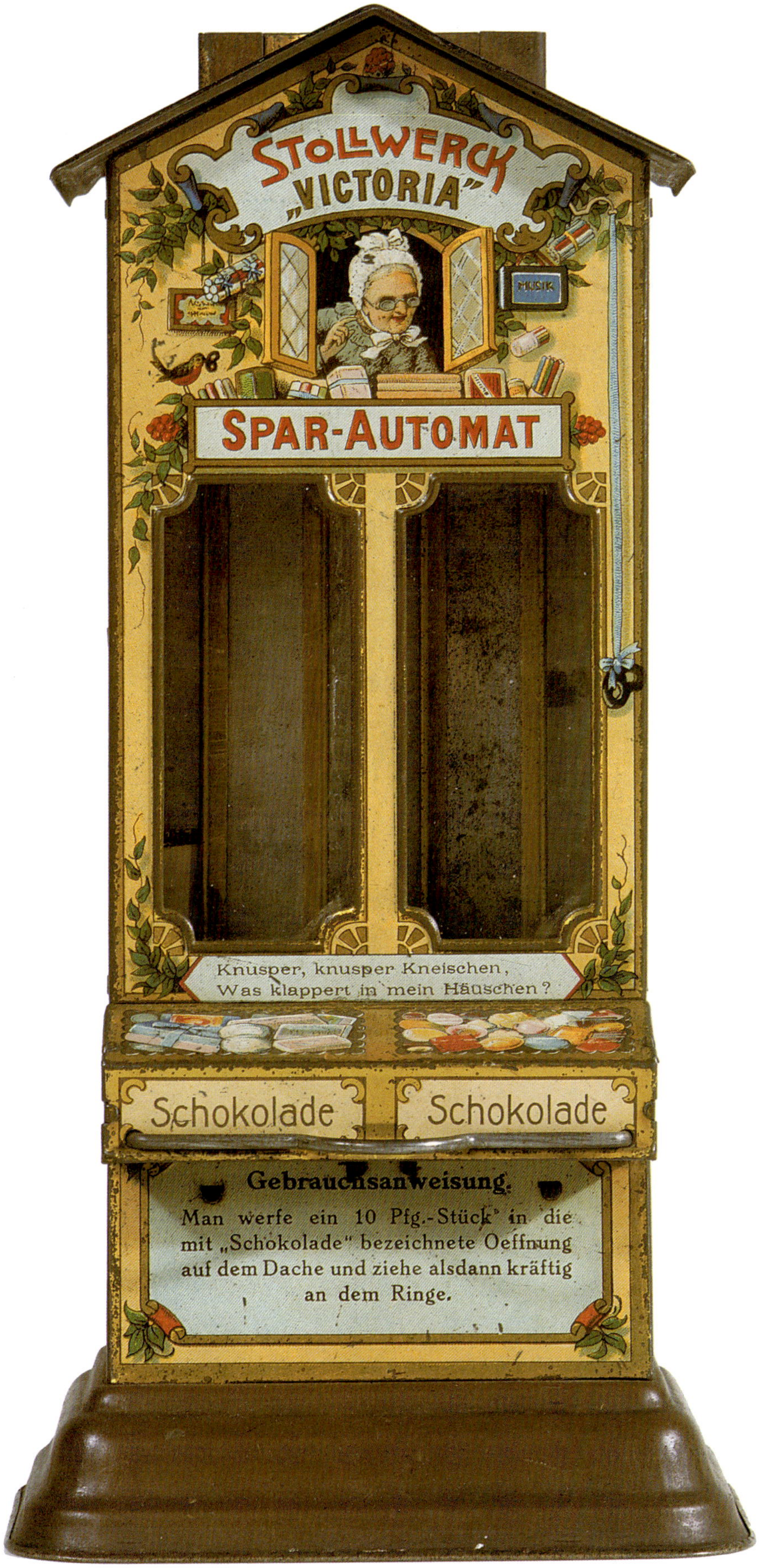
Stollwerck „Victoria"
Spar-Automat
Knusper, knusper Kneischen,
Was klappert in mein Häuschen?
Schokolade
Schokolade
Gebrauchsanweisung.
Man werfe ein 10 Pfg.-Stück in die mit „Schokolade" bezeichnete Oeffnung auf dem Dache und ziehe alsdann kräftig an dem Ringe.

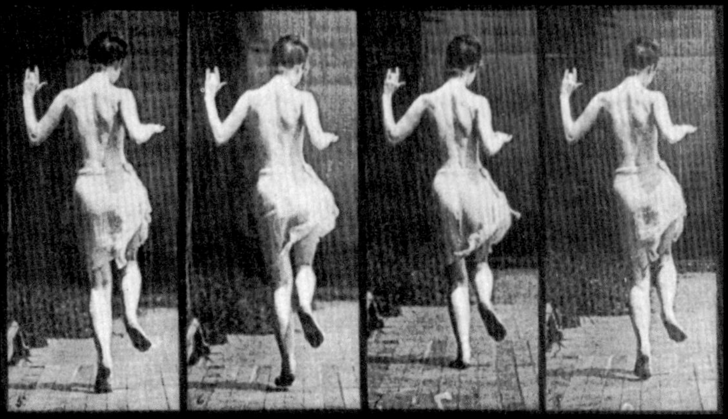

ANSCHÜTZ-SCHNELLSEHER

Nur dank der technischen Entwicklung von Münzautomaten war es in den neunziger Jahren des 19. Jahrhunderts möglich, breite Bevölkerungskreise an den atemberaubenden Entwicklungen der Photographie und der Kinematographie teilhaben zu lassen. Allein im Berliner Ausstellungspark konnten 1892 in zwei Monaten über 33 000 Personen am *Schnellseher* von Ottomar Anschütz staunend ihre neue ›Sehsucht‹ stillen. Anschütz war es gelungen, aus einzelnen Photos bestehende Bewegungsstudien wie einen Film vorzuführen. Nur 78 solcher *Schnellseher* mit Münzeinwurf wurden hergestellt, bis ihnen 1895 der *Cinématographe* der Brüder Lumière den Rang ablief.

Automatisches Elektrotachyskop, O. Anschütz, 1892 (86 x 200 x 39)

Tanzende Mädchen, Eadweard Muybridge, um 1885

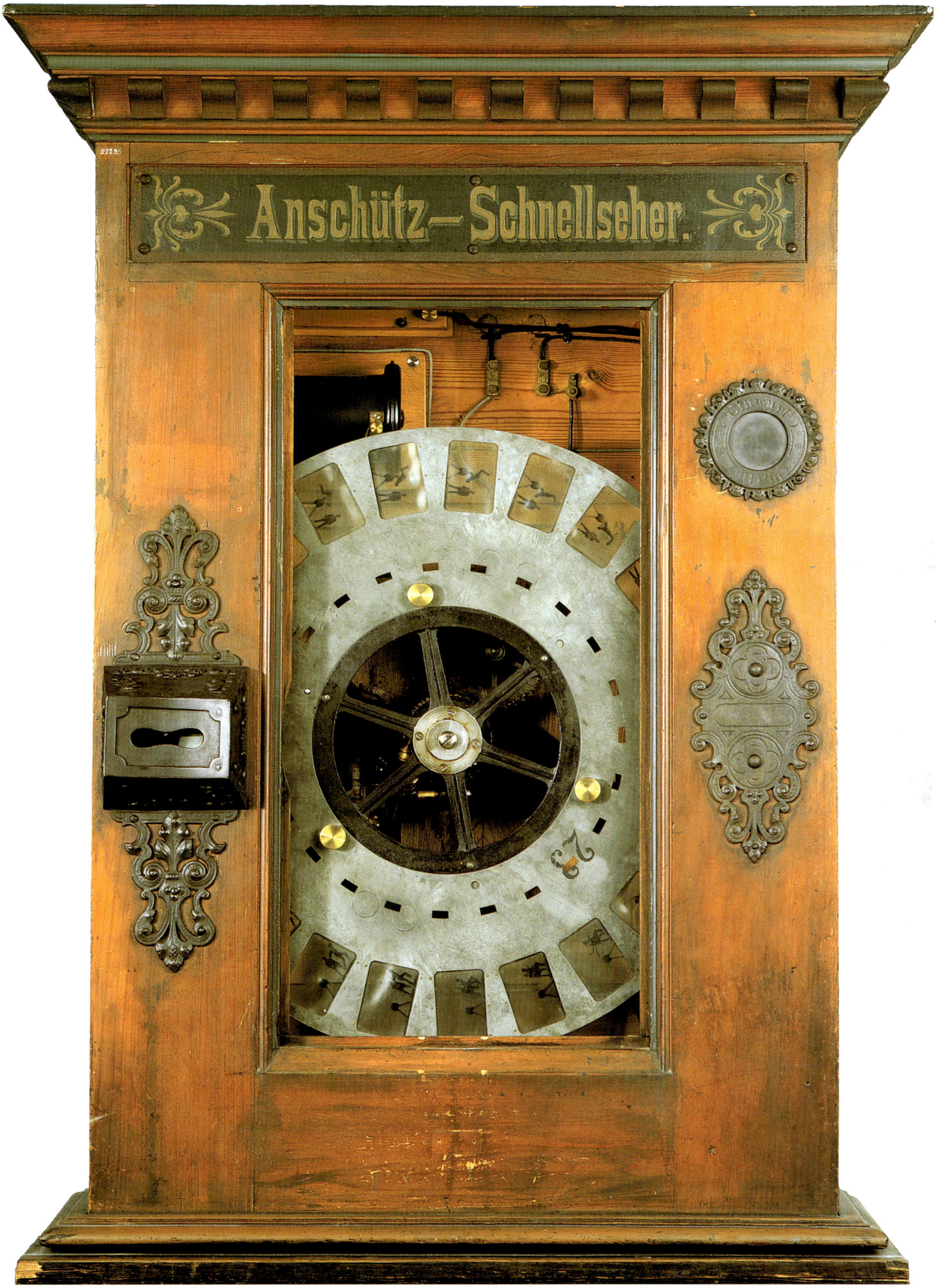
Anschütz-Schnellseher.

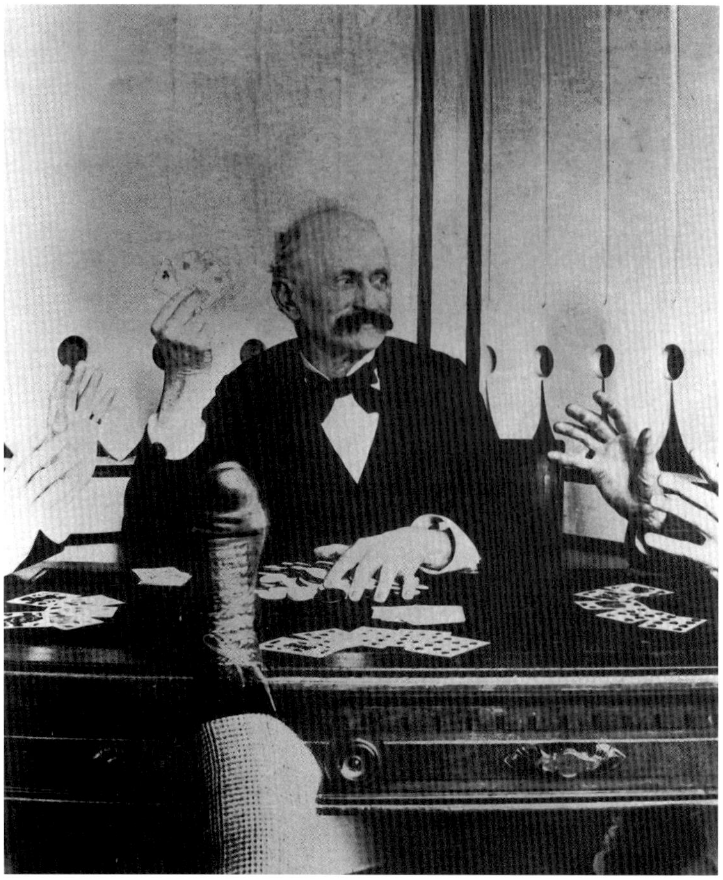

THE OWL

Die Spiele blieben die gleichen. Nur auf Mitspieler mußte verzichten, wer sich ab 1890 im amerikanischen Westen, insbesondere in San Francisco, den neuen Glücksspielautomaten anvertraute. In Casinos und Saloons, in Billardhallen, Barbier- und Zigarrenläden trieben die ›slot-machines‹ Rouletteräder und Walzen mit Spielsymbolen an, schüttelten Würfel, blätterten Karten auf und verursachten bei den Spielern gewiß nicht weniger Mißtrauen und Ungeduld, als ihnen ohnehin eigen ist. Um ihren Stößen und Schlägen zu widerstehen, mußten die Automaten aus hartem Holz geschnitzt und aus schwerem Metall gegossen sein. Nach Geld sollten sie aussehen und nach wohl(an)ständiger Bürgerlichkeit. Deshalb formte man sie zu Tresoren, Registrierkassen und reich verzierten Schatzkästchen. Und da wenigstens die Schicksal spielenden Maschinen einen Namen haben mußten, wenn schon die Mitspieler fehlten, beeindruckten die ›slot-machines‹ als *Eule*, *Richter*, *Ehrlicher Makler*, *Kontrolleur* oder *Freiheitsglocke*.

Glücksspielautomat, Mills Novelty Co., Chicago, 1897 (56 x 147 x 30)

Elias J. Baldwin gewinnt beim Poker, um 1870

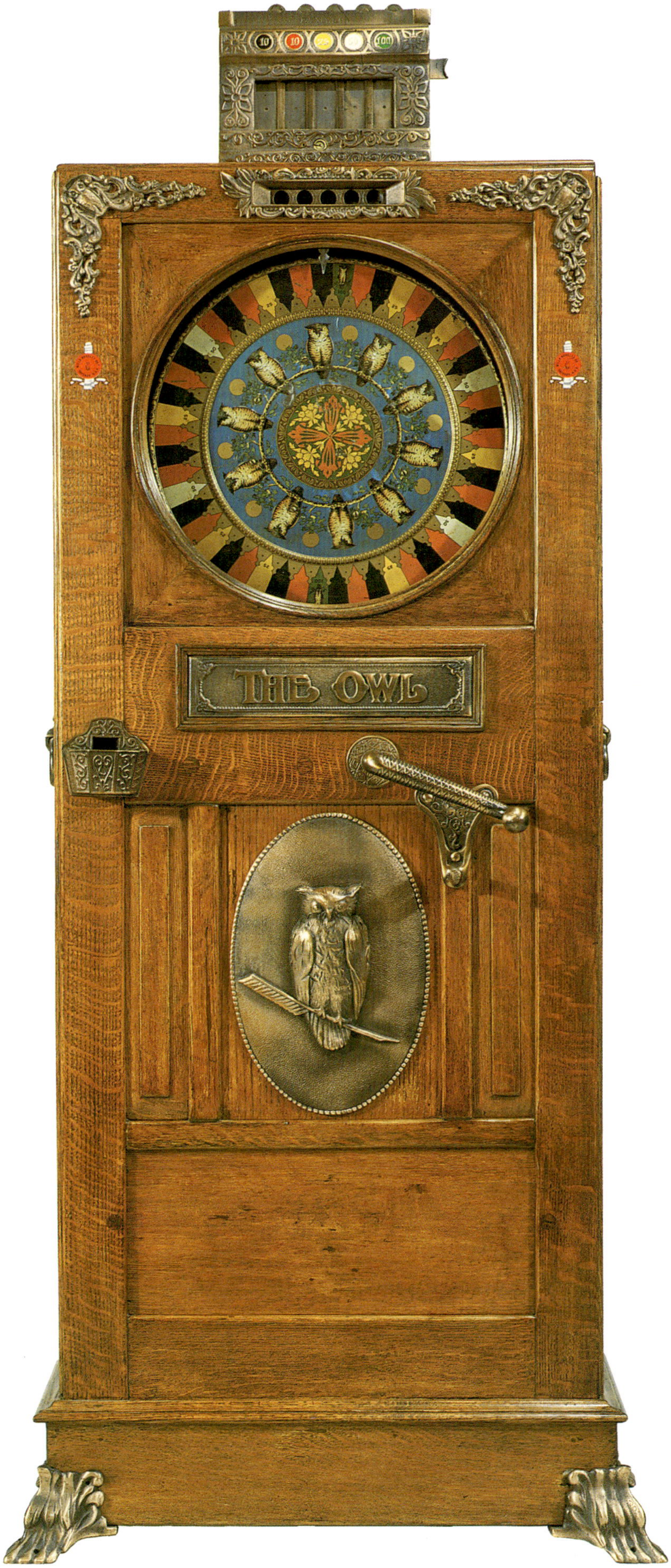
THE OWL

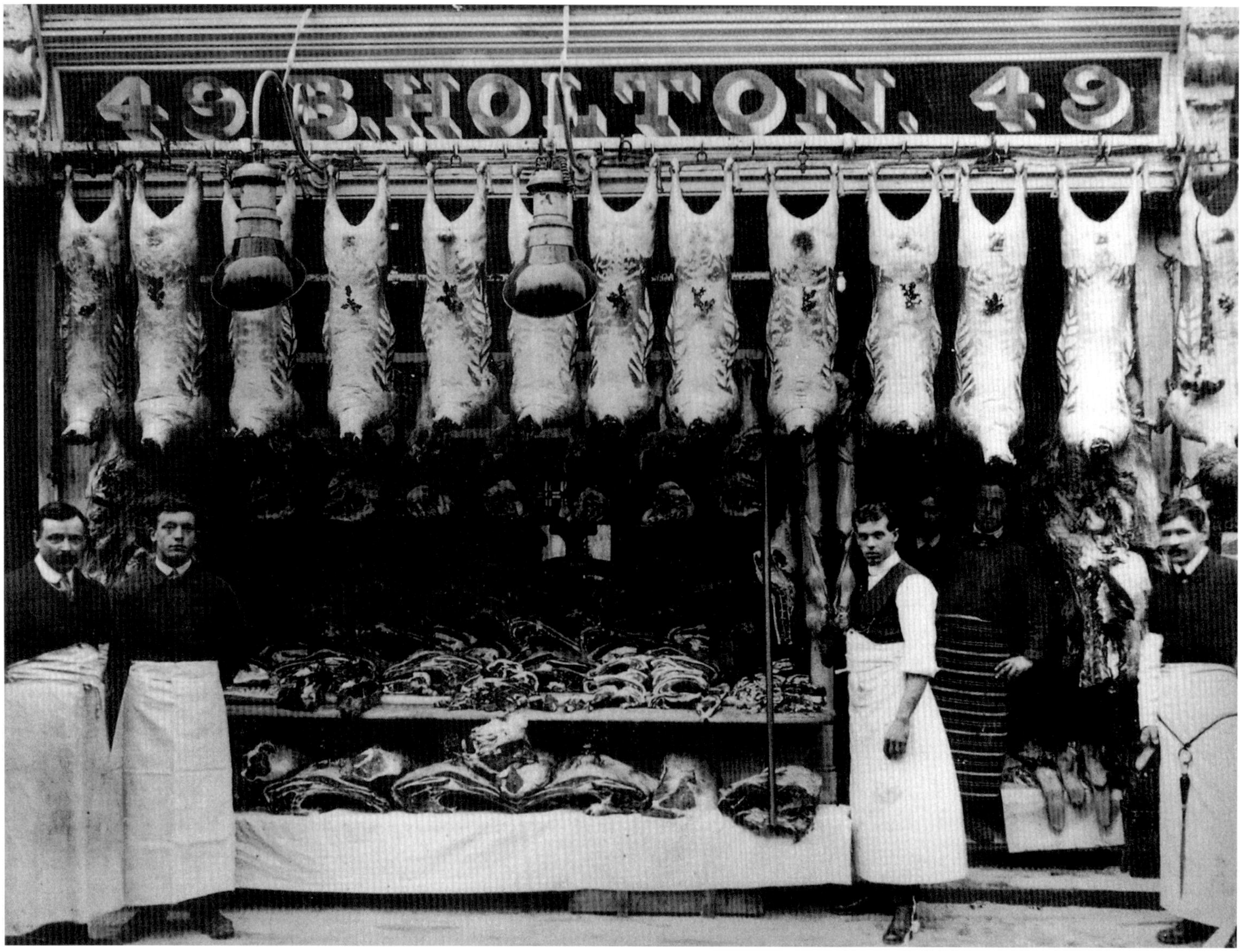

LE COCHON ELECTRISEUR

»Für das größere Publikum die Entnahme von elektrischen Strömen für Kur- und andere Zwecke in einfacher Weise gegen Einzahlung einer bestimmten Münze zu ermöglichen« – das war laut deutscher Patentanmeldung der Zweck solcher Elektrisierautomaten. Solange Elektrizität zu Beginn des 20. Jahrhunderts in der Medizin als heilsames und energiespendendes Wundermittel eingesetzt wurde, das angeblich gegen Müdigkeit, Kopfschmerzen, Nervosität und Rheumatismus half, galten die kuriosen Geräte als Gesundheitsautomaten. Doch rasch fand man sie auch auf Jahrmärkten, wo sie ein Vergnügen brachten, das ganz offensichtlich mit den Schattenseiten der elektrischen Energie spielte: Die Augen des Schweins leuchten rot auf, bevor dem Spieler über die beiden Griffe ein Stromschlag verabreicht wird.

Elektrisierautomat, Philippe Leoni, Frankreich, 1898 (45 x 73 x 29)

›Holton's‹ in der King Street in London-Hammersmith, 1910

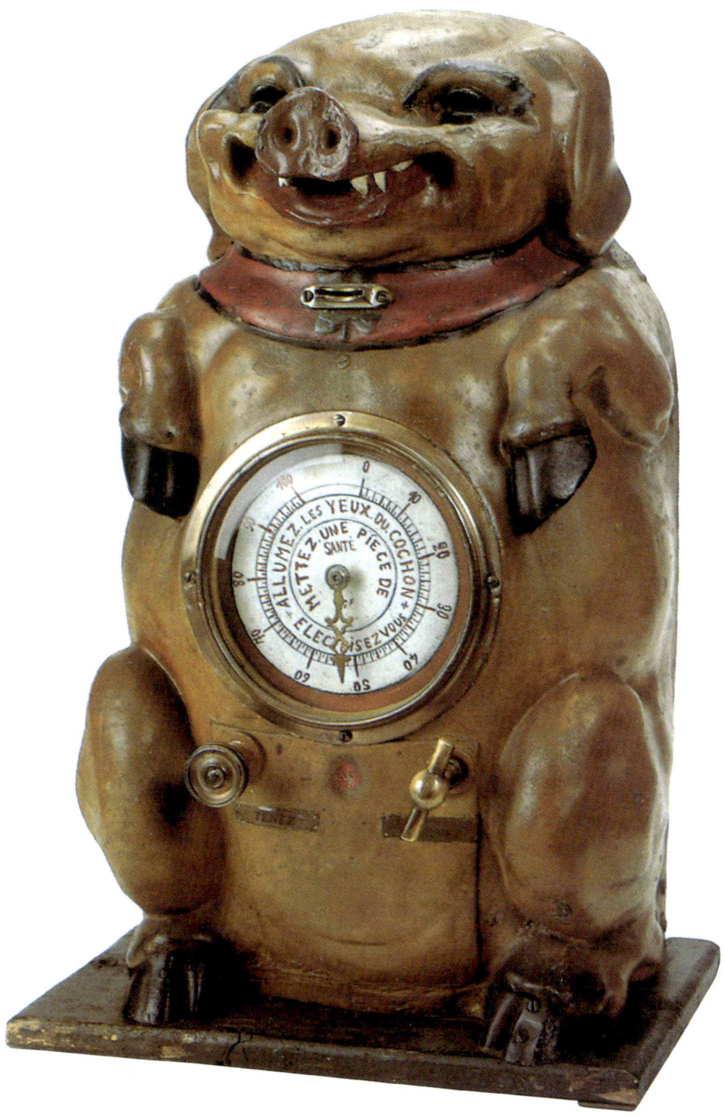
ALLUMEZ LES YEUX DU COCHON
METTEZ UNE PIECE DE
SANTÉ

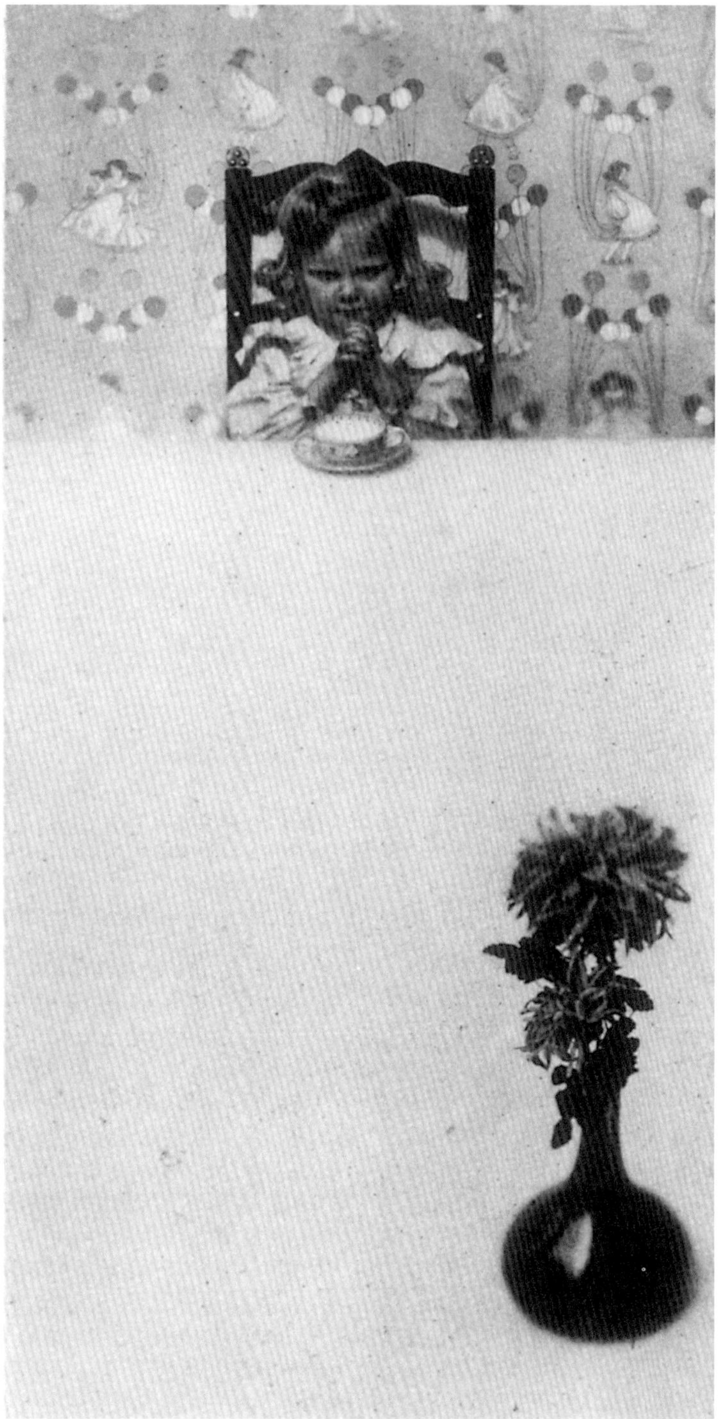

UNICUM

Immer mal wieder mußte die Figur des braunen Mohren herhalten, um den Genuß von Schokolade mit einem Hauch von Exotik zu umgeben. Das war schon so, als heiße Schokolade noch das exklusive Getränk der Vornehmen und Reichen war. Und es änderte sich auch nicht, als selbst diejenigen Schokolade aßen, die selbst in Diensten standen. Lange noch mußte der Mohr dienen, ob als drolliger kleiner Lakai, als dekorative Staffage oder als werbewirksames ›Unicum‹, das – mit Monokel, Frack und Zylinder seiner Herrschaften ausgestattet – mit den Augen rollen und mit den Beinen zappeln konnte.

Karamellen-automat,
DAG Bischof & Spengler, Berlin, um 1900
(34 x 172 x 32)

Tischgebet eines Kindes,
Pierre Dubreuil,
1902

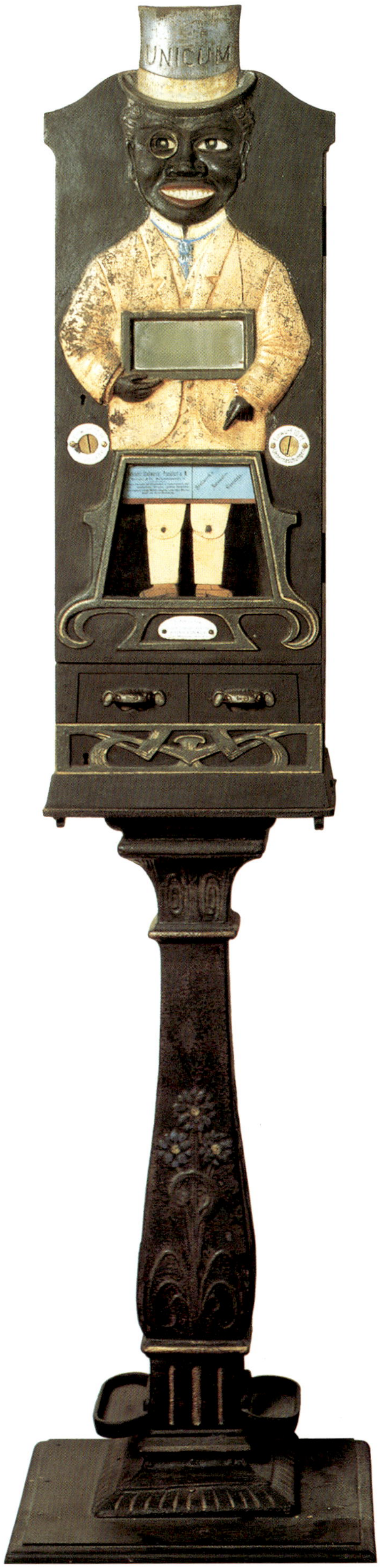
UNICUM

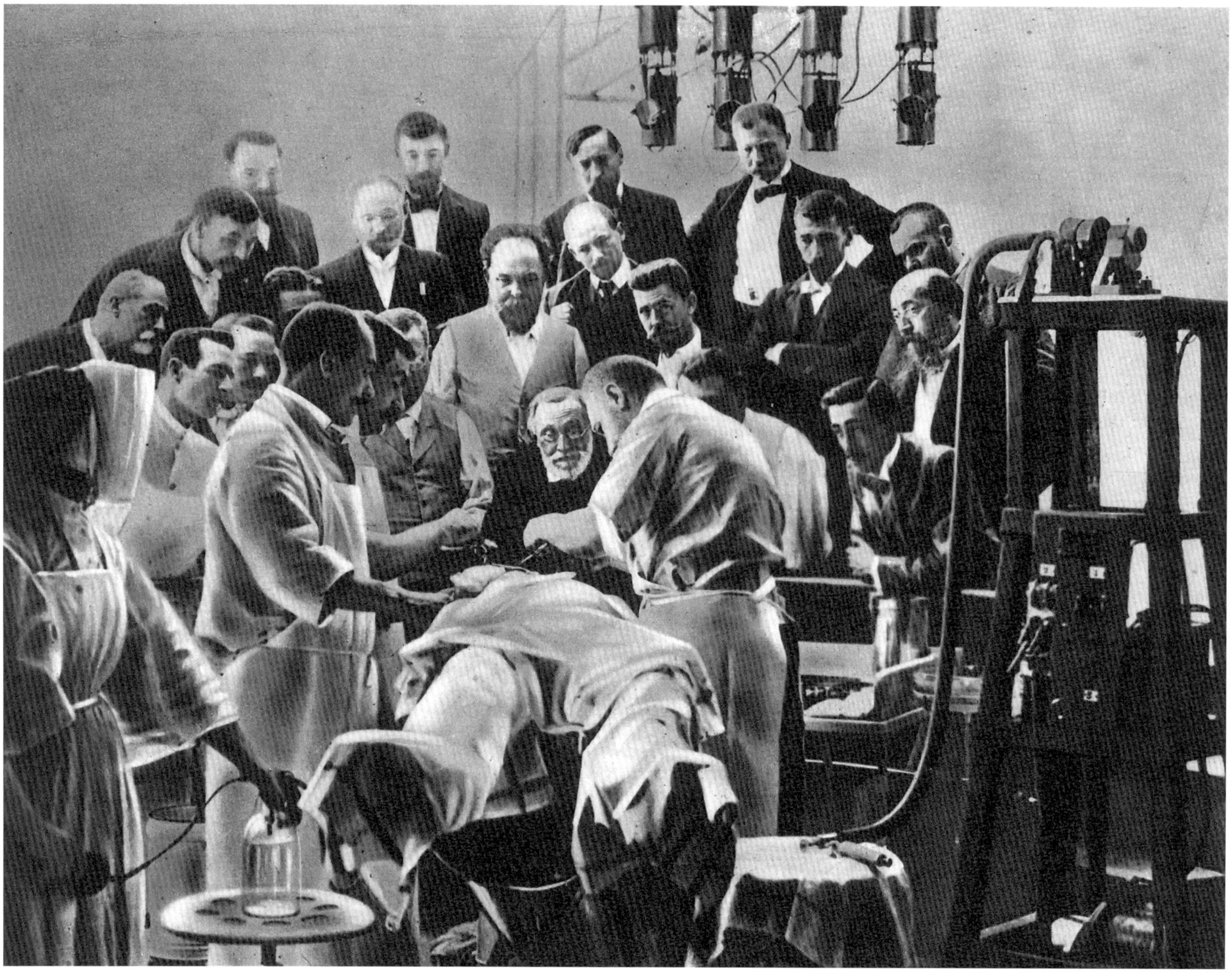

CHYROMANT-AUTOMAT

Weil die Zukunft vor allem von denen erfragt wird, die ihre Gegenwart schnell hinter sich bringen wollen, von den Ärmeren also und den Vergnügungssüchtigen, waren Orakel- und Horoskopautomaten auf Jahrmärkten ein großer Erfolg. Mit ihnen ließ sich buchstäblich im Handumdrehen Geld verdienen, wenn nur ihr Name nach hoher Wissenschaft klang, ihr Gehäuse Seriosität verkörperte und das Wenige, was sie vom Nutzer in Erfahrung brachten, ein Geheimnis blieb. Wer wollte schon genau wissen, wie dieser Automat des Lebens Linien aus denen der Hand ergründet.
Ein Rest an wohlwollendem Unglauben gehörte ohnehin zu dem Aberglauben, aus dem sich die Wahrsage-Automaten speisten. Sonst hätten nicht auch solche Geräte Erfolg gehabt, die sich dem Kunden – weniger seriös – als ›Scherz-Orakel-Automaten‹ präsentierten.

Wahrsageautomat,
Arpag AG,
um 1900
(87 x 200 x 70)

Rudolf Virchow
besichtigt eine
Gehirnoperation
in Paris, 1900

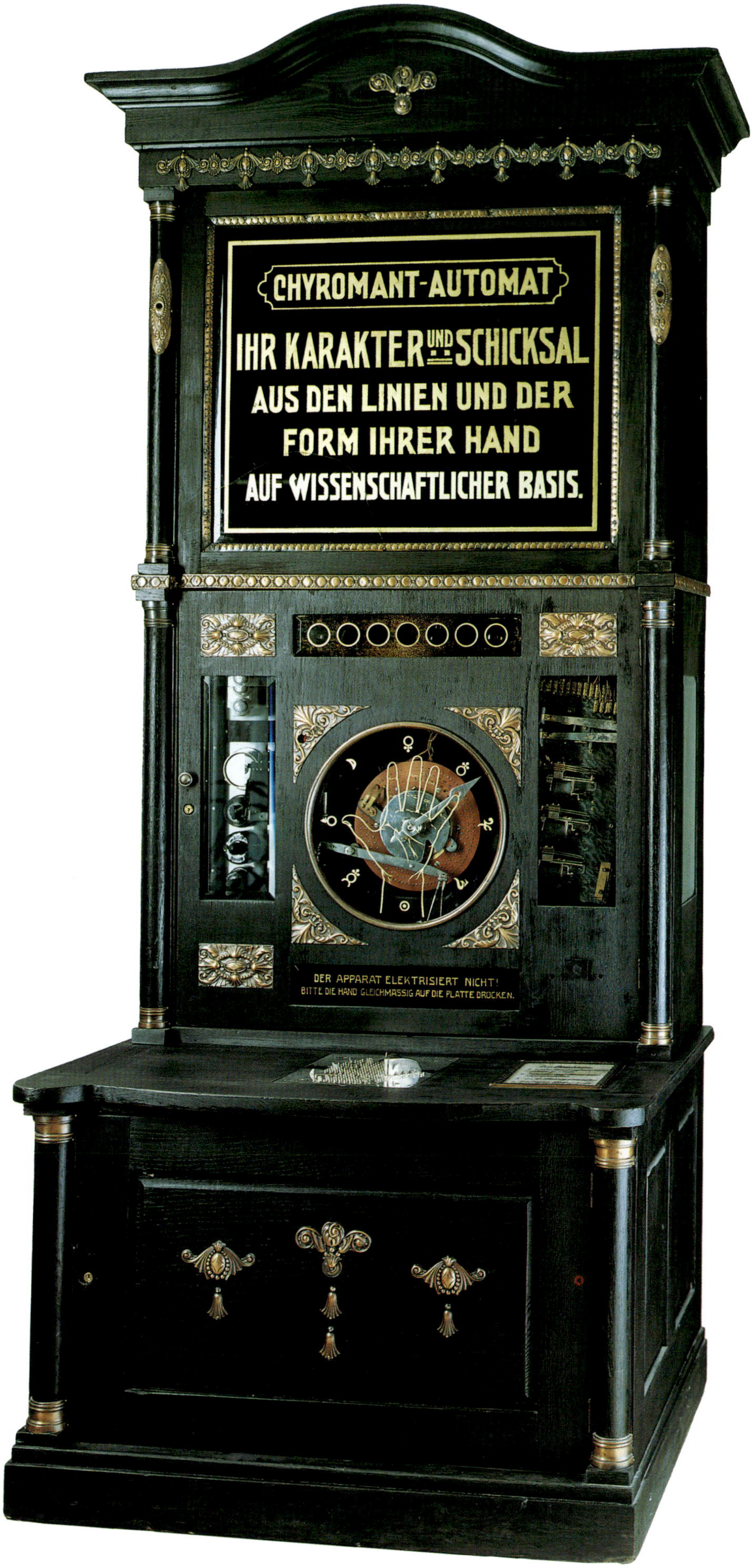
CHYROMANT-AUTOMAT
IHR KARAKTER UND SCHICKSAL
AUS DEN LINIEN UND DER
FORM IHRER HAND
AUF WISSENSCHAFTLICHER BASIS.
DER APPARAT ELEKTRISIERT NICHT!
BITTE DIE HAND GLEICHMASSIG AUF DIE PLATTE DRÜCKEN.

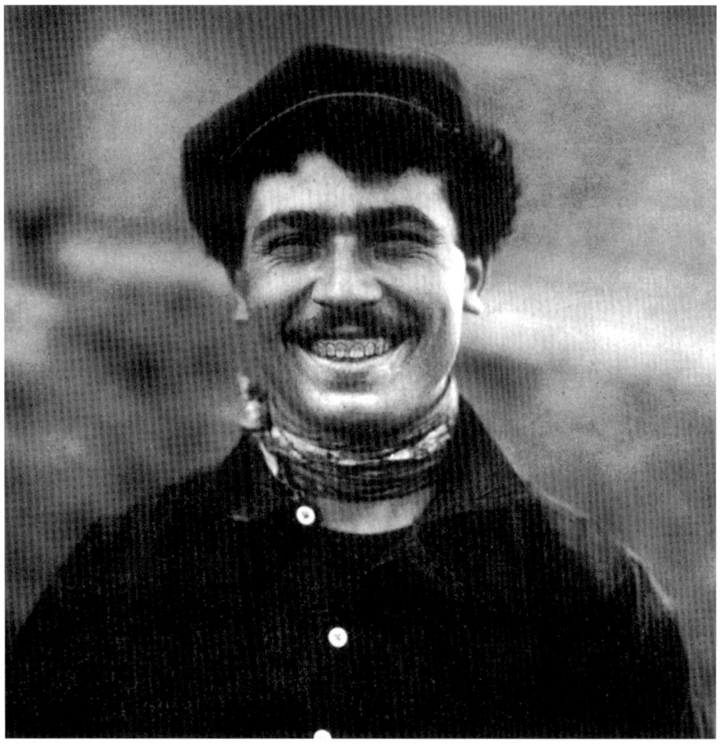

JUMBO SUCCESS

Mit dem Kartenspiel, das Cowboys, Holzfäller und Eisenbahnarbeiter im amerikanischen Westen mit Leidenschaft spielten, hatten die automatischen Kartenwender nur die Symbole gemein. Man konnte ihnen weder in die Karten schauen, noch konnte man sie mit einem As im Ärmel beeindrucken. Dafür verlangten die neuartigen Geräte geringere Einsätze, als man sie an den Spieltischen zahlen mußte. Das kam vielen Arbeitern und Tagelöhnern in den wirtschaftlich schwierigen neunziger Jahren entgegen. So gab es die automatischen Kartenspieler, die gußeisern und undurchsichtig auf antikisierenden Säulen oder Theken thronten, schon kurz nach ihrer Einführung im Jahr 1896 in San Francisco in mehr als 2000 Saloons und 500 Zigarrenläden. Die Zeit der legendären Spielerpersönlichkeiten wie Belle Siddons, Poker-Alice oder John Wesley Harding ging ihrem Ende entgegen.

Kartenspielautomat,
Mills Novelty Co.,
Chicago, 1901
(46 x 155 x 46)

Stahlarbeiter in
Pittsburgh,
Lewis Hine, 1909

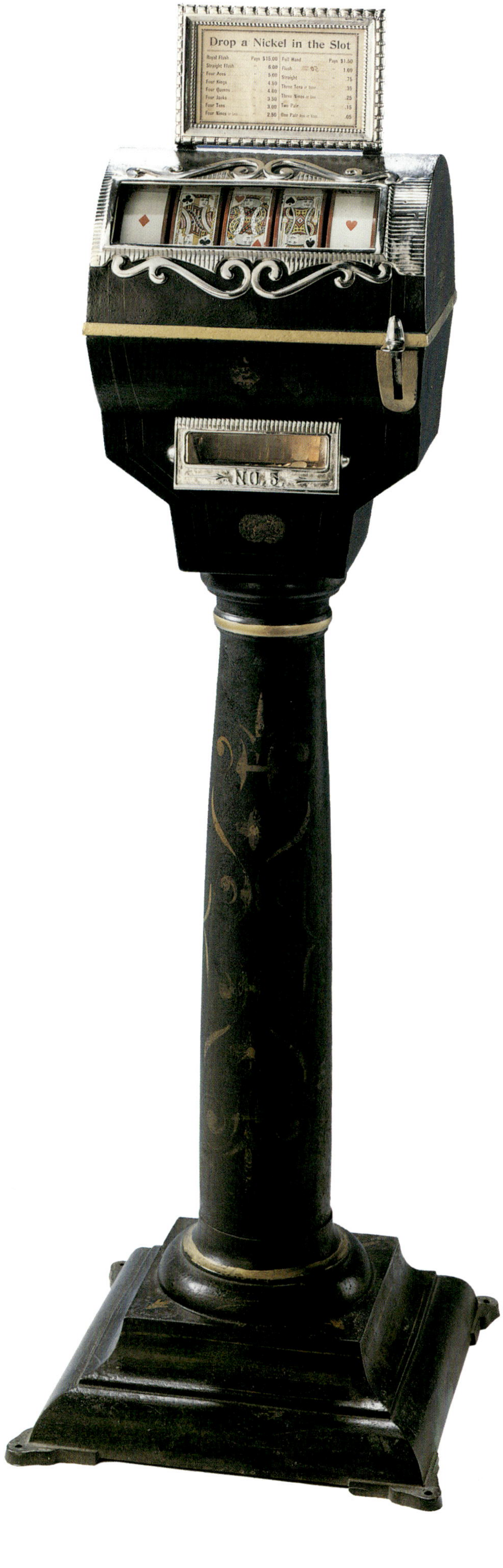
Drop a Nickel in the Slot
Royal Flush Pays $15.00
Straight Flush 6.00
Four Aces 5.00
Four Kings 4.50
Four Queens 4.00
Four Jacks 3.50
Four Tens 3.00
Four Nines 2.50
Full Hand Pays $1.50
Flush 1.00
Straight .75
Three Tens .35
Three Nines .25
Two Pair .15
One Pair .05
NO. 5

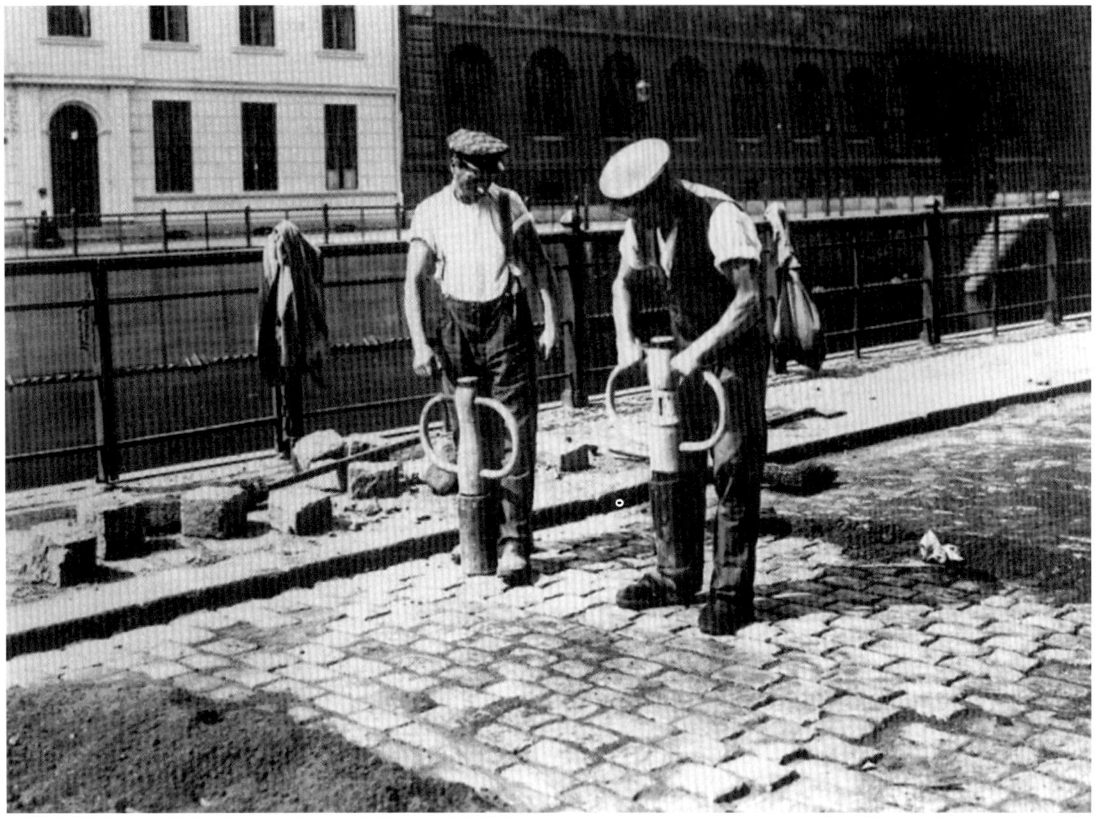

MILLS OWL LIFTER

Der Takt der Maschinen bestimmte gegen Ende des 19. Jahrhunderts mehr und mehr den Arbeitsalltag der Menschen. Dennoch übten maschinenähnliche Automaten auch auf den Jahrmärkten große Faszination aus, nicht zuletzt als Kraftmesser. Das geschah durch Schlagen oder Pressen, Drücken oder Ziehen, Treten oder Pusten, in jedem Fall aber mit viel Lärm, der bei Männern – wie bei Münzautomaten – bekanntermaßen am lautesten ist, wenn am wenigsten in ihnen steckt.
An diesem überaus modern und geschmackvoll gestalteten Gerät mußte der Prüfling unter den strengen Augen einer gußeisernen Eule, dem Firmenzeichen des Automatenherstellers Mills, den Griff, der mit einer starken Spiralfeder verbunden ist, nach oben ziehen. Das Ergebnis seiner Bemühungen wurde ebenso angezeigt und kommentiert wie das des Vorgängers.

Automatischer Kraftmesser, Mills Novelty Co., Chicago, 1904 (55 x 170 x 70)

Straßenarbeiter in Berlin, Max Missmann, 1906

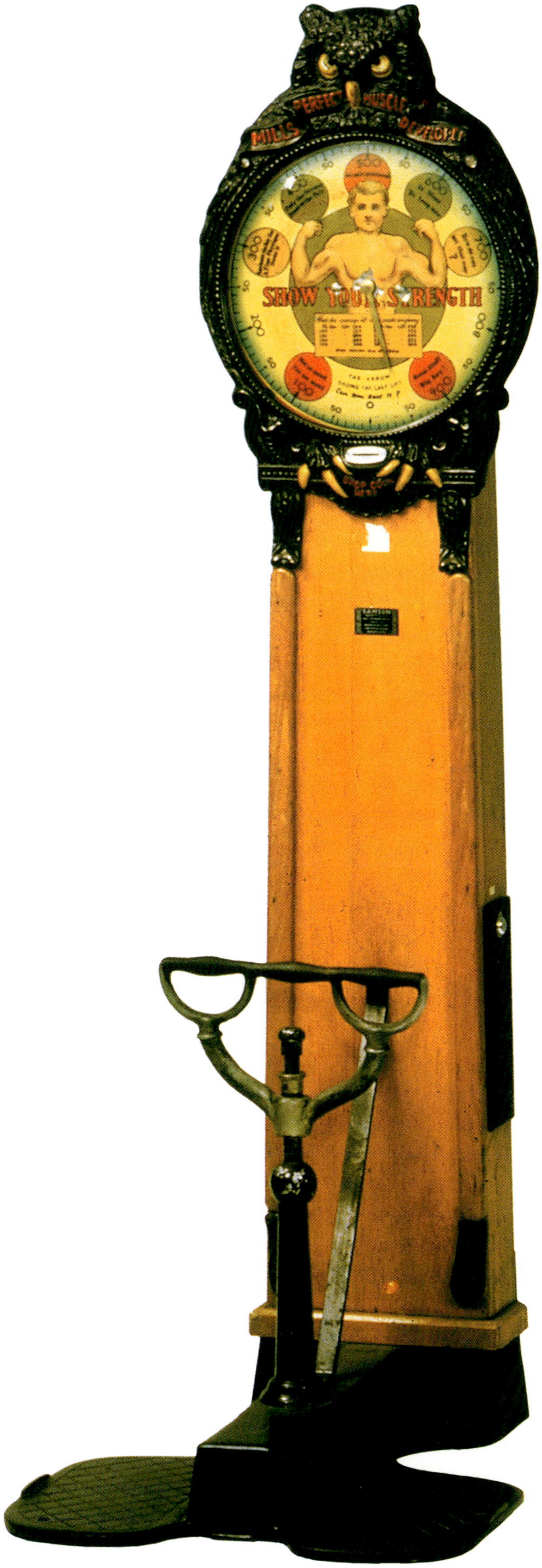
MILLS
PERFECT MUSCLE
DEVELOPER

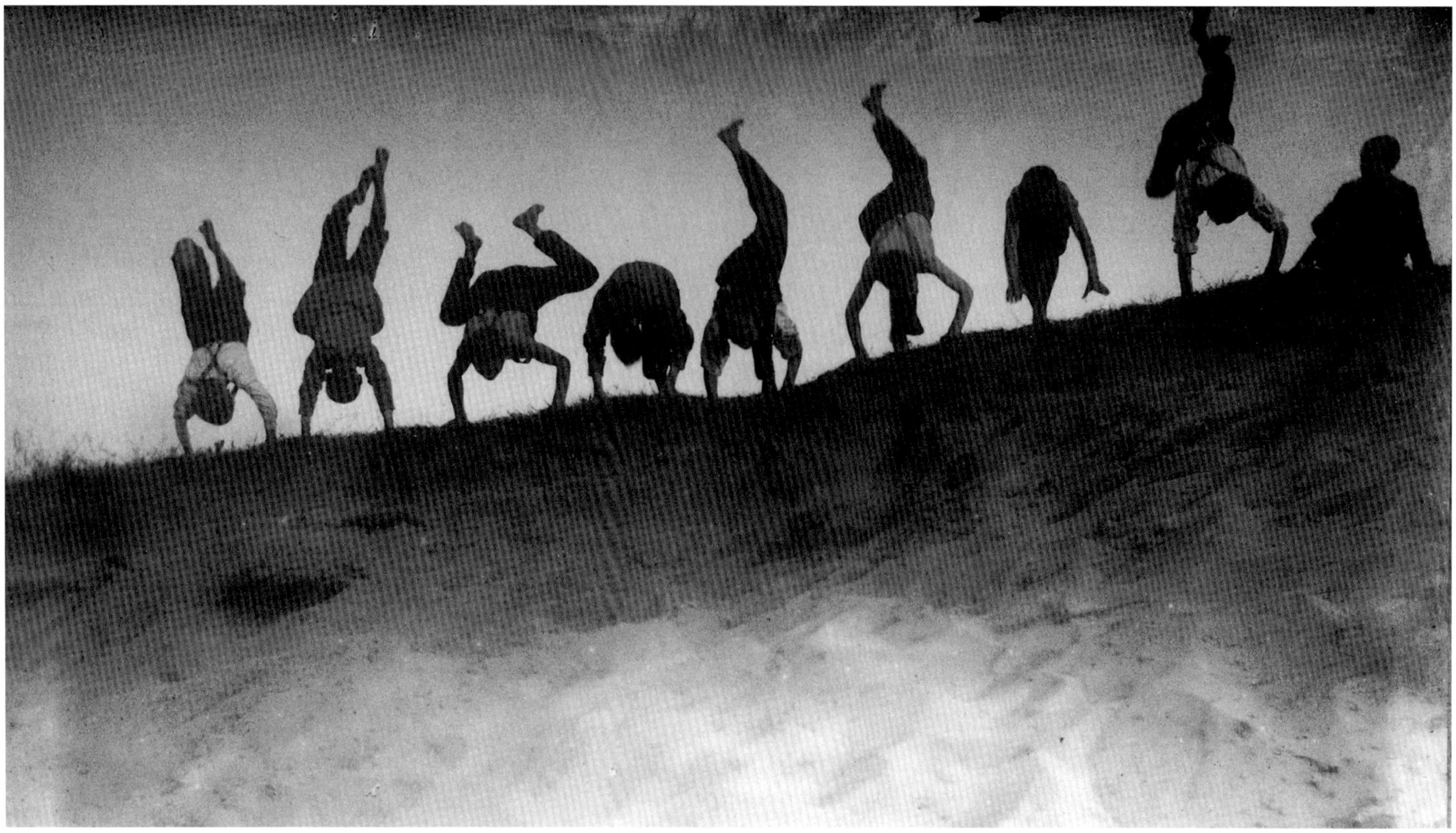

ONKEL THEODOR

Der Herr mit Monokel, Zigarettenspitze und Zylinder sieht wie einer jener zwielichtigen ›netten Onkels‹ aus, vor denen Kinder und brave Bürger besser gewarnt werden.
Zu einem ›Münzschleuderspiel‹ lud Onkel Theodor in Gastwirtschaften ein. Und kein Spieler konnte genau wissen, welches Spielchen hinter der schwarzen Abdeckung mit ihm gespielt wurde. Unsichtbar fällt die rechts eingeworfene Münze auf eine Schleudervorrichtung, die sie – von einem roten Hebel betätigt – entweder in eines der numerierten Gewinnfelder oder in die Kasse befördert. Bei einem Treffer wird der Knopf unter der jeweiligen Zahl gedrückt. Eine Klingel ertönt, der Wirt erscheint und händigt den Gewinn aus – keine Münzen, sondern ein Glas Bier oder, je nach Zahl, eine bis drei Zigarren: Belohnung, auch für das Vertrauen, das man Onkel Theodor entgegengebracht hat.

Münzschleuder-Automat, 1905 (39 x 58 x 20)

Jungen üben den Handstand, Heinrich Zille, 1898

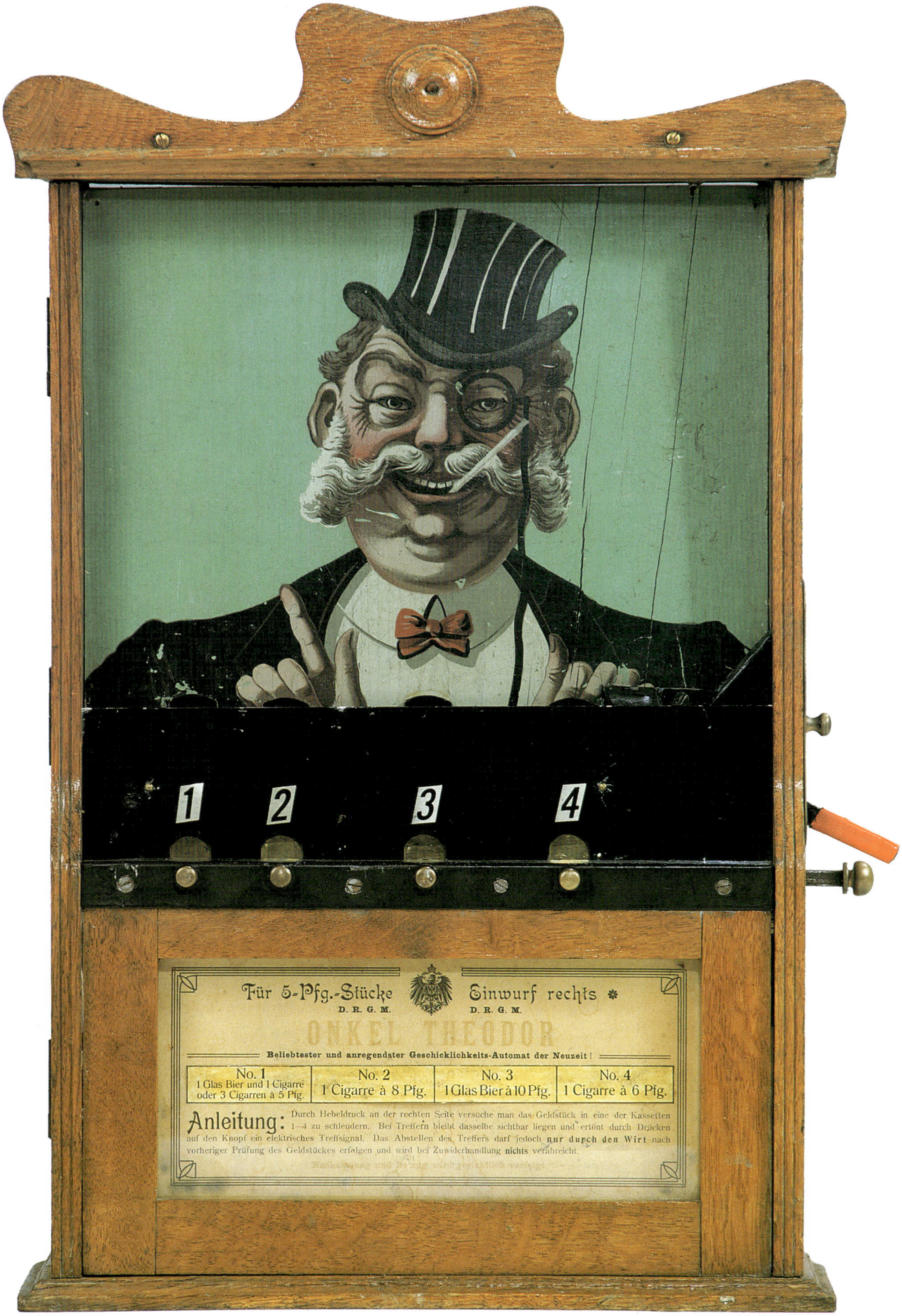
1
2
3
4
Für 5-Pfg.-Stücke
D. R. G. M.
Einwurf rechts
D. R. G. M.
ONKEL THEODOR
Beliebtester und anregendster Geschicklichkeits-Automat der Neuzeit!
No. 1
1 Glas Bier und 1 Cigarre oder 3 Cigarren à 5 Pfg.
No. 2
1 Cigarre à 8 Pfg.
No. 3
1 Glas Bier à 10 Pfg.
No. 4
1 Cigarre à 6 Pfg.
Anleitung: Durch Hebeldruck an der rechten Seite versuche man das Geldstück in eine der Kassetten 1–4 zu schleudern. Bei Treffern bleibt dasselbe sichtbar liegen und ertönt durch Drücken auf den Knopf ein elektrisches Treffsignal. Das Abstellen des Treffers darf jedoch nur durch den Wirt nach vorheriger Prüfung des Geldstückes erfolgen und wird bei Zuwiderhandlung nichts verabreicht.

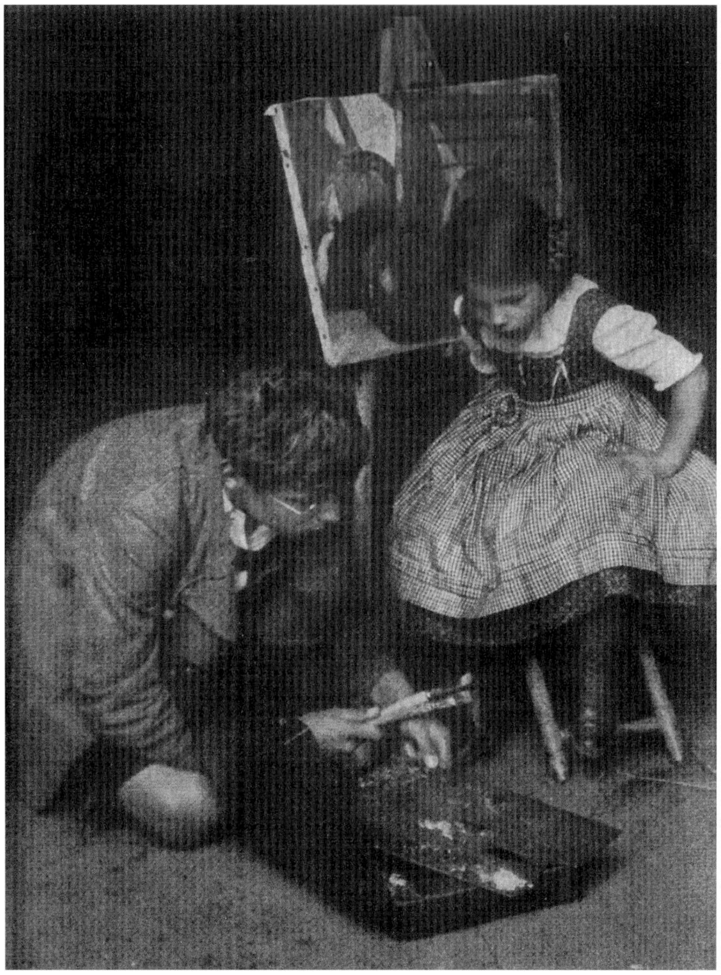

PRÄMIEN-AUTOMAT JUGEND

Den ›Mainstream‹ müssen Automatenhersteller und -aufsteller erkennen, wenn sie erfolgreich sein wollen. Kaum hatte die seit 1896 publizierte Münchner Illustrierte Wochenschrift *Jugend* in Deutschland der Reform- und Stilbewegung ihren Namen geliehen, benannten auch schon Automatenhersteller ihre Geräte nach ihr. Und es kümmerte sie wenig, daß die Vertreter des Jugendstils alles andere beschäftigte, als die Frage, wie man die Jugend mit Fruchtdrops und Überraschungen versorgen kann.

Warenautomat,
Philipp & Co. AG,
Berlin, 1905
(32 x 87 x 17)

Der junge Maler,
Heinrich Kühn,
um 1910

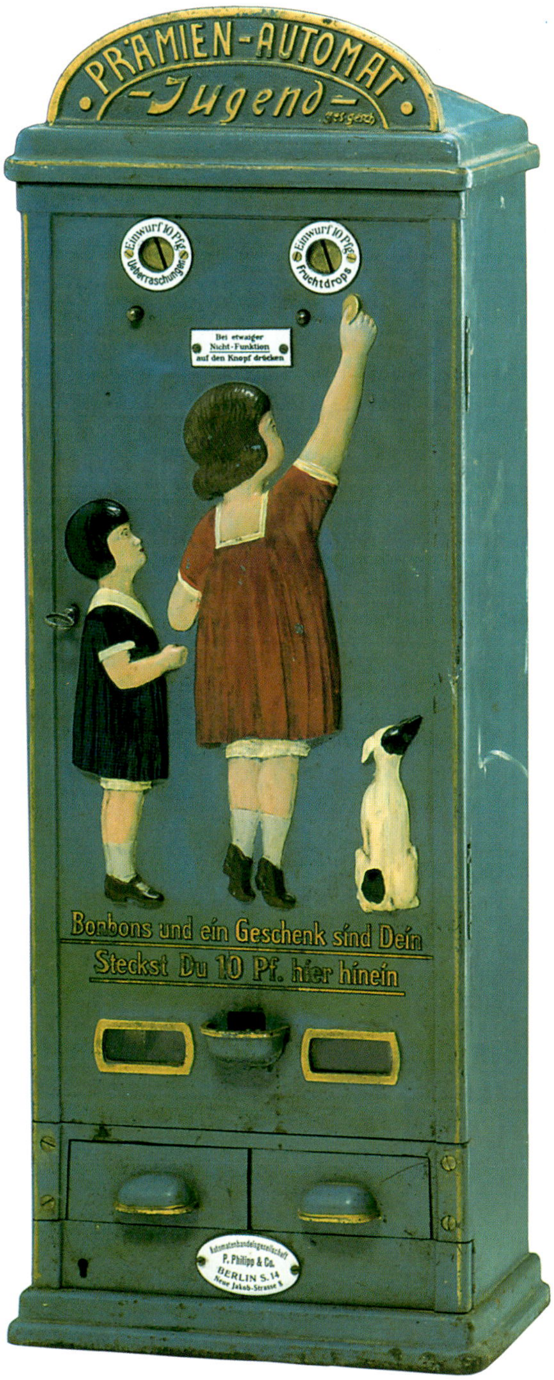
PRÄMIEN-AUTOMAT
-Jugend-
Einwurf 10 Pfg.
Ueberraschungen
Einwurf 10 Pfg.
Fruchtdrops
Bei etwaiger
Nicht-Funktion
auf den Knopf drücken
Bonbons und ein Geschenk sind Dein
Steckst Du 10 Pf. hier hinein
P. Philipp & Co.
BERLIN S. 14

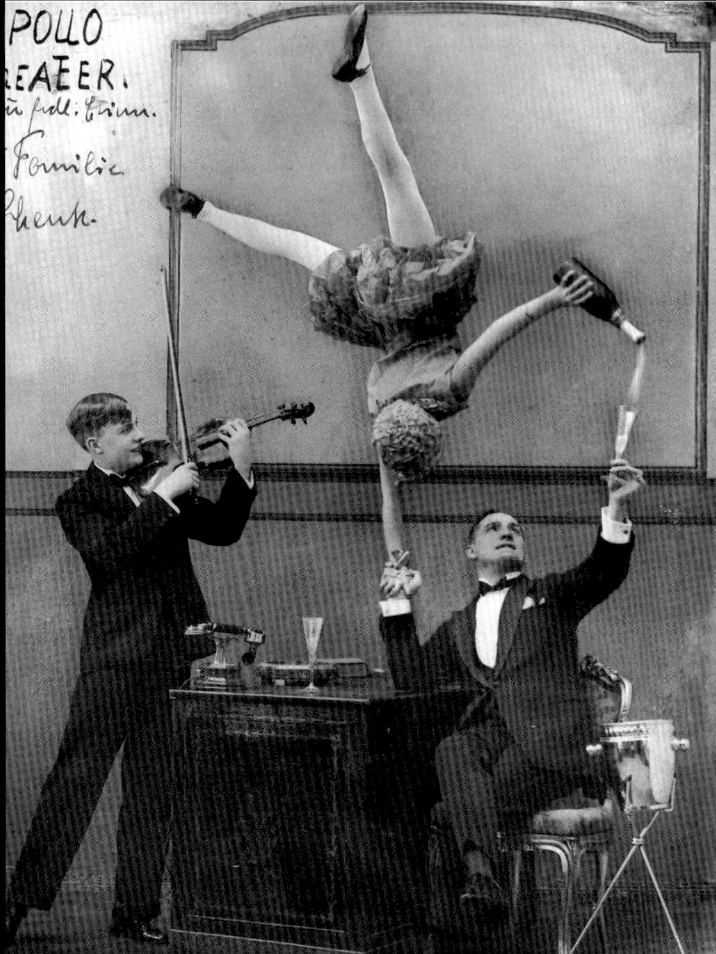

BAJAZZO

Nicht um den drolligen Herrn mit der weißen Kappe wurde 1926/27 in den Bajazzo-Prozessen gestritten, sondern um das Prinzip seines Spiels: Ist es das Glück oder ist es das Geschick des Spielers, das eine Münze oder Kugel, die zuvor ein Nagelfeld passiert hat, in eine Fangtasche fallen läßt und zur Auszahlung des bis zu vierfachen Einsatzes führt? Über diese Frage war man sich schon seit zwei Jahrzehnten uneinig. Die Gerichte entschieden sich schließlich für die Definition als Geschicklichkeitsspiel. Und so durften auch weiterhin Kugeln und Münzen gefangen werden. Dafür kam der Hut des sympathisch-nostalgischen Bajazzo nur noch selten zum Einsatz. An seine Stelle traten Flugzeuge, Sportler, Autos und schließlich – vor Kriegsbeginn – Panzer.

Geschicklichkeitsautomat,
Jentzsch & Meerz,
Leipzig, 1906
(50 x 73 x 17)

Darbietung der
Familie Schenck
aus dem
Ruhrgebiet,
um 1920

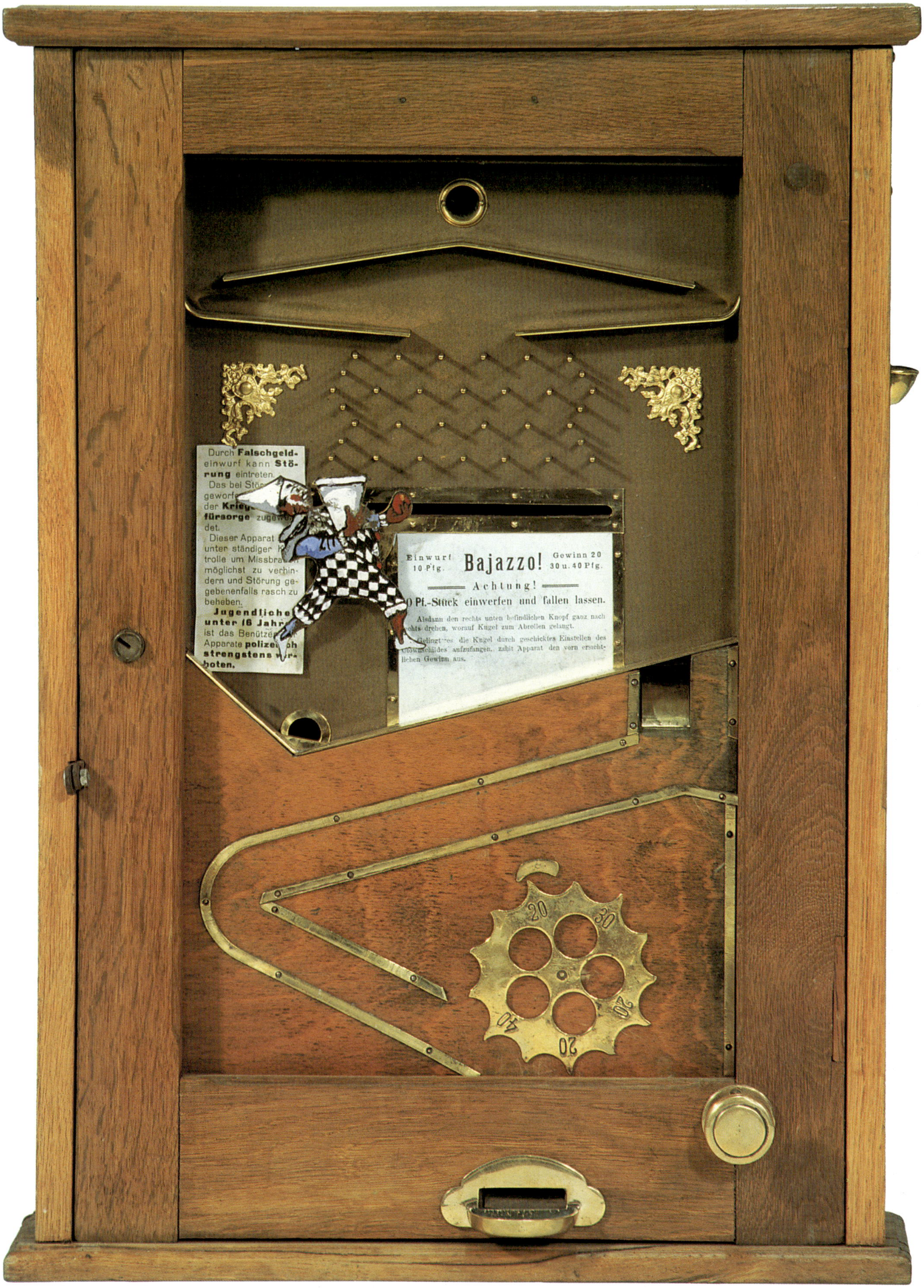
Einwurf 10 Pfg.
Bajazzo!
Gewinn 20 30 u. 40 Pfg.
Achtung!
Pf.-Stück einwerfen und fallen lassen.
Durch Falschgeldeinwurf kann Störung eintreten.
Dieser Apparat
Jugendliche
20
30
20
20
40

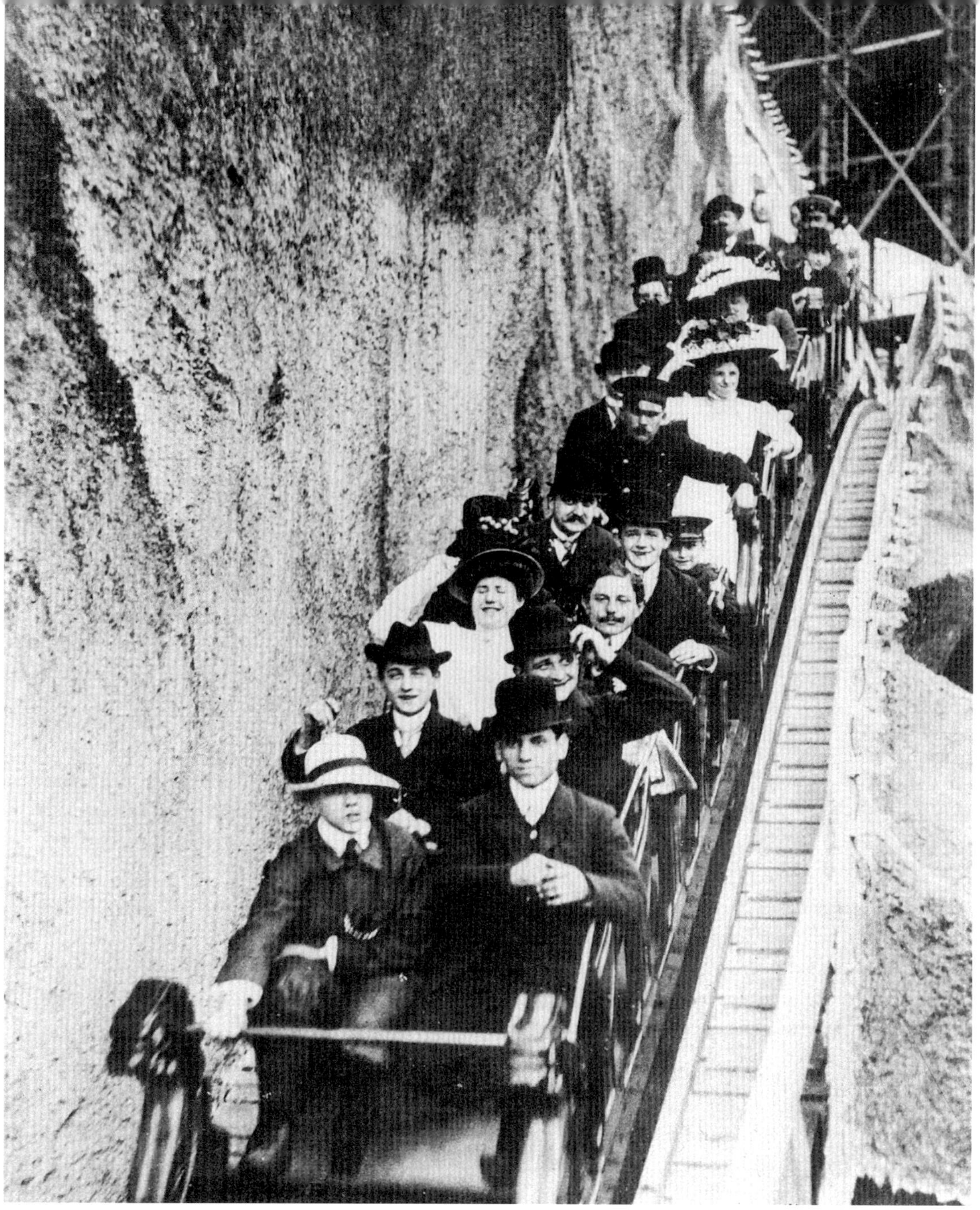

LIEBES-WAAGE

Was George Bernard Shaw einmal als untrügliches Zeichen beginnender Liebe gewertet hat – etwas Dummheit nämlich und sehr viel Neugierde –, mag dazu beitragen, daß sich Menschen in dieser Gemütsverfassung sogar von Automaten angezogen fühlen. Kein Ort war zu Beginn des Jahrhunderts den Städtern willkommener als die neuen Lunaparks, wo sie ihrer Begeisterung für Technik und Geschwindigkeit ebenso freien Lauf lassen konnten wie ihrem Bedürfnis nach Ausgelassenheit und sozialen Kontakten. In den Vergnügungsparks neuen Zuschnitts betrat man eine fröhliche, bunte Scheinwelt, deren Illusionen und Sensationen Ausdruck modernster, noch unbekannter Technik waren – dem Alltag immer überlegen und um einen entscheidenden Schritt voraus. Gerade wegen der unterstellten technischen Genauigkeit und Unbestechlichkeit mag ein Münzautomat als Liebes-Orakel, zumindest aber als Waage, vertrauenswürdig erschienen sein.

Automatische Waage, 1910 (59 x 178 x 84)

Achterbahn im Berliner Lunapark, zwanziger Jahre

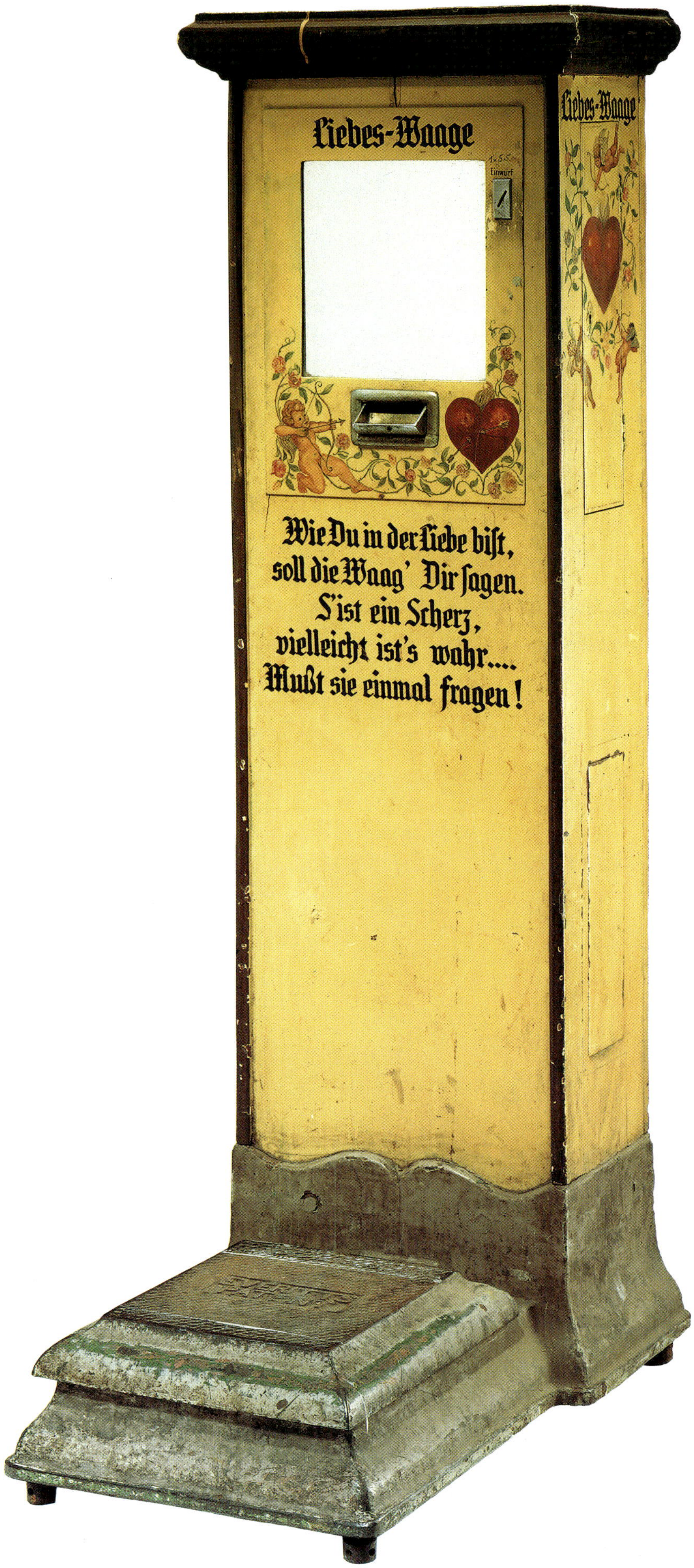
Liebes-Waage
Liebes-Waage
Wie Du in der Liebe bist,
soll die Waag' Dir sagen.
S'ist ein Scherz,
vielleicht ist's wahr....
Mußt sie einmal fragen!

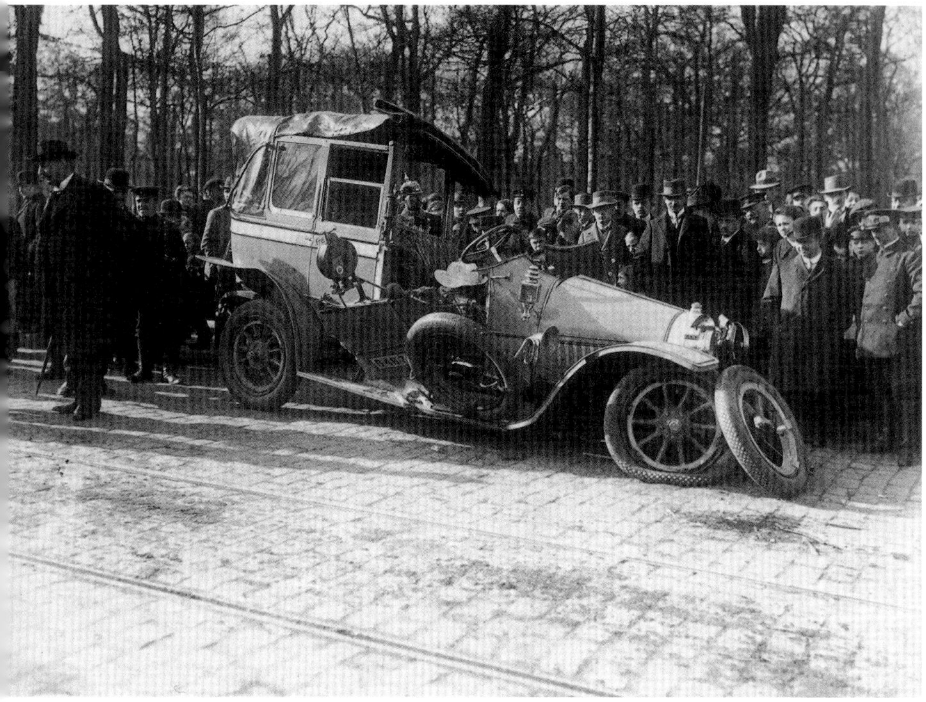

ORAKEL AUTOMAT

So poetisch verhüllt, wie einst die Weissagungen der Orakel im klassischen Altertum waren, gibt sich ein Orakelautomat neuzeitlicher Vergnügungsstätten nicht. Den Gesetzen der (Jahr-)Marktwirtschaft folgend, haben sich seine Prophezeiungen thematisch auf den Bedarf des Publikums eingestellt. In schlichten Formeln und Bildern wird allein über Partnerschaft, Kinder und Beruf Auskunft gegeben.
Nur mit einem einzigen Bild orakelt der Automat über den grundlegenden technologischen Wandel, der nach der Jahrhundertwende das Leben und Schicksal eines jeden Menschen bestimmte: Zu sehen sind Telegraphenmasten vor der Silhouette eines Dorfes. Dazu teilt die freundliche Zigeunerin mit: »Veränderungen stehen in Aussicht«. Wie wahr!

Horoskopautomat, 1910 (42 x 70 x 11)

Unfall an der Schlesischen Brücke in Berlin, 1913

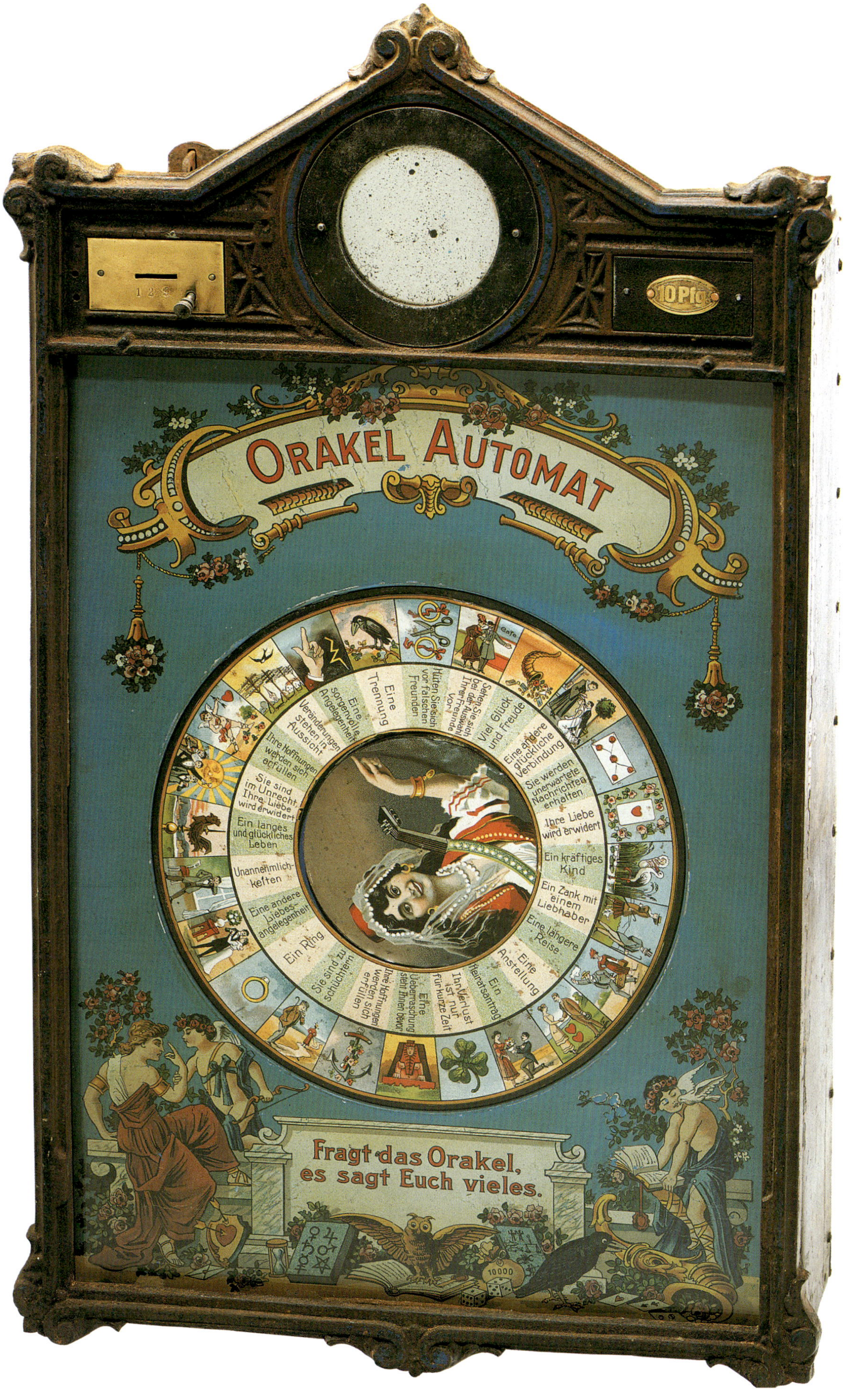
10 Pfg
Orakel Automat
Eine Trennung
Hüten Sie sich vor falschen Freunden
Viel Glück und Freude
Eine andere glückliche Verbindung
Sie werden unerwartete Nachrichten erhalten
Ihre Liebe wird erwidert
Ein kräftiges Kind
Ein Zank mit einem Liebhaber
Eine längere Reise
Eine Anstellung
Ein Heiratsantrag
Ihr Verlust ist nur für kurze Zeit
Eine Ueberraschung steht Ihnen bevor
Ihre Hoffnungen werden sich erfüllen
Sie sind zu schüchtern
Ein Ring
Eine andere Liebes-angelegenheit
Unannehmlich-keiten
Ein langes und glückliches Leben
Sie sind im Unrecht
Ihre Liebe wird erwidert
Ihre Hoffnungen werden sich erfüllen
Veränderungen stehen in Aussicht
Eine sorgenvolle Angelegenheit
Fragt das Orakel,
es sagt Euch vieles.

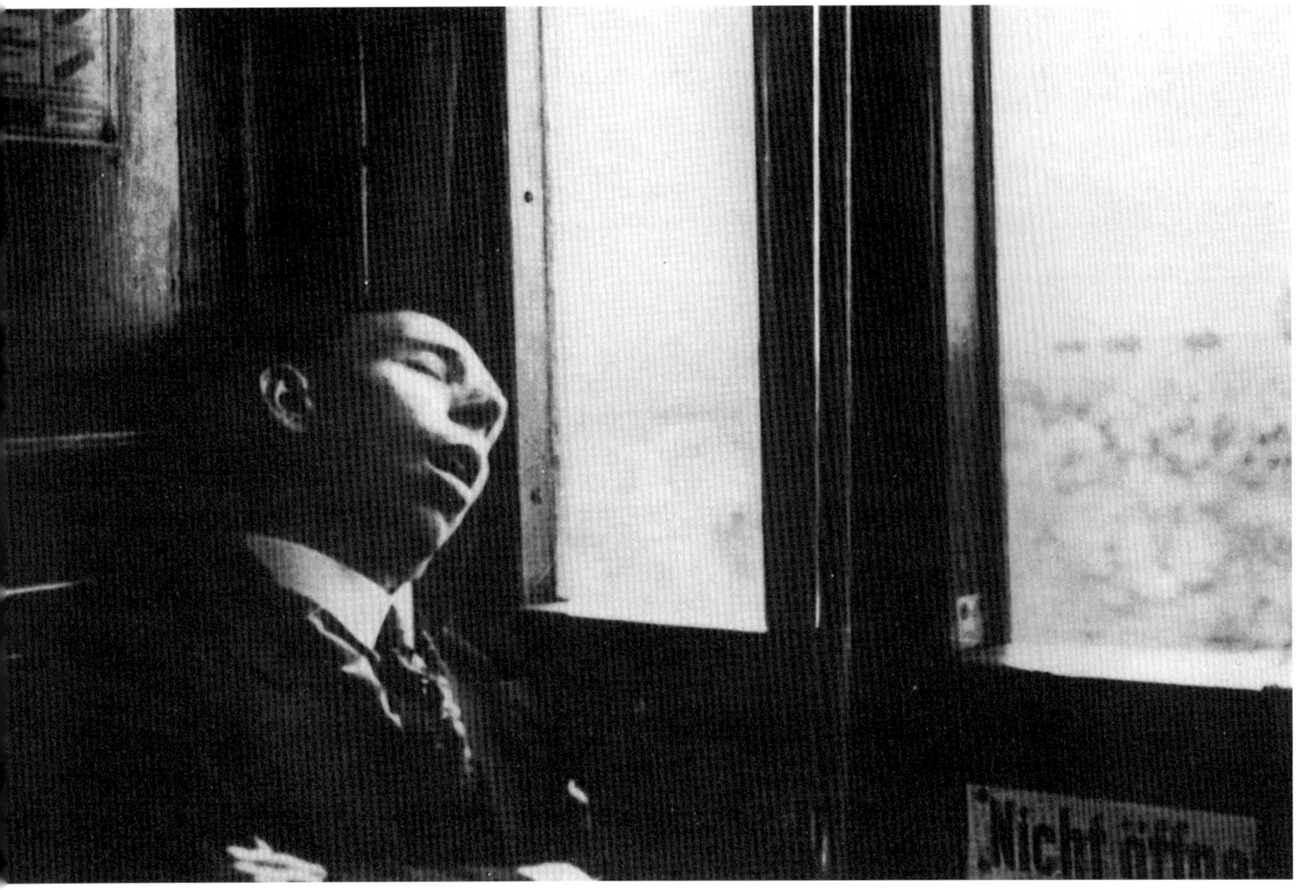

RECLAM-BÜCHER

Nach dem Willen von Reformern, die zu Beginn des 20. Jahrhunderts auf den Plan traten, sollte es nicht länger ein Luxus für wenige sein, eigene Bücher und eine eigene Meinung zu haben. Mehr Bildung, mehr Stil und Geschmack sollte die Menschen in ihrer Mobilität begleiten, die dank der fortgeschrittenen Technik an Geschwindigkeit und Reichweite zunahm. Dazu wollte auch der Reclam-Verlag mit den kleinen, handlichen Heften seiner *Universal-Bibliothek* beitragen, die ab 1912 auch in Bücherauswahl-Automaten erhältlich waren. In Bahnhöfen und Sanatorien, in den Lesesälen von Schiffen und in Foyers von Hotels hingen die neuen Automaten, gestaltet von dem Architekten Peter Behrens, der ihnen ein modernes und formvollendetes Aussehen gegeben hat.

Bücherautomat,
Reclam-Verlag,
Ditzingen, 1912
(46 x 120 x 24)

Schlafender
Bahnpassagier,
Louis Held,
um 1905

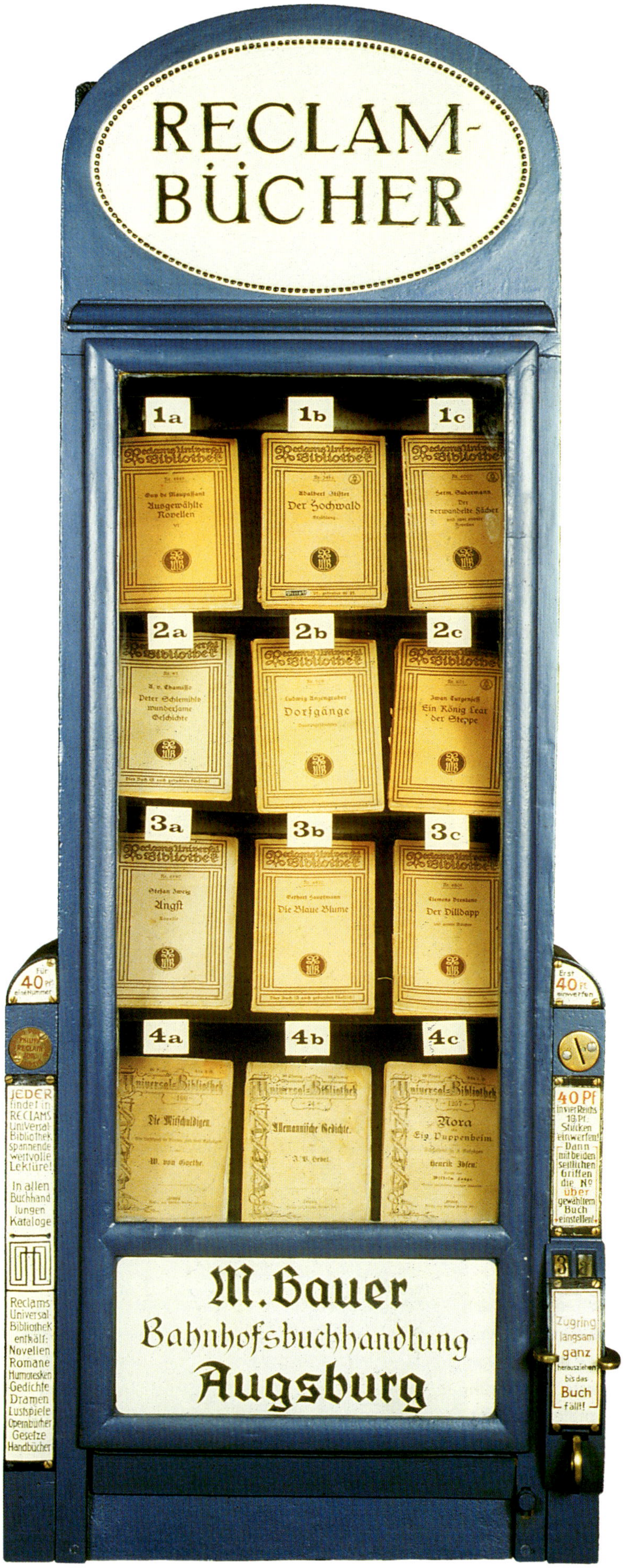
RECLAM-
BÜCHER
M. Bauer
Bahnhofsbuchhandlung
Augsburg

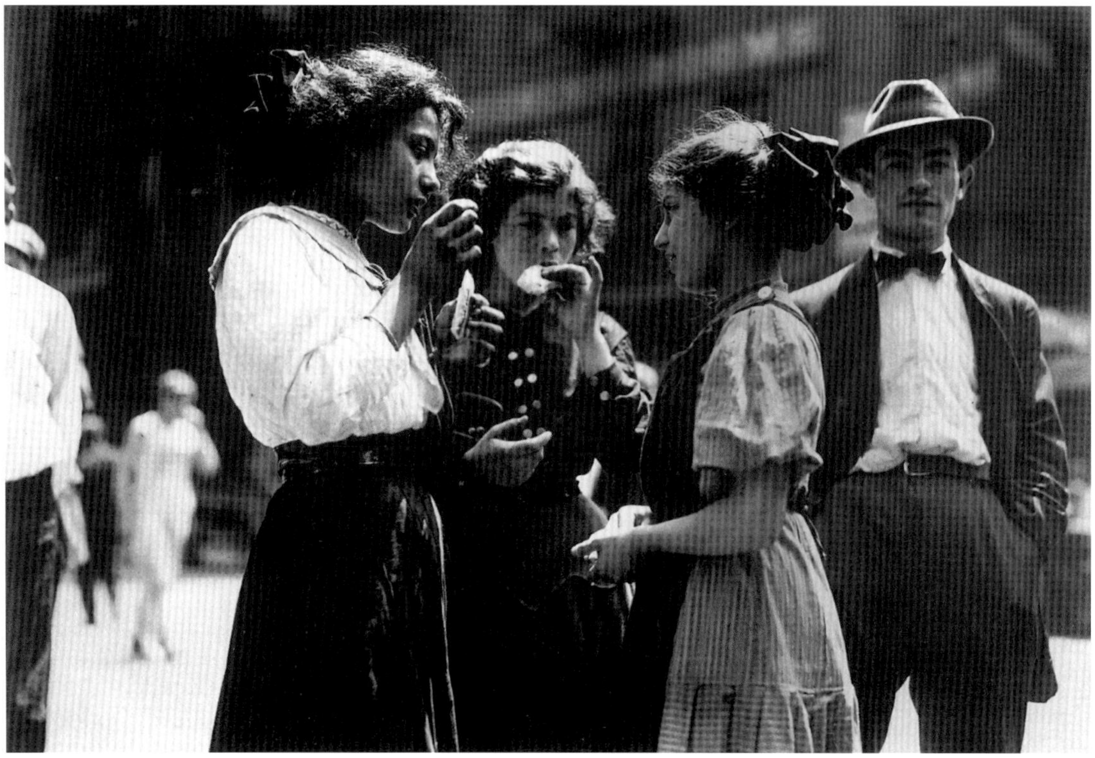

DIXIE CUPS

Kaum waren münzbetriebene Automaten erfunden, wurden sie auch schon für den Verkauf unterschiedlichster Waren und Dienstleistungen verfeinert und spezialisiert. Ab 1892 gab es selbsttätige Schankvorrichtungen zum Verkauf von warmen und kalten Getränken. Sie wiederum ermöglichten den Betrieb von Automatenrestaurants, die sowohl in den USA als auch in Europa – als Ausdruck eines modernen Lebensstils – überaus beliebt waren. Nicht nur aus dem Verkauf von Getränken, auch aus Pappbechern ließ sich Geld machen. In den heißen Südstaaten, den sogenannten Dixielandstaaten, gab es nur das erfrischende Wasser umsonst. Einen ›Dixie cup‹ entnahm man gegen Einwurf einer Cent-Münze und nach Niederdrücken des Hebels dem ebenso schlicht wie modern gestalteten Automaten.

Pappbecher-
automat,
Dixie-Vortex Co.,
USA, 1913
(14 x 83 x 14)

Drei Mädchen
treffen sich auf
der Straße,
Lewis Hine,
um 1910

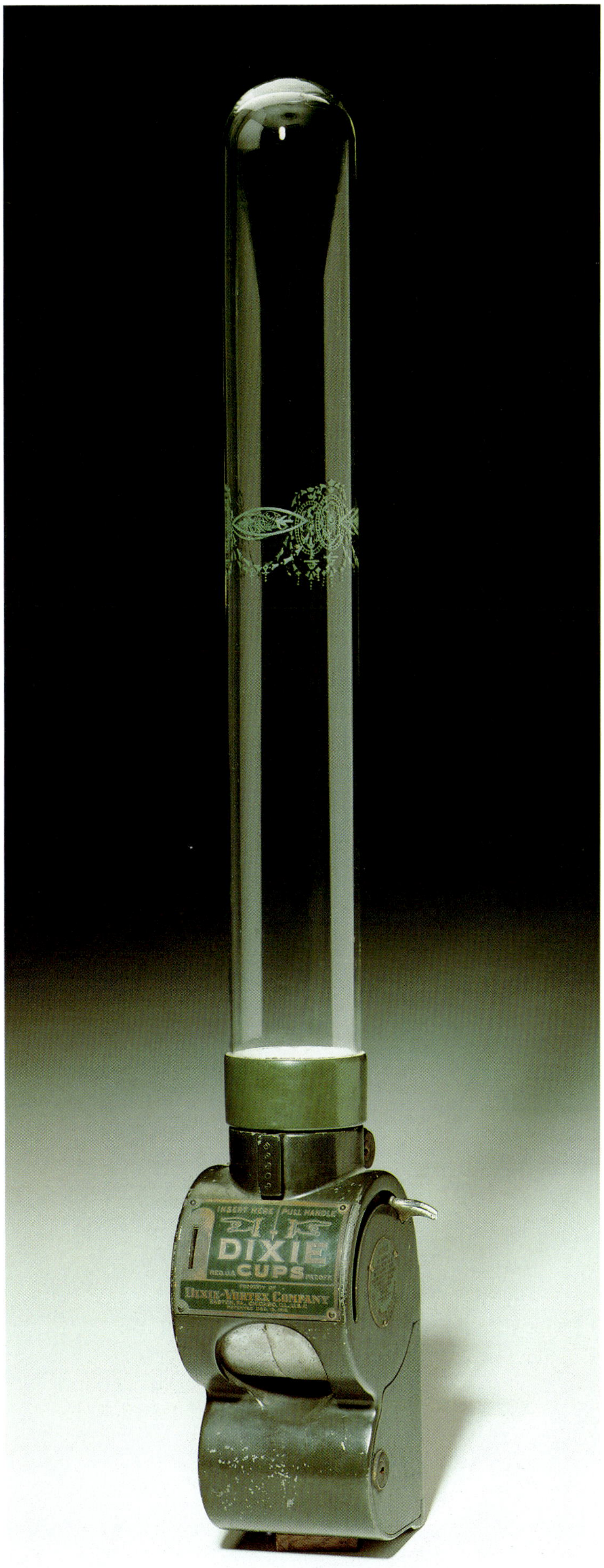
INSERT HERE
PULL HANDLE
DIXIE
REG.U.S.
CUPS
PAT.OFF.
DIXIE-VORTEX COMPANY

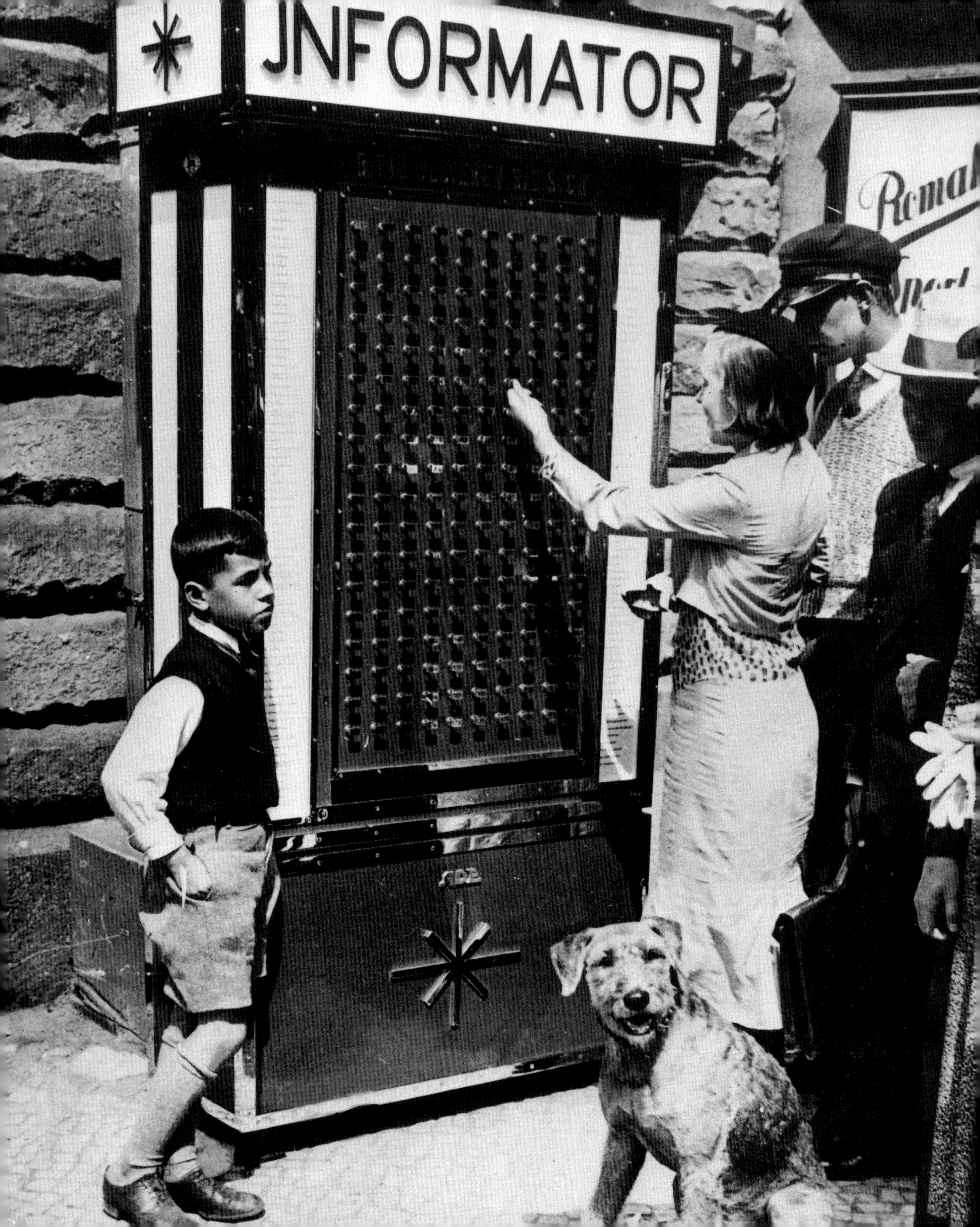
JNFORMATOR

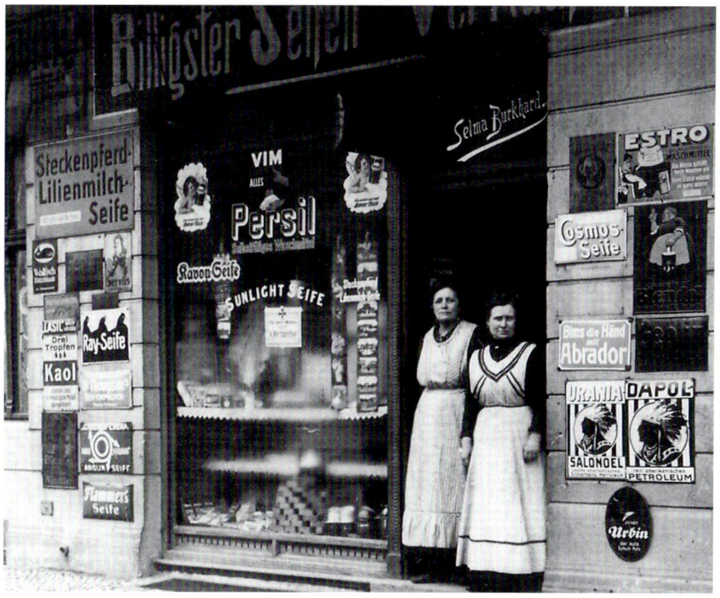

Seifenhandlung in Rixdorf bei Berlin, 1915

DIE GESCHICHTE DER MÜNZAUTOMATEN

Ein Bedarf entsteht
Seit der Mitte des 19. Jahrhunderts waren in Amerika und Europa Ingenieure, Tüftler und Unternehmer von einer Art kollektivem Erfindergeist erfaßt. Neues zu erfinden hieß neue Bedürfnisse, neue Märkte und nicht zuletzt unschätzbare Reichtümer zu erschließen.

Viele Unternehmer sannen nach Wegen, ihre Produkte rascher, billiger und gefälliger herzustellen, sie in immer größeren Stückzahlen an immer mehr Käufer zu bringen. Was der fieberhafte Experimentier- und Erfindergeist hervorgebracht hatte, zeigten nicht zuletzt die großen Weltausstellungen zwischen 1851 und 1889. Neue Materialien und neue Technologien wurden gesucht, um Rohstoffe besser und zu neuen Produkten in großen Stückzahlen verarbeiten zu können und die dann massenhaft zu vertreiben.

Auskunftsautomat *Informator*, ADE, fünfziger Jahre

Abnehmer für billige Produkte gab es genug – wenn man sie nur erreichte. Ideale Absatzmärkte waren die Ballungszentren, in denen die städtische Bevölkerung explosionsartig zunahm. In großen Städten wie London, Paris oder Berlin verlor die Produktion aus Manufakturen und den zunftmäßig gebundenen Handwerksbetrieben an Bedeutung. Immer weniger Menschen kauften in Werkstätten, in den von Herstellern geführten Läden oder auf Märkten, wo Händler und Handwerker ihre Waren an festgelegten Tagen des Jahres feilboten.

Marken auf neuen Märkten
Als neue Käuferschicht der jungen Industriegesellschaft war neben den Adel und das besitzende Bürgertum die anonyme Masse von Tagelöhnern, Arbeitern, kleinen Angestellten und Beamten getreten. Sie verhielten sich nicht mehr wie jene kundigen Verbraucher vorindustrieller Märkte, die noch den persönlichen Kontakt zum Hersteller gewohnt waren und um die Beschaffenheit, die Qualität und den Wert der Ware wußten.

Die neuen Absatzformen der Industriegesellschaft mußten ohne persönliche Beziehung zwischen dem Hersteller und dem Verbraucher auskommen. Werbung trat an die Stelle von Beratung. Der Markenartikel gewann an Bedeutung. Nicht Seife, sondern *Sunlicht*, nicht Fett, sondern *Palmin*, nicht Schokolade, sondern *Stollwerck* sollte der Käufer verlangen. Nur so konnte der Hersteller eines Markenartikels sein Produkt aus der Masse gleichartiger Konkurrenzprodukte herausheben. Die entscheidenden Mittel dazu waren eine entsprechende Kennzeichnung, eine gleichbleibende Qualität, eine hohe Wiedererkennbarkeit des Produkts und

Postkartengrüße aus einem Automatenrestaurant in Magdeburg, zwanziger Jahre

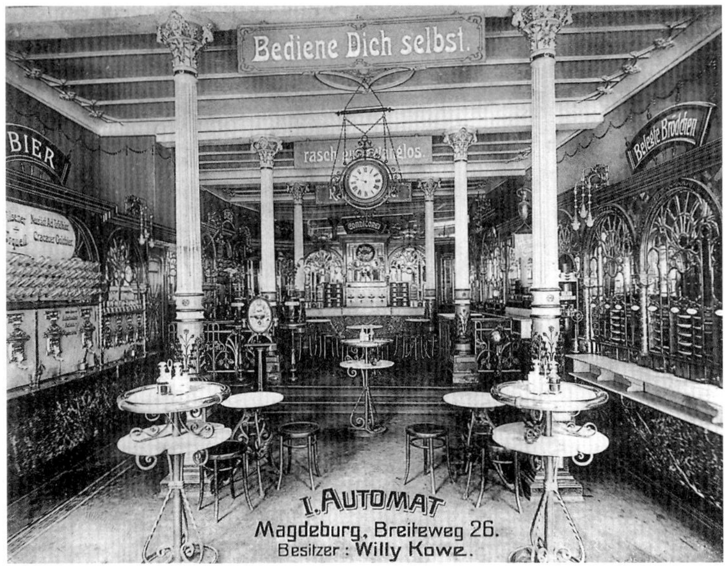

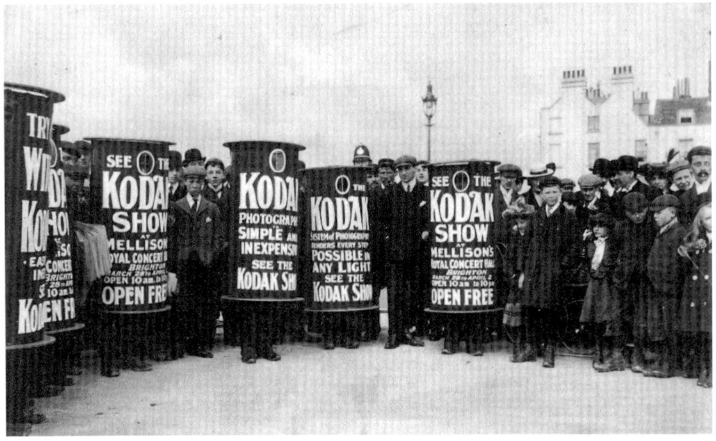

Werbung für eine Ausstellung der Firma Kodak, 1904

eine spezifische Werbung. Solche ›Reklame‹ auf Emailleschildern, auf Plakaten, in Anzeigen und auf den Verpackungen mußte dafür sorgen, daß nicht die anonyme Warengattung, sondern die spezielle Marke beworben wurde.

Die Geschäftsfassade und die Ladentür waren die bevorzugten Werbeflächen, auf denen man witterungsbeständig gedruckte und geprägte Blech- oder Emailleschilder montierte. Zu ihrer Herstellung gründeten sich seit 1885 Firmen, die mit der Produktion der Schilder an die ebenfalls beliebt gewordene Blechdosenherstellung anknüpften. Gemeinsam mit bedruckten Plakaten, Werbeaufstellern und Karton- und Blechverpackungen bildeten die Schilder die werbliche Ausstattung der Verkaufsräume und der Schaufenster, die für den Kampf um den anonymen Kunden immer bedeutender wurden. Auch im öffentlichen Raum trat die Markenartikelwerbung mit zuweilen spektakulären Maßnahmen auf: Schon wenige Jahre nach der Jahrhundertwende wurden überdimensionale Produktnachbildungen von Menschen durch die Straßen getragen, von Pferdefuhrwerken oder von Autos gezogen. Plakate wurden von sogenannten Sandwichmännern oder von Hunden spazierengeführt. Man entdeckte den Himmel über den Städten als unbegrenzte Werbefläche, um auf Fesselballons, mit Lichtkanonen oder Himmelsschreibern Produktnamen in das Bewußtsein der Konsumenten einzuprägen. Als eine dem öffentlichen Raum besonders angemessene Werbung erwies sich die Reklame auf Plakatsäulen, die in Deutschland der Drucker Ernst Litfaß 1855 unter anderem zur Umhüllung von städtischen Brunnenanlagen präsentiert hatte.

Erfindungen zur ›Selbstthätigkeit‹

Neben dem Plakat auf der Reklamesäule kam dem Warenautomaten in den letzten Jahrzehnten des 19. Jahrhunderts eine entscheidende Bedeutung für die Verbreitung von Markenartikeln zu. Wie für das Plakat die Erfindung der Lithographie durch Alois Senefelder im Jahr 1797 eine entscheidende Voraussetzung war, um preiswert große Auflagen drucken zu können, so konnte sich auch der ›selbstthätige Verkaufsapparat‹ erst durchsetzen, als das nötige Gefüge an gesellschaftlichen und technischen Bedingungen entwickelt war. Münzautomaten für den massenhaften Einsatz mußten nach einem gänzlich anderen Prinzip geschaffen werden als die vielen Automaten, die es als handwerkliche Einzelstücke schon seit Jahrhunderten zur Erbauung wohlhabender Schichten gegeben hatte.

Stereoskopie-Automat
Prinzess Panorama,
Stollwerck, Köln, 1895/96

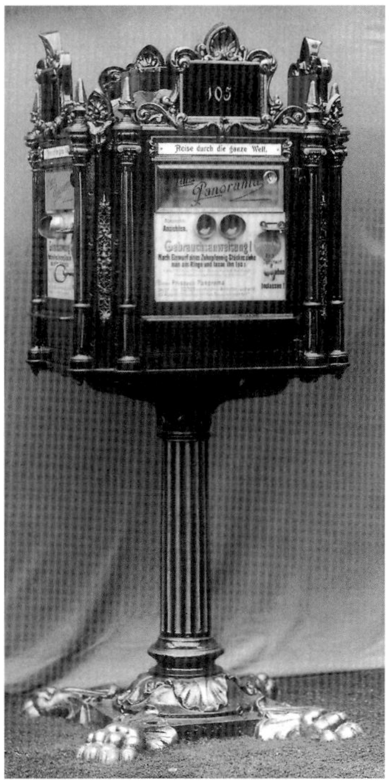

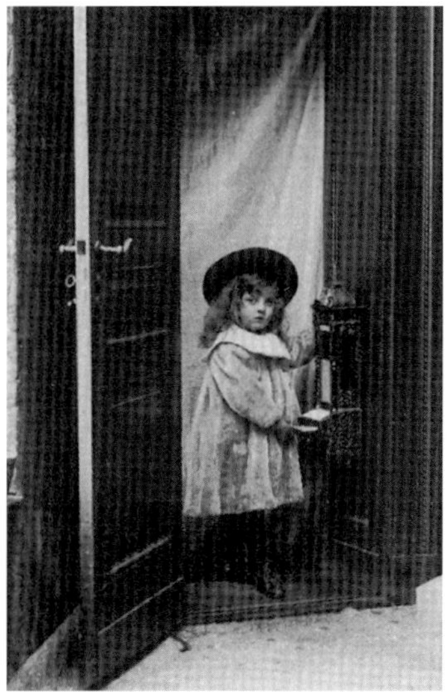

Schokoladenautomat *Liliput*,
Stollwerck, Köln, um 1895

Voraussetzung für den erfolgreichen Einsatz von Münzautomaten war ein ganzes Bündel an Normierungen, die nur das Industriezeitalter hervorbringen konnte. Als ab 1871 ein einheitliches Münzrecht für das Kaiserreich galt und der Wert von Münzen festgelegt war, als die Preise für Waren und Dienstleistungen konstant und Artikel in großen Mengen gleicher Größe und Qualität verfügbar waren, als Preis und Leistung in einem stabilen Verhältnis zueinander standen, brauchte man Geräte, die in der Lage waren, Münzen auf ihren Wert zu prüfen und ihren Gegenwert in Form von Waren oder Dienstleistungen freizugeben. Nun brach auch in Deutschland – wie in England schon zwei Jahrzehnte zuvor – ein Münzautomaten-Erfindungseifer aus.

Das erste deutsche Patent wurde 1883 für einen ›Automatischen Verkaufsbehälter für Cigarren‹ ausgestellt. Kernstück dieses und aller weiteren Konstruktionen für Schaustellungsapparate, Elektrisierer, Kraftmesser oder Waagen, die in den nächsten Jahren den Patentämtern vorgelegt wurden, waren die ›Münzprüfer‹. Sie erlaubten von nun an, alles zum selbsttätigen Verkauf anzubieten, was attraktiv, billig genug und in Zeit oder Menge präzise portionierbar war, um eine breite Masse von Verbrauchern zu begeistern.

Zweifellos waren die neuen Münzautomaten für die breite Bevölkerung an der Schwelle zum kommenden Jahrhundert Ausdruck einer technischen Revolution, an deren Segnungen von nun an mit dem Einsatz von ein paar Münzen jeder teilhaben konnte. Um zu telephonieren oder Musik zu hören, um den Zauber der Photographie zu erleben oder sich ein (wenn auch zweifelhaftes) Horoskop erstellen zu lassen, um seine Kräfte zu messen, sich elektrisieren zu lassen oder sich einfach nur des zuvor nie erfahrenen Privilegs zu erfreuen, Waren und Dienstleistungen auch außerhalb der Geschäftszeiten kaufen zu können. Mit den neuen Automaten wollte man vor allem Kinder und Jugendliche ansprechen. Nicht allein weil sie für automatengeeignete Waren empfänglich sind, sondern weil sie die Verbrauchergruppe der Zukunft stellen. Ihre spontane Begeisterung für neuartige, technische Geräte wollte man nutzen, um sie schon frühzeitig an die Benutzung von Automaten zu gewöhnen.

Die ›Automatie‹ eines Schokoladenherstellers

Der Kölner Schokoladenfabrikant Ludwig Stollwerck hatte bei einer Reise in den Vereinigten Staaten die ersten Automaten für Kaugummi und Getränke kennengelernt. Nach seiner Rückkehr war er der erste, der in Deutschland versuchsweise eigene Münzautomaten zum Vertrieb von Warenproben Stollwerckscher Schokolade entwickeln und aufstellen ließ. Das geschah 1887 und war so erfolgreich, daß er sich mit dem Erfinder des ›Selbstthätigen Verkaufsapparates‹, Max Sielaff in Berlin, und den Metallwerken Theodor Bergmann in Gaggenau zusammentat, um sieben Jahre später die ›Deutsche Automatengesellschaft Stollwerck & Co.‹ zu gründen. Schon wenige Jahre später gab es in New York mit immerhin 4 000 Exemplaren mehr deutsche Stollwerck-Automaten als Geräte aus amerikanischer Fertigung; auch alle Transozeandampfer des Norddeutschen Lloyd waren mit Stollwerck-Automaten ausgestattet.

Die eingesparten Personalkosten, die ungewöhnliche Produktwerbung und der zu erwartende

Biergarten mit
Münzautomaten
in Berlin, um 1897

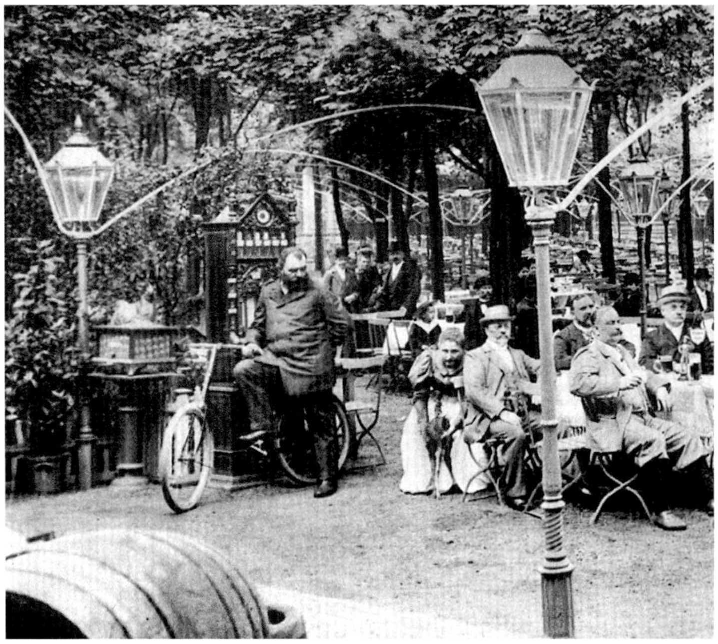

Postkartengrüße aus einem
Automatenrestaurant, zwanziger Jahre

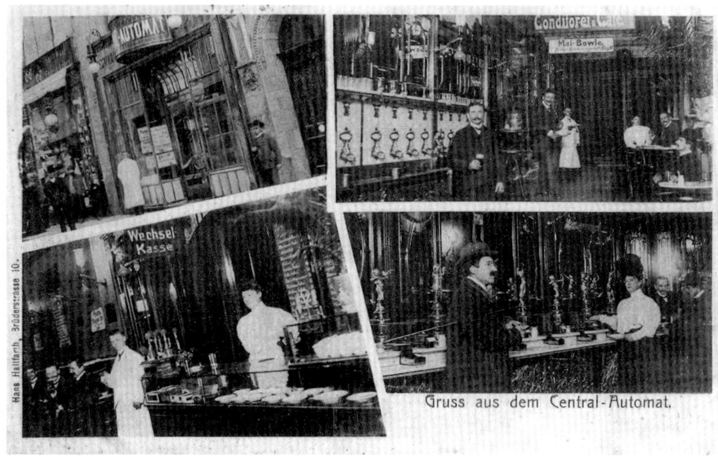

größere Warenabsatz dürften dafür ausschlaggebend gewesen sein, daß sich viele Gastwirte und Konditoren für die Miete oder den Kauf solcher Automaten entschieden. Die Anzeigenwerbung für die *Merkur*-Automaten von Stollwerck belegt es: Ihre Aufstellung wurde 1894 empfohlen für »Conditoreien und Restaurationen, Vergngungs- und Aussichts-Orte, Gärten etc. – überhaupt [an] verkehrsreichen Plätzen.« Dort sollten »nach Einwurf von einem 10 Pfg.- Stück« Proben »verabreicht« werden. Es ging also eher um Werbung und Konsumanreiz, als um den Verkauf größerer Warenmengen an eine kleinere Gruppe zahlungskräftiger Kunden.

Ebenso anspruchsvoll wie die Gestaltung der Musterverpackungen war die der Sammelbilder, die das Unternehmen Stollwerck nach dem Vorbild anderer Firmen jeder Schokoladentafel beifügte. Sie waren im Format exakt den Verkaufsverpackungen angepaßt. Bekannte Künstler wie Adolf Menzel und Max Liebermann, Otto und Paula Modersohn, Fritz Overbeck, Heinrich Vogeler und andere wurden um die Jahrhundertwende mit der Illustration solcher Sammelbilder beauftragt.

Noch vor der Jahrhundertwende setzte ein Automaten-Boom ein. Bereits 1895 bot die Firma Stollwerck 16 unterschiedliche Gerätetypen an, die sich in Dimension und Ausstattung, in der Anzahl ihrer Verkaufsschächte und in ihren Zusatzfunktionen als Spiegel, Barometer oder Spieluhren unterschieden. Alle möglichen Waren konnte man mit solchen Geräten verkaufen: Süß- und Tabakwaren, allerlei Kurzwaren wie Steck-, Sicherheits-, Nähnadeln oder Knöpfe, Zahnstocher und Pflaster, Bleistifte und Briefpapier, Postkarten und Bücher, Toilettenpapier, Seife und vieles mehr. Allein sechs bis sieben Millionen Schokoladentäfelchen sollen bis 1905 aus den etwa 10 000 Automaten verkauft worden sein.

1896 präsentierte die älteste deutsche Automatenfabrik Sielaff auf der Internationalen Gewerbeausstellung in Berlin einen Pavillon, dessen münzbetriebenes Drehkreuz 332 885 staunende Besucher zählte. Neben zahlreichen Lebensmittel- und Scherzautomaten und einer automatischen Musikkapelle wurde ihnen ein erstes komplettes Automatenrestaurant vorgestellt, von dessen Art es bis zum Ausbruch des Ersten Weltkrieges in Deutschland fünfzig gab.

Dienen, leisten, unterhalten

Die eigentliche technische Revolution durch Münzautomaten setzte in Deutschland ein, als die fortgeschrittene Technik in den neunziger Jahren des 19. Jahrhunderts den schier unerschöpflichen Bereich der Leistungsautomaten entdeckte.

In Seebädern und auf Schiffen wurden automatische Fernrohre eingesetzt, in Postämtern Briefmarkenautomaten und auf Bahnhöfen ›Selbstphotographierer‹, Bahnsteig- und Fahrkartenautomaten. Letztere bot die Firma Stollwerck den Eisenbahndirektionen sehr billig an – unter der Bedingung, daß sie dafür fünf Jahre lang kostenlos die gleiche Anzahl von Warenautomaten in Bahnhöfen aufstellen durfte. Andere Leistungsautomaten, die aus technischen Gründen nicht in die Serienfertigung gelangten, belegen, welche Vielfalt an Bedürfnissen und Marktlücken das Industriezeitalter mittlerweile hervorgebracht hatte: Man arbeitete an Röntgenstrahlenautomaten, Visitenkartendruckautomaten, Trinkbecherautomaten, Tapetendruckautomaten, Plakatautomaten und Versicherungsautomaten.

Lunapark in Berlin-Halensee,
Heinrich Zille, um 1910

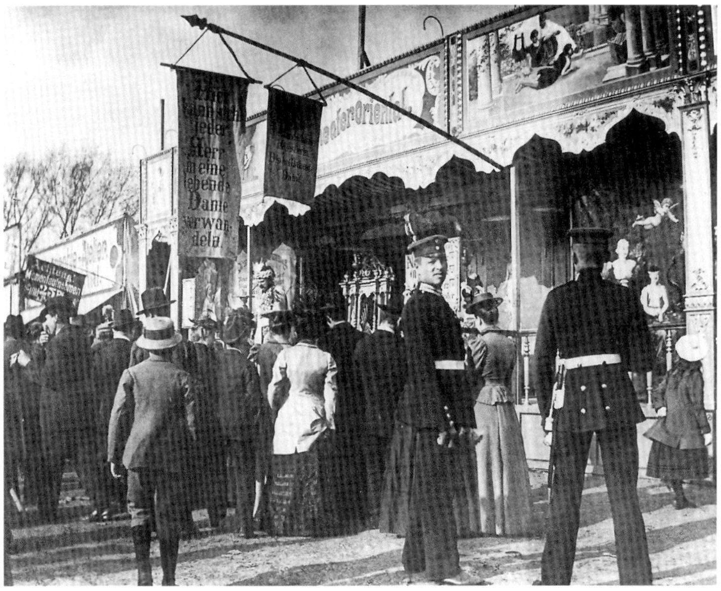

Bahnhof Berlin-Friedrichstraße
(Ausschnitt),
Max Missmann, 1906

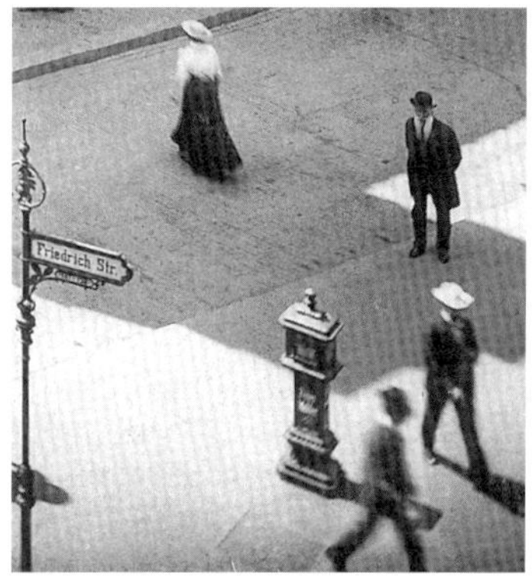

Der große Unterhaltungsbedarf, der im ausgehenden 19. Jahrhundert in den großen Ballungszentren entstanden war, ließ sich durch münzbetriebene Automaten in idealer Weise befriedigen. Die Freizeitgewohnheiten hatten sich verändert. An die Stelle der Jahrmärkte, die dem Kirchenkalender und dem Rhythmus von Aussaat und Ernte angepaßt waren, traten in den Städten mehr und mehr Kaufhäuser, Vergnügungsparks und -paläste. Was Jahrmarktschaubuden und Karusselle, Freiluftarenen und Zirkusvorstellungen ehemals nur wenige Male im Jahr geboten hatten, wollte die städtische Bevölkerung nun das ganze Jahr über haben – an möglichst vielen Orten und vor allem lauter, schneller und greller.

Und für einen Großteil der Geschicklichkeits-, Glücks- und Belustigungsgeschäfte, für Glücksräder, Lotterien und Würfelspiele, für Kraftmesser und Orakel, für Musikbelustigungen, Exotik- und Erotikschauen fand die Münzautomatenindustrie eine Entsprechung. Die Vielfalt der Geräte explodierte förmlich. Automaten wurden in Lokalen und Gaststätten aufgestellt, die sich im Zuge des veränderten Freizeitverhaltens der städtischen Bevölkerung zu gastronomischen Betrieben unterschiedlichen Typs entwickelten. Man spezialisierte sich auf die neuen Publikumsbedürfnisse. So entstanden in den letzten Jahrzehnten des 19. Jahrhunderts Stehbier- und Singspielhallen, Varietés und Vergnügungsparks, Automatenrestaurants und Spielhallen. Von den sogenannten Automaten-Cabinetten erwartete man eine Belebung der öffentlichen Vergnügungen auf hohem Niveau. So schrieb die Berliner Zeitung *Der Komet* 1885: »Unter den Aufstellern, die durch ihre Arrangements ganz besonders fesseln, wird uns das Prinzlau'sche Automaten-Cabinet bezeichnet. In diesem befinden sich Kunstwerke von hohem Wert, unter anderem sprechende Automaten, seltene Uhrwerke, unter letzteren eine Wunderuhr, die fünfundzwanzig Jahre geht, ohne aufgezogen zu werden. Ebenso ist das Scheffel'sche Automaten-Cabinet interessant. In diesem ist das gesamte deutsche Handwerk durch selbsttätige Automaten bei voller Arbeit auf das Trefflichste illustriert. Gerade das bessere Publikum soll, wie uns ein Berichterstatter schreibt, ein fleißiger Besucher dieser Kabinette sein.«

Die neuen Vergnügungsstätten mit ihren Münzautomaten wurden bevorzugt an Verkehrsknotenpunkten errichtet. Dort hatte man seine Kundschaft nicht nur aus der unmittelbaren Umgebung. Mit den neu errichteten Straßen- und Stadtbahnen war man auch für Menschen aus entlegeneren Gegenden leicht erreichbar.

Gegen Moral und Gesetz

Kommunalpolitiker, Sozialreformer, Kirchenvertreter, Mäßigkeits- und Sittlichkeitsvereine traten der neuen Vergnügungs- und Automatenbegeisterung entgegen. Sie befürchteten irreparable Schäden für das Gemeinwohl, sahen in den auch sonntags dienstbereiten Automaten Objekte unlauteren Wettbewerbs und eine Störung gottesdienstlicher Andacht. Man betrachtete sie als ›Jugendverderber‹, die Kinder zur Naschsucht verleiten und sie in die Versuchung bringen, Falsifikate statt echter Münzen zu verwenden. Solche Einwendungen führten zu Aufstellverboten und Sondersteuern, denen aber wenig Erfolg beschieden waren. Allerdings unterstellte man die Warenautomaten im Jahr 1900 den Ladenschlußbestimmungen für offene Verkaufsstellen, die

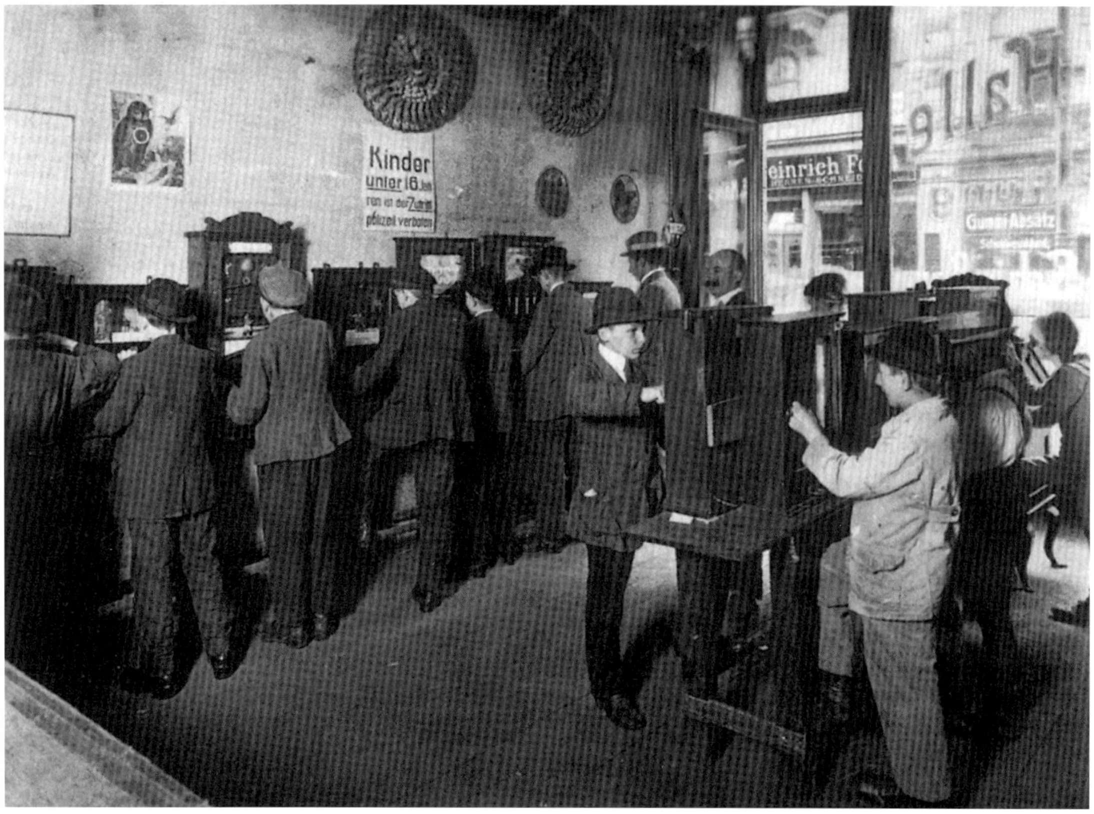

Spielautomaten-Halle in Berlin, 1919

Werbung für verdecktes Glücksspiel, 1938

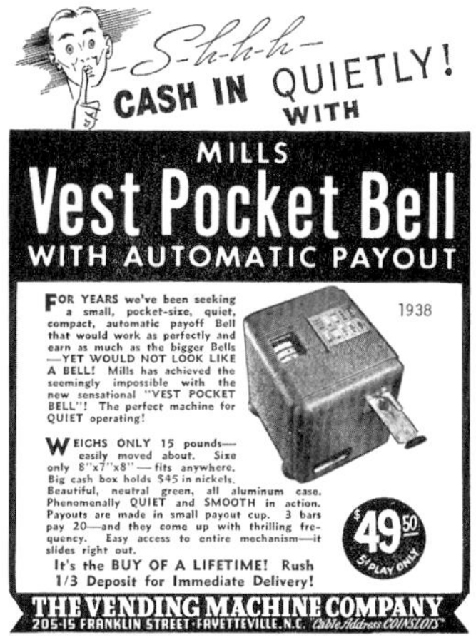

teilweise bis in die fünfziger Jahre Gültigkeit behielten. Die strengsten gesetzlichen Bestimmungen galten freilich für Glückspielautomaten, die gemeinsam mit den Unterhaltungsautomaten ab 1905 desto beliebter wurden, je mehr die Warenautomaten an Aufmerksamkeit verloren, weil man sich mittlerweile an sie gewöhnt hatte.

Nur Geschicklichkeits- und Zufallsspiele, mit denen man das große Geld weder gewinnen noch verlieren konnte und bei denen die Unterhaltung im Vordergrund steht, waren vom Glücksspielverbot ausgenommen. Solche ›Unterhaltungsautomaten mit Gewinnmöglichkeit‹ kamen kurz vor der Jahrhundertwende auf den Markt, erlangten jedoch erst nach dem Ersten Weltkrieg größere Verbreitung und führten in den zwanziger Jahren zu zahlreichen Rechtsstreitigkeiten über die Frage, ob es sich bei einzelnen Spielen um erlaubte oder um verbotene handele.

Ungeachtet aller staatlichen Restriktionen, mit denen Geldspielautomaten in Teilen der USA belegt wurden, seit es sie ab 1894 gab, nahmen die ›slot-machines‹ dort eine andere Entwicklung als in Europa. Immer wieder wurden sie mit strengen Auflagen bedacht und zuweilen auch verboten. Doch je mehr sie gesellschaftlich geächtet und vom Gesetzeshüter verfolgt wurden, desto mehr Zusatznutzen ließ man sich einfallen, um die strengen Bestimmungen zu unterlaufen. Nachdem 1902 Bargeld und Warengutscheine als Automatengewinne verboten waren, traten ›free drinks‹ an deren Stelle. Andere Geräte wurden mit Vorrichtungen zum Abspielen von Musikstücken ausgestattet.

Seit 1910 versahen die Hersteller ihre ›slot-machines‹ mit Verkaufseinrichtungen, zunächst für Kaugummi, später für Pfefferminz, um mit diesem zusätzlichen Warenangebot das Geldspielverbot zu umgehen. Außerdem wurden viele Geräte zwischen 1919 und 1933, während der Prohibition, in ihren Abmessungen deutlich verkleinert, unscheinbar gestaltet und technisch so ausgestattet, daß sie bei möglichen Razzien wie harmlose Warenautomaten wirkten oder mühelos versteckt werden konnten. Zugleich drängten amerikanische Automatenhersteller in den späten zwanziger Jahren auf der Suche nach neuen Absatzmärkten verstärkt nach Europa, um die beliebten Drei-Walzen-Spielgeräte in Verbindung mit dem Verkauf von Pfefferminz als sogenannte Mint-Automaten anzubieten. Mit diesen Geräten erhielt der Spieler nach Einwurf eines Groschens in jedem Falle eine Pfefferminzrolle. Er konnte aber zusätzlich auch Geld gewinnen.

Trotz aller Kritik entwickelte sich das ›Automatenwesen‹ in den frühen dreißiger Jahren zu größerer Eigenständigkeit. Münzautomaten sollten nicht länger als ›Nebeneinrichtungen‹ des Einzelhandels betrachtet werden. Die Hersteller besannen sich vielmehr auf Anwendungen für die rasch fortschreitende Kommunikations- und Verkehrstechnik. In diesem Bereich sind Waren- und Dienstleistungsautomaten herkömmlichen Verkaufsmethoden häufig überlegen.
Ein solcher moderner, sinnvoller Einsatz von Automaten war der Zeitungsverkauf. Acht Prozent der elf Millionen Zeitungen, die um 1930 täglich in Berlin verkauft wurden, kamen aus Automaten. Fachzeitschriften wurden in Luftschiffen, Flugzeugen und Eisenbahnen von Verkaufsautomaten feilgeboten, die den Passagieren auf langen Strecken und auch nachts zur Verfügung standen. Auch über die Unterstützung der

Anzeigen für Kneipen-Schießstände, aus *Der Automat*, 1934

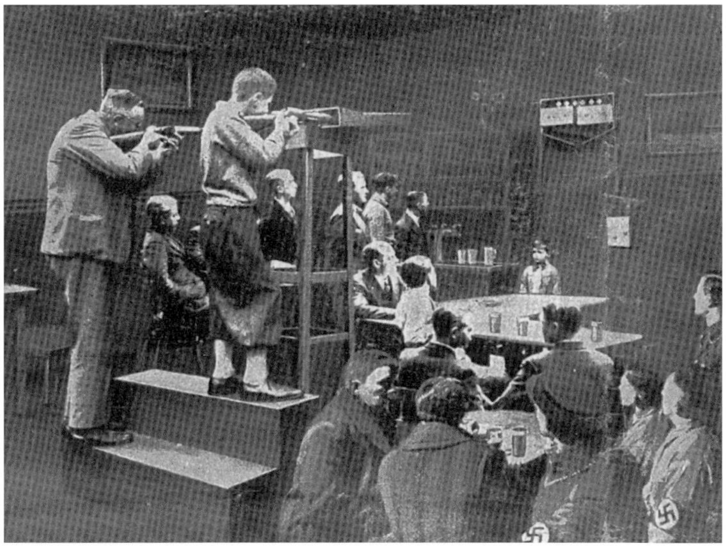

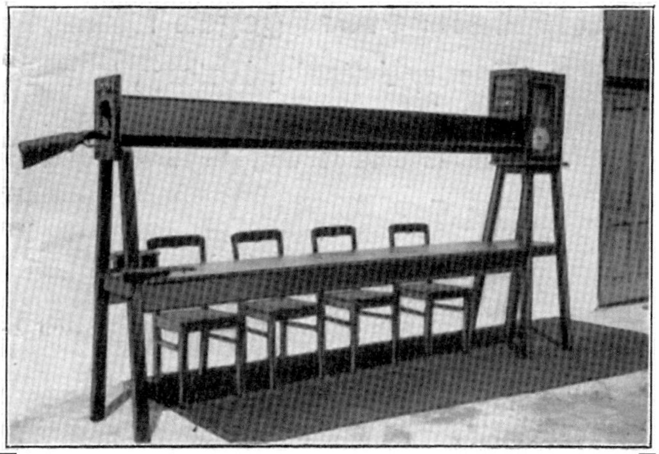

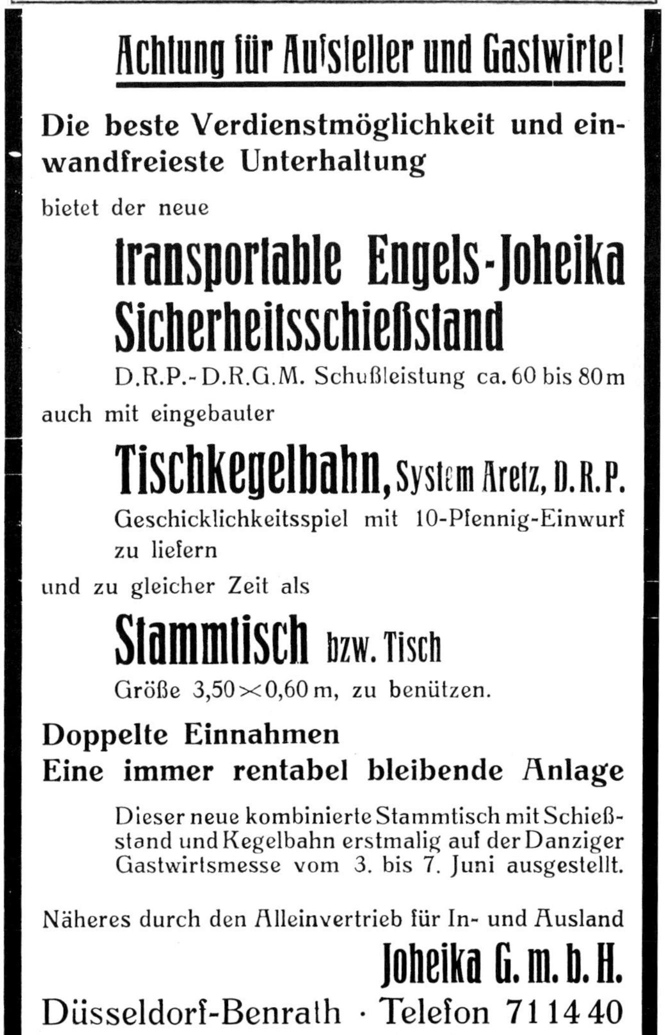
Achtung für Aufsteller und Gastwirte!
Die beste Verdienstmöglichkeit und einwandfreieste Unterhaltung
bietet der neue
transportable Engels-Joheika Sicherheitsschießstand
D.R.P.-D.R.G.M. Schußleistung ca. 60 bis 80 m
auch mit eingebauter
Tischkegelbahn, System Aretz, D.R.P.
Geschicklichkeitsspiel mit 10-Pfennig-Einwurf zu liefern
und zu gleicher Zeit als
Stammtisch bzw. Tisch
Größe 3,50×0,60 m, zu benützen.
Doppelte Einnahmen
Eine immer rentabel bleibende Anlage
Dieser neue kombinierte Stammtisch mit Schießstand und Kegelbahn erstmalig auf der Danziger Gastwirtsmesse vom 3. bis 7. Juni ausgestellt.
Näheres durch den Alleinvertrieb für In- und Ausland
Joheika G. m. b. H.
Düsseldorf-Benrath · Telefon 711440

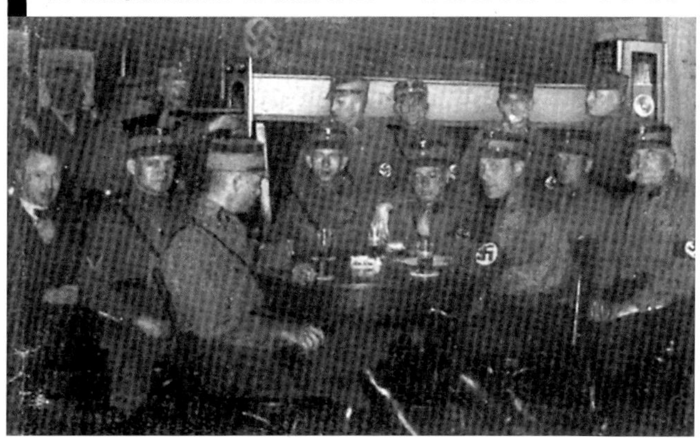

Telekommunikation dachte man nach und rühmte die Erfindung von Reflexkopierautomaten »zur selbsttätigen Abfertigung von Einschreibsendungen«.

Automaten unter dem Hakenkreuz

Die Machtergreifung der Nationalsozialisten bedeutete für die Automatenwirtschaft insofern eine Belebung, als die neuen Machthaber 1934 ein Warenautomaten-Gesetz erließen. Dessen Ziel war es, den Konsum anzuregen und so auf dem Gebiet der Automaten-, Zulieferer- und Füllindustrie für neue Arbeitsplätze zu sorgen. Das Gesetz ließ den Automatenbetrieb auch außerhalb der Geschäftszeiten zu, verlangte allerdings durch die sogenannte Residenzpflicht die räumliche Verbindung von Warenautomat und Ladengeschäft. Der entscheidende Schritt der Automaten auf die Straße und in den öffentlichen Raum war vollzogen.

Voller Eifer machte sich die Branche nun Gedanken über den Einsatz von Automaten während der Olympiade 1936 in Berlin. Immerhin hatte das Großereignis vier Jahre zuvor, in Los Angeles, 800 verschiedene Automaten beschäftigt, die über 1,1 Millionen Dollar Umsatz verbuchen konnten. Dieses Ergebnis wollte man noch übertreffen.

Überhaupt berief man sich um 1934 noch gerne auf Vorbilder aus jenen Ländern, die einige Jahre später die erklärten Kriegsgegner waren. Wie in England, Frankreich und Amerika wollte man auch im Deutschen Reich Münzautomaten zur Erziehung der Jugend einsetzen. Schüler sollten mit ihrer Hilfe in den Erziehungsstätten ihr ›Einheitsfrühstück‹ erhalten. Vor allem solche Vergnügungsautomaten, die Kraft und Geschicklichkeit erforderten, hielten die Nationalsozialisten zur »Durchbildung des

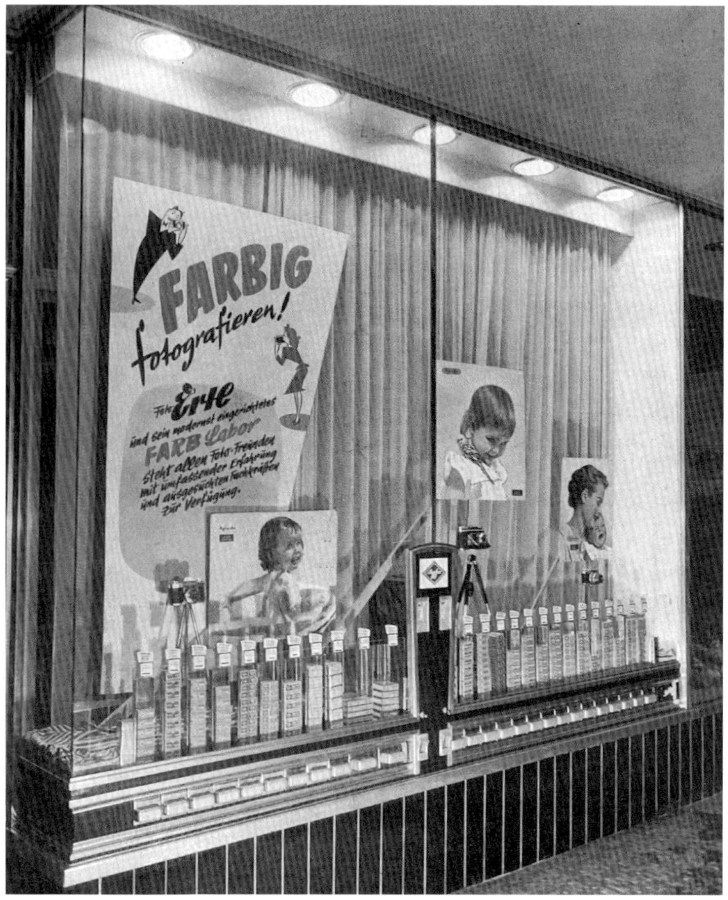

Anzeige für einen Schaufenster-Verkaufsautomaten, Anzeige aus *Der Münzautomat*, 1960

jugendlichen Geistes« für geeignet, da sie dem Interesse am »Verteidigungssport« und am »kraftstählenden Sportspiel« entsprachen. An ihnen sollte »Sicherheit im Zielen und Treffen, in der Hieb- und Hubfähigkeit« erprobt werden. In automatischen Schießständen, den Nadelspielen und frühen Flippern, die bezeichnenderweise ›Bomber‹ genannt wurden, erkannte man jene ›Volkstümlichkeit‹, von der man – auch bei den Automaten – gar nicht genug kriegen konnte.
Mit dem Zufallstreffer dagegen hatten die Nationalsozialisten nichts im Sinn. Dem Glücksspiel setzten sie 1935 durch Spielverordnungen wieder enge Grenzen, nachdem deutsche Unternehmen zuvor mit viel Erfolg amerikanische ›slot-machines‹ in Lizenz nachgebaut hatten – Obwohl umstritten geblieben war, ob sie rechtlich überhaupt zulässig sind. Mechanisch betriebene Spiele waren nur noch für kurzfristige Veranstaltungen unter freiem Himmel zugelassen. Dagegen propagierten die Nationalsozialisten die Normierung und Typisierung der einzelnen Automatengattungen, die in die Forderung nach dem ›Einheitsautomaten‹ mündete. Allerdings konnten nur wenige von den auf diese Weise ›gleichgeschalteten‹ Geräten die Gunst des Publikums gewinnen.

Nach Ausbruch des Krieges wurden Münzautomaten nur noch bis 1940 produziert und betrieben. Sowohl die Rohstoffe für deren Herstellung als auch die Waren für ihren Betrieb fehlten. Allein Automaten für Kondome, den sogenannten Männerschutz, taten bis zum Kriegsende ihren Dienst.

Nach 1945

Nach dem Zweiten Weltkrieg schuf erst die Währungsreform die wirtschaftlichen Voraussetzungen zum Aufbau der späteren Bundesrepublik. Als damals neu geprägte Münzen ausgegeben wurden, konnte die Automatenwirtschaft allmählich wieder an die Vorkriegsentwicklung anknüpfen und Anschluß an die Automatenkultur des neuen Vorbilds Amerika gewinnen.

Gewandelte Bedürfnisse und Gewohnheiten, verbesserte technische Möglichkeiten und die vielen neuen Waren führten zu einer umfassenden Belebung aller Gattungen von Münzautomaten. Die Elektromechanik revolutionierte die Unterhaltungs- und Serviceautomaten. Die schon 1936 entwickelten ›Gefachautomaten‹ erlaubten, ein breites Angebot an Waren zu verkaufen, die nicht gestapelt werden konnten, unregelmäßig oder unverpackt waren. So ließ sich eine automatisierte Lebensmittelversorgung auf Camping- und Rastplätzen, in Kantinen und Bahnhöfen aufbauen. Findige Ladeninhaber integrierten sie als sogenannte Vitrinomaten in ihre Schaufenster oder ließen sie gar als ›sprechende Automaten‹ artig grüßen und Dank sagen.

So rasch griff das Automatenwesen in den frühen fünfziger Jahren um sich, daß von den Bauordnungs- und Baupolizeibehörden Aufstellungsgenehmigungen für Warenautomaten immer häufiger versagt und deren Ästhetisierung gefordert wurde. So verlangte beispielsweise 1951 die Stadtverwaltung Augsburg, daß ein Automat sich »in Form, Größe, Anordnung, Farbe und Lichtwirkung der Architektur des Hauses und dem Straßen- und Ortsbild schönheitlich befriedigend einfügen« müsse.
Unüberschaubar ist die Fülle neuartiger Automaten, die – meist von den USA inspiriert – in den fünfziger und sechziger

Verkaufsautomaten in einem Automatenrestaurant (USA, 1931), für Nylons (New York, 1950), Benzin (Deutschland, 1961), und Milch (Bochum, 1960)

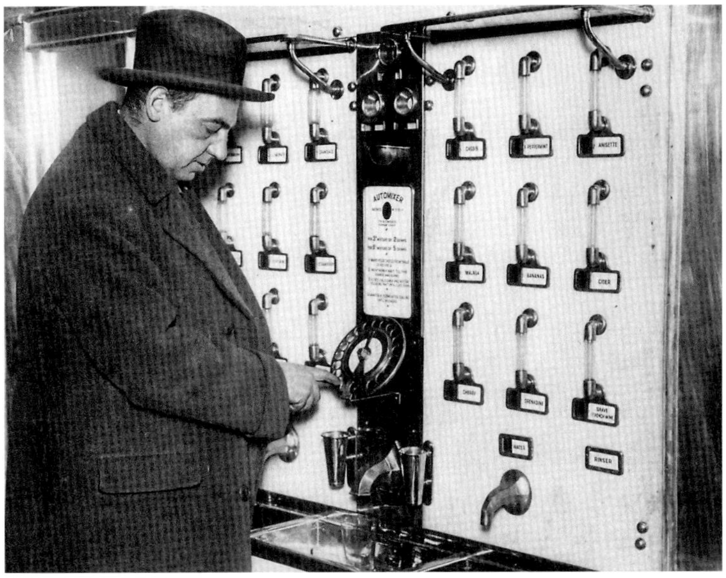

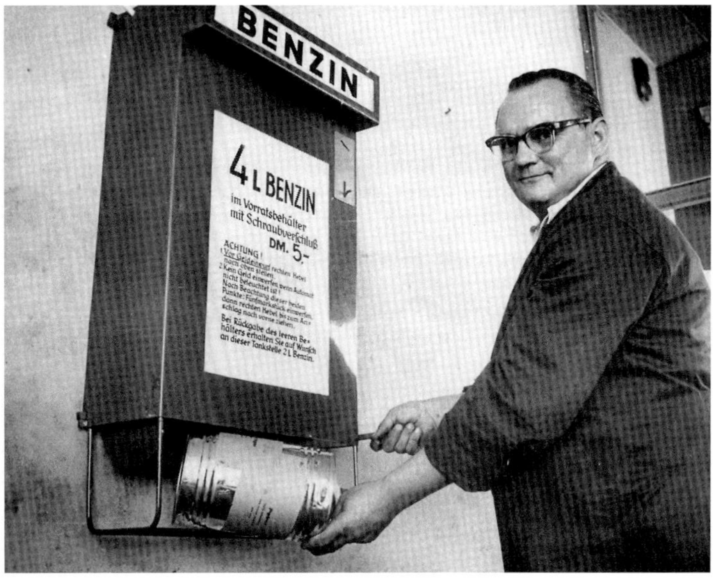

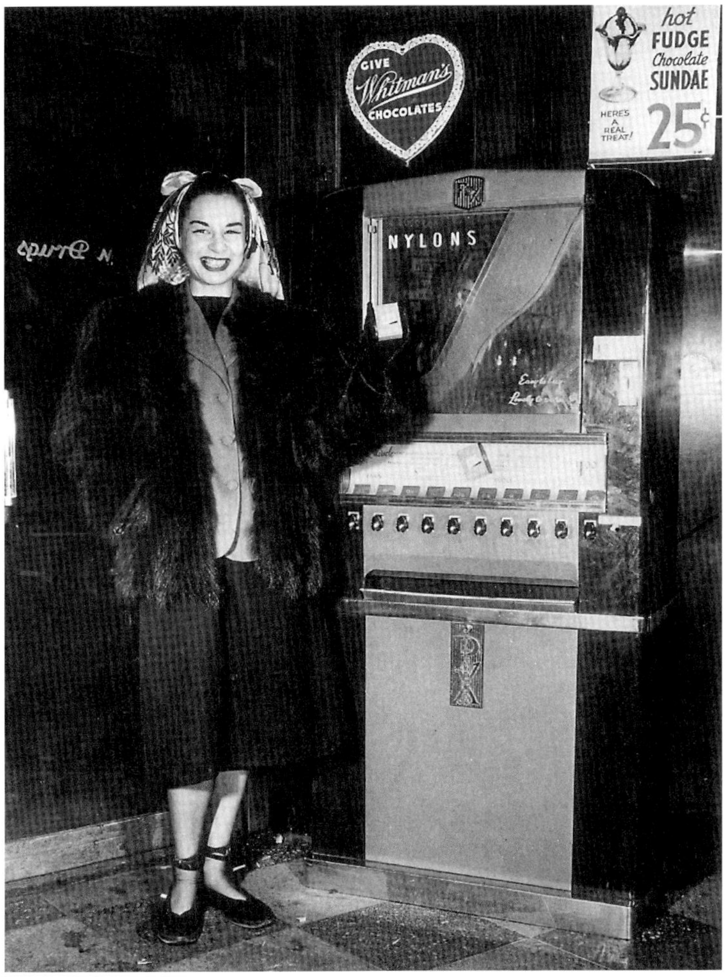

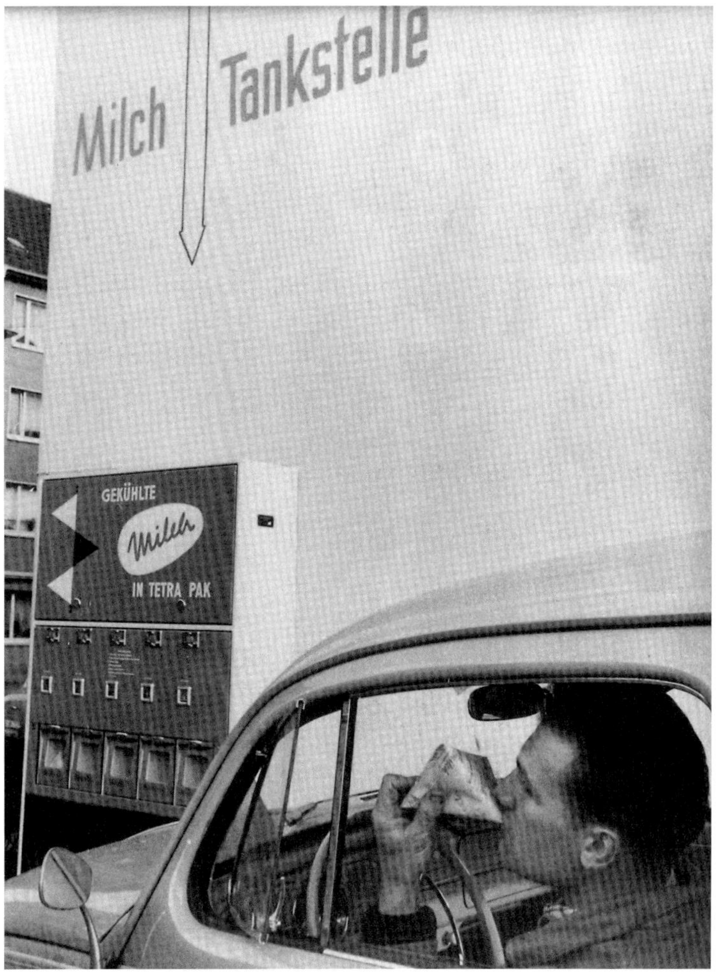

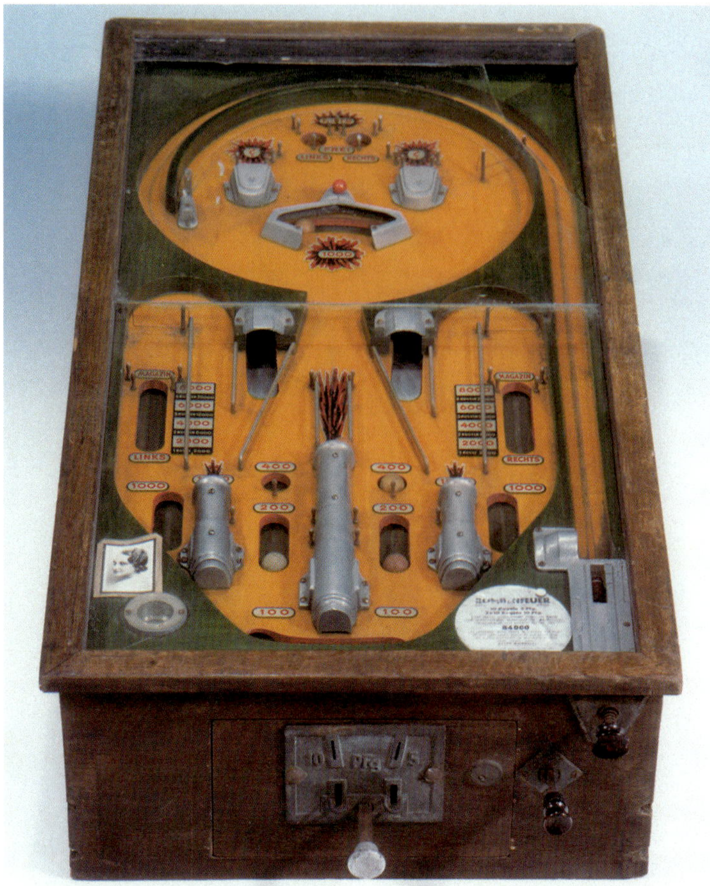

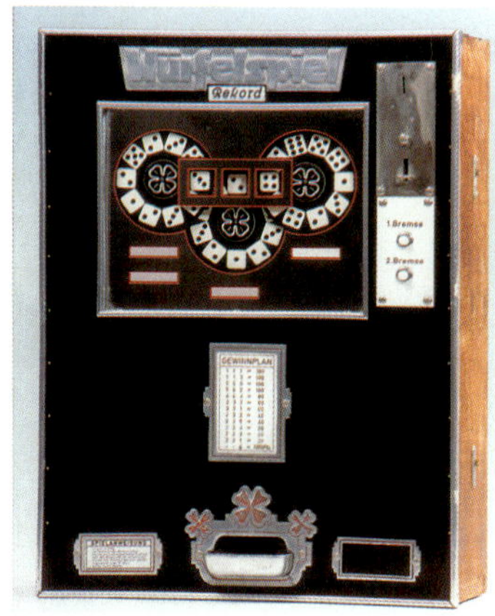

Nadelspielgerät *Bombenfeuer*, Hanno Automaten, Hannover, um 1935

Drei-Scheiben-Spielgerät *Rekord*, fünfziger Jahre

Jahren entwickelt wurden. Der Sonnenöl-Einsprühautomat, der Heizsonnenautomat (für Terrassen bei kühler Witterung) oder der als rollendes Automatenrestaurant fahrende Speisewagen sind typische Beispiele für den Einfallsreichtum der Automatenbranche, die um 1954 neues Selbstbewußtsein entwickelte. Erstmals besann man sich seiner mittlerweile über sechzigjährigen Geschichte und forderte deren Archivierung und Aufarbeitung. Außerdem sollte die Psychologie des Automatenkunden erforscht werden. Eine Studie, die 1954 die wesentlichen Gründe für die Wertschätzung von Automaten differenzierte, bestätigte deren besondere Eignung:

- für einen bequemen Service ohne Wartezeiten,
- für schüchterne Käufer, die sich genieren, billigste Artikel in einem Laden zu kaufen,
- für diskrete Artikel wie Kondome und Damenbinden,
- für plötzlich auftretenden Bedarf (zum Beispiel Damenstrümpfe oder Blumen),
- für Impulskäufe.

Während sich die Vielfalt möglicher Einsatzbereiche für Waren- und Dienstleistungsautomaten in den fünfziger Jahren überhaupt erst abzuzeichnen begann, wurden Unterhaltungs- und Spielautomaten zu gleicher Zeit einer Neuordnung unterzogen. Sie unterschied ab 1951 das Glücksspiel, das allein von einer staatlich konzessionierten Spielbank betrieben werden durfte, vom Unterhaltungsspiel mit (oder ohne) Gewinnmöglichkeit, das der Gewerbeordnung unterstand und dessen Aufstellung nur in Gast-, Schank- oder Speisewirtschaften, Spielhallen und Wettannahmestellen zulässig war.

Die vor dem Krieg in Leipzig beheimatete Spielautomatenindustrie verlagerte sich nach Westdeutschland und erlebte nach dem Erlaß der Spieleverordnung von 1953 einen erheblichen Aufschwung. Allein an Münzspielgeräten boten etwa 35 Hersteller zu dieser Zeit siebzig unterschiedliche Gerätetypen an. Zu den Drei-Walzen-Geräten, wie sie auch vor dem Krieg schon üblich waren, gesellten sich mehr und mehr Geräte, in denen drei mit Zahlen oder Symbolen besetzte Scheiben rotieren. Im harten Wettbewerb um die Aufmerksamkeit und Gunst des Spielers wurden in immer kürzeren Abständen die Namen, die Aufmachung, das Spielsystem und die Gewinnauszahlung geändert. Waren bei den ersten Geräten nur wenige Anweisungen nötig, so wuchs mit der Zeit der Umfang an Informationen, die den Spielern über das Spielsystem, die Leuchtsignale, ihre Möglichkeiten des Eingriffs und die Gewinnpläne gegeben werden mußten.

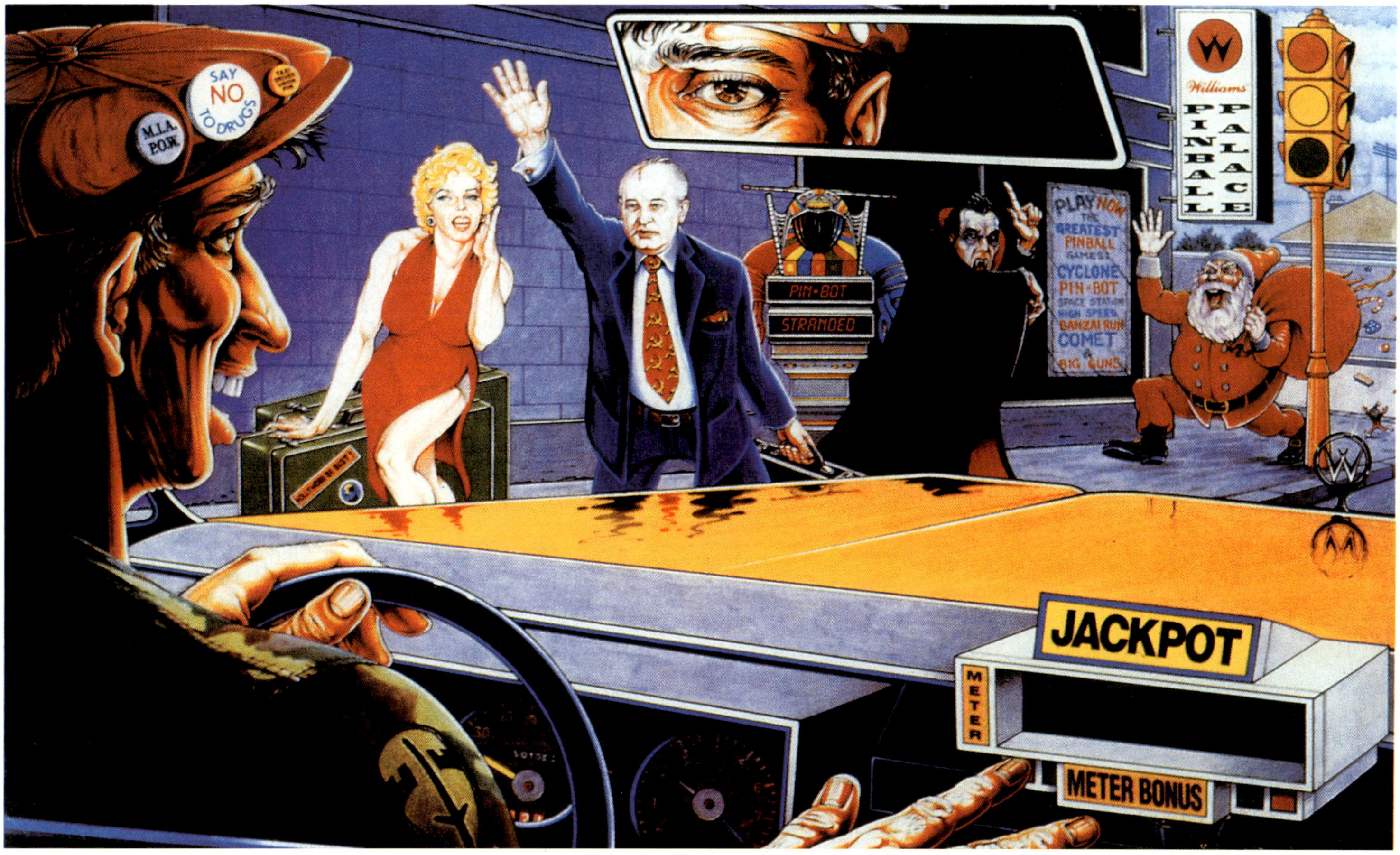

Flipperscheibe *Taxi*
von Python Anghelo,
Williams Electronics Games,
Chicago, 1988

Vom Bumper zum Flipper
Gegen Ende der fünfziger Jahre ging die Nachfrage nach Münzspielautomaten zunächst zurück. Als Unterhaltungsautomaten waren in Deutschland nun Flipper und Musikboxen begehrt. Sie hatten in Amerika seit den dreißiger Jahren eine enorme Entwicklung genommen und in der Zwischenzeit erheblichen Einfluß auf die Jugendkultur gewonnen.

Anfänglich waren die ›pinballs‹ noch rein mechanisch und allein für die Theke bestimmt. In Coffee-Shops, Drugstores, beim Friseur und an Tankstellen standen sie auf den Theken neben der Kasse und animierten den Kunden, sein Wechselgeld für ein Spiel einzusetzen. Bald schon waren die Geräte so beliebt, daß die Spieler allein ihretwegen die entsprechenden Geschäfte aufsuchten und dort die Theken umringten. Also vergrößerte man die Apparate, stellte sie auf Beine und rückte sie von der Theke ab.

Zu einem eigenständigen Spielgerätetypus wurden die ›pinballs‹, nachdem man sie zunächst mit Batterien und dann über das Stromnetz elektrifiziert hatte. Nun wurden Lichteffekte und elektrische Kontakte in das Spiel eingebaut und ein Kasten an die Rückseite des Gerätes montiert, dessen von hinten beleuchtete Glasscheibe mit Zahlen versehen war, die je nach Wertung aufleuchteten.

Nach den ›bumpers‹, metallenen Türmen, die jeden Kontakt mit der Spielkugel zählten, wurden die neuen Spiele in Amerika benannt. Die Aggressivität des Krieges machte es den Deutschen leicht, diesen Begriff vom Kriegsgegner zu übernehmen und ihn als ›Bomber‹ zu übersetzen. Erst als man nach dem Krieg ein neues Element, die Flipperfinger, in die Spiele einbaute, mit denen die Spieler Einfluß auf das Spielgeschehen nehmen konnten, sprach man in Frankreich und Deutschland von ›Flippern‹.

Je mehr die Apparate von mehreren Personen im Wettbewerb miteinander gespielt werden konnten, desto größere Bedeutung erhielt die Gestaltung der Flipperscheibe an der Rückseite der Geräte. Denn die Mitspieler hatten genug Zeit, die angezeigten Ergebnisse zu verfolgen und sich von den Themen animieren zu lassen, mit denen die Glasscheiben nach Entwürfen von Illustratoren im Siebdruckverfahren bedruckt sind. Themen, Motive und Darstellungstechniken sind die des Comics. Einfach, prägnant und populär versuchen sie, den Sehgewohnheiten und Interessen der vornehmlich männlichen Spieler zu entspre-

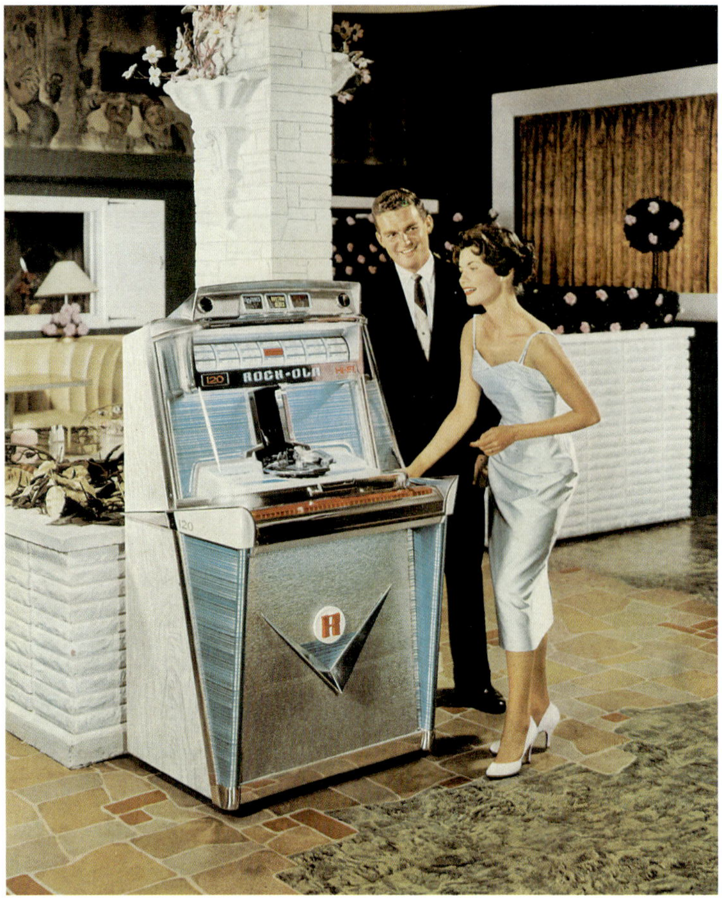

Werbung für einen Rock-Ola-Musikautomaten, aus *Automatenmarkt*, 1959

chen und eine vom Namen des Gerätes vorgegebene Erlebniswelt so suggestiv auszumalen, daß der Eindruck entsteht, das Spielsystem stünde in einem Zusammenhang mit dem Spielthema. Die auf Flipperscheiben vorherrschenden Themen unterscheiden sich kaum von denen, die seit jeher mit Unterhaltungsautomaten verbunden waren: Spiele, Sport und Freizeit, Erotik, Zirkus und Entertainment, Technik, Mythen und Traumwelten.

Musikboxen

Einen zweifelhaften Ruf hatten die ›Automatic Phonographs‹ in der Zeit der Prohibition, als sich die Schwarzen mit Leihgeräten auf ›rent parties‹ und die Weißen in den Hintertürkneipen, den verbotenen ›speak easies‹, amüsierten. Dennoch hatten sie sich nach dem Ende des Alkoholverbotes fest in der amerikanischen Freizeitkultur verankert und gingen als ›juke-boxes‹ einer raschen Blüte entgegen.

Neue Technologien und Werkstoffe, die völlig neue Form- und Oberflächengestaltungen möglich machten, bereiteten in Amerika in den dreißiger Jahren den Boden für eine neue Auffassung von Produktgestaltung, die sich streng am Verbraucher orientierte, das ›consumer engineering‹. Pioniere wie Raymond Loewy, Walter Dorwin Teague, Henry Dreyfuss und Norman Bel Geddes machten das als ›styling‹ verstandene ›industrial design‹ von Produkten zu einem neuen Beruf und einer gestalterischen Grundhaltung, die sich auch im Design von Musikboxen niederschlug. Aus Chrom und Holzfurnieren, die sich zu modischer Wirkung bringen ließen, und aus den neuen Kunststoffen, die man nahezu beliebig formen, färben und hinterleuchten konnte, schufen namhafte Hersteller eine breite Palette von Modellen, die sich mit spektakulären Effekten gegenseitig zu überbieten versuchten.

Dieser Wettbewerb zwischen den großen Namen Wurlitzer, Packard, Seeburg, AMI, Mills und Rock-Ola setzte sich in Amerika auch nach der kriegsbedingten Produktionsumstellung fort. Je mehr sich die Jugend in ihrem Selbstverständnis von ihrer häuslichen Umgebung zu trennen begann und je mobiler sie wurde, desto mehr gehörten die Musikboxen, die wie Heckpartien von Straßenkreuzern und Raumfahrzeugen gestaltet waren, zum notwendigen Inventar der Bars und Diners. Dort konnten Jugendliche die Musik ihrer Idole hören, tanzen, flirten und ihre eigene Welt aufbauen.

In Deutschland wurden Musikboxen erst in der zweiten Hälfte der fünfziger Jahre populär, verloren aber im Laufe der sechzi-

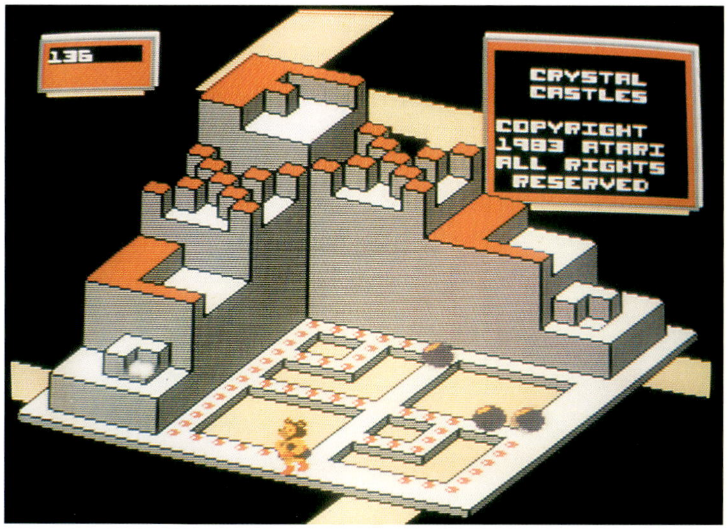

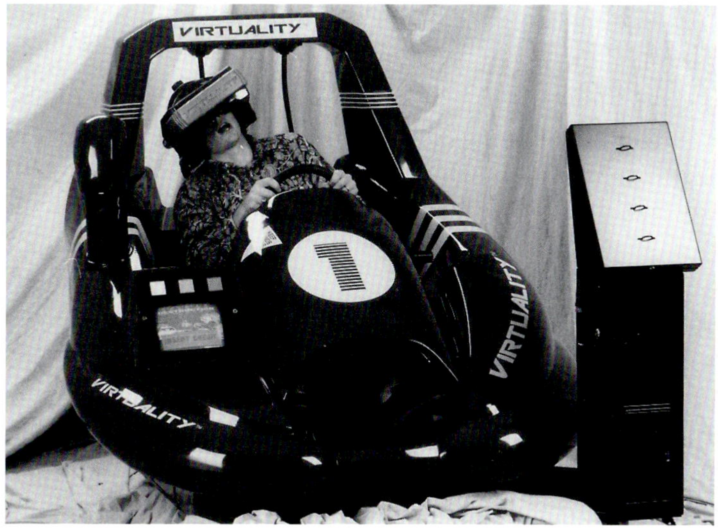

ger Jahre auch schon wieder an Attraktivität, weil Diskotheken und kostengünstige Plattenspieler deren Funktion übernahmen.

Ein gutes Jahrhundert lang haben Münzautomaten den Alltag der Industriegesellschaften bestimmt. Sie waren allgegenwärtig, unübersehbar und für die unterschiedlichsten Zwecke im Einsatz. Und schon verschwinden sie wieder aus dem sichtbaren Teil des gesellschaftlichen Lebens – seit das elektronische Zeitalter angebrochen ist. Dennoch verlieren sie nicht an Wichtigkeit, sie verlieren nur an Sichtbarkeit. Magnetkarten, PIN-Codes und Computerdisplays verraten noch etwas von ihrer Existenz, erinnern uns ab und zu daran, daß wir unser Leben – soweit es vom Geldverkehr bestimmt ist – den selbsttätigen Automaten weitgehend überantwortet haben.

Sie geben uns das bißchen Bargeld, das wir noch brauchen, um eine Fahrkarte oder einen Parkschein zu erstehen. Sie übernehmen die Buchung von Flugreisen, machen weltweit Einkäufe möglich, überprüfen gar die Zutrittsberechtigung zur weltweiten Kommunikation via Internet. Und spätestens dort verschmelzen die vielen einzelnen Automatenwelten der Vergangenheit zu einer großen virtuellen Realität, in der sich jeder Mensch per Mausklick von einem Lebensbereich zum anderen bewegt – vom Kiosk zur Bank, von der Bibliothek zum Forum, vom Theater ins Casino.

Computerspiele der Gegenwart

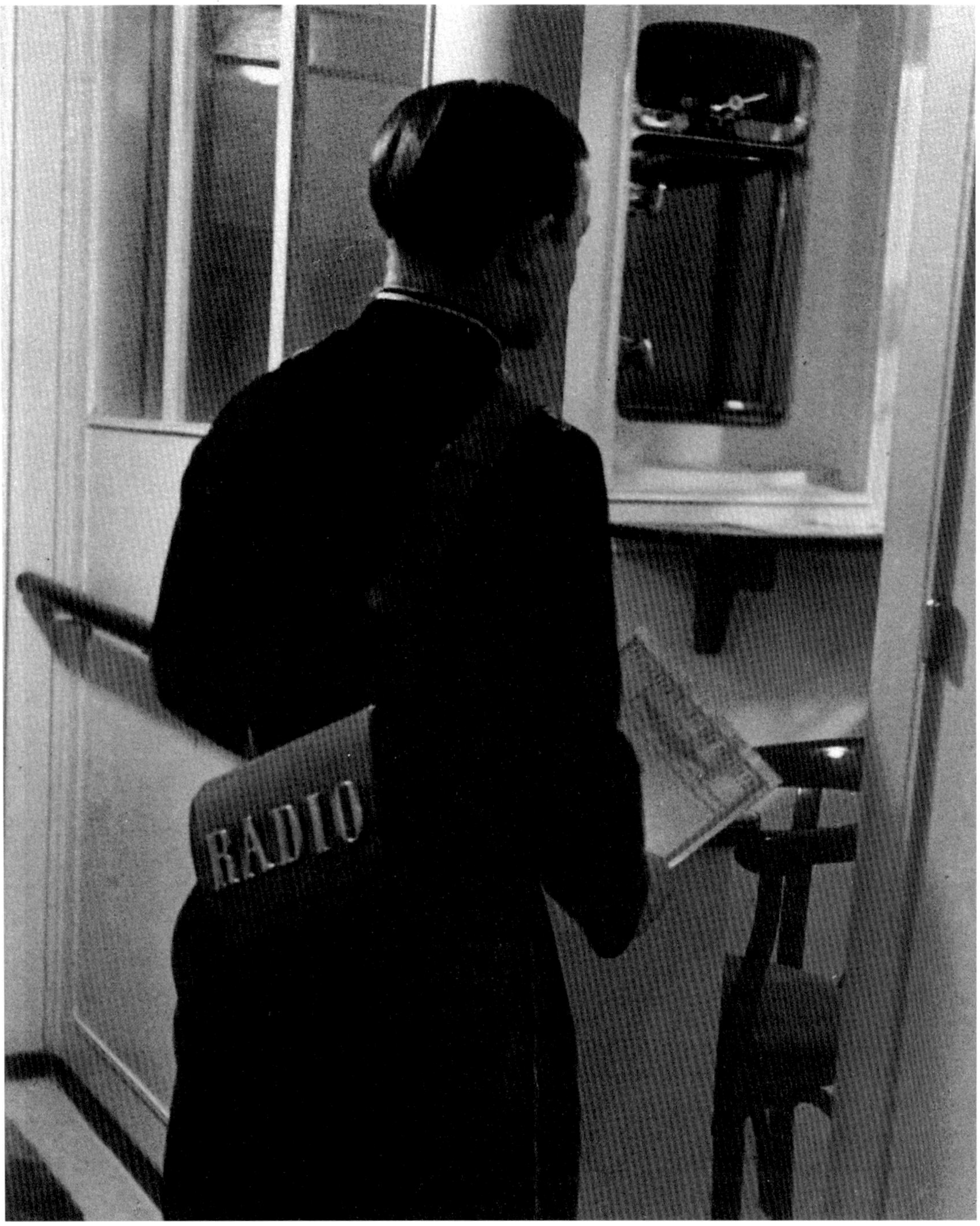

MÜNZFERNSPRECHER

1899 wurden in Berlin die ersten hundert Münztelephone versuchsweise in Betrieb genommen. Fünf Jahre später zählte man im gesamten Reichspostgebiet schon sieben mal so viele ›Straßenbeichtstühle‹, 1910 waren es bereits 1 671. Zunächst fand man sie vornehmlich in Gaststätten und Geschäften. Dort wurden sie kostenlos angeschlossen, wenn sich die Inhaber verpflichteten, die Apparate zu beaufsichtigen und sie jedem zugänglich zu machen. Ohne Vermittlung konnte man erst nach dem Ersten Weltkrieg aus den öffentlichen Fernsprechautomaten telefonieren und dem nachgehen, was 1941 amtlicherseits als »Befriedigung des Sprechbedürfnisses« bezeichnet wurde.

Münztelephon,
USA, 1898,
(26 x 70 x 24)

Telegrammbote auf einem Passagierschiff des Norddeutschen Lloyd, Hans Engelmeyer, dreißiger Jahre

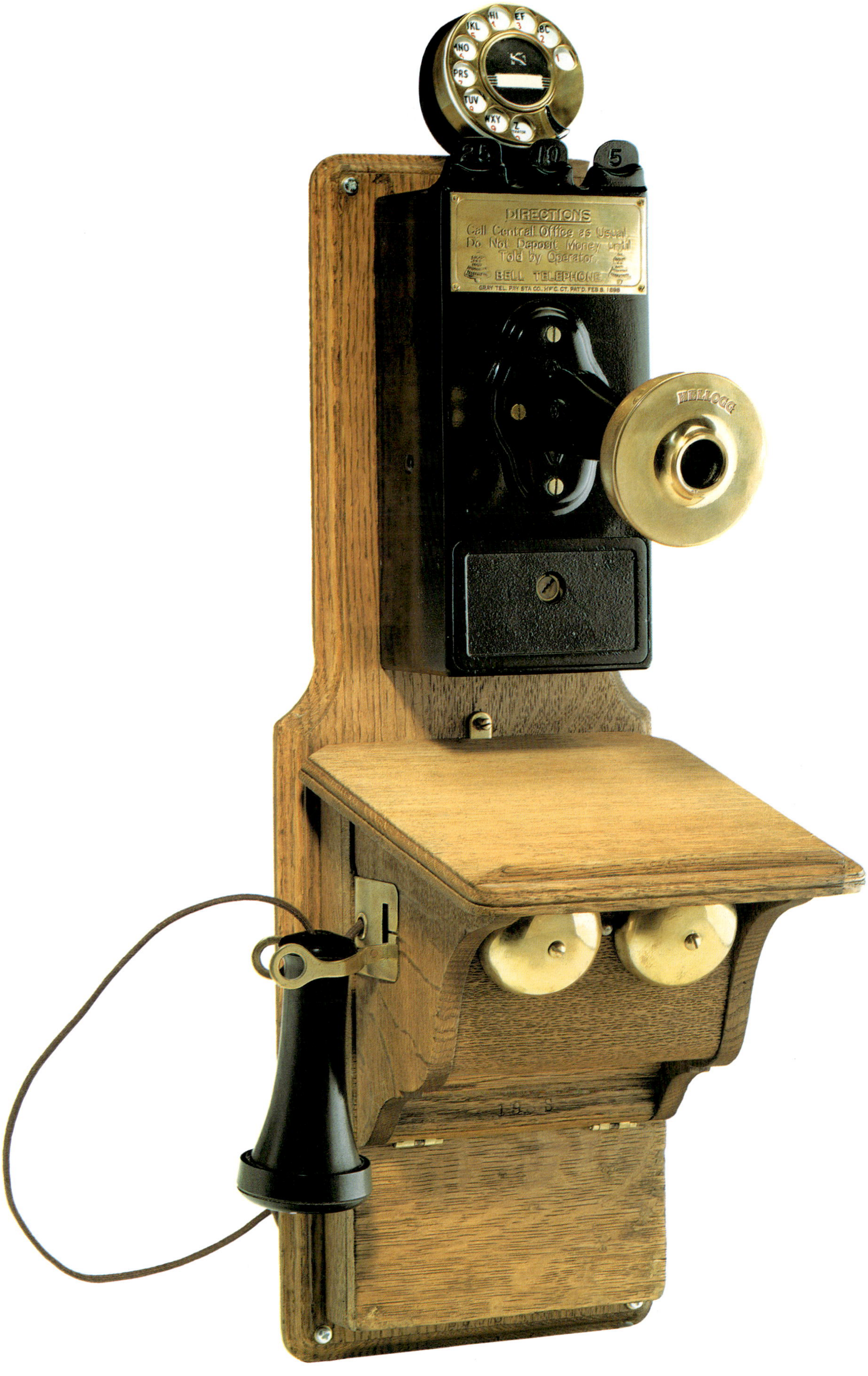
25
10
5
DIRECTIONS
Call Central Office as Usual.
Do Not Deposit Money until
Told by Operator.
BELL TELEPHONE

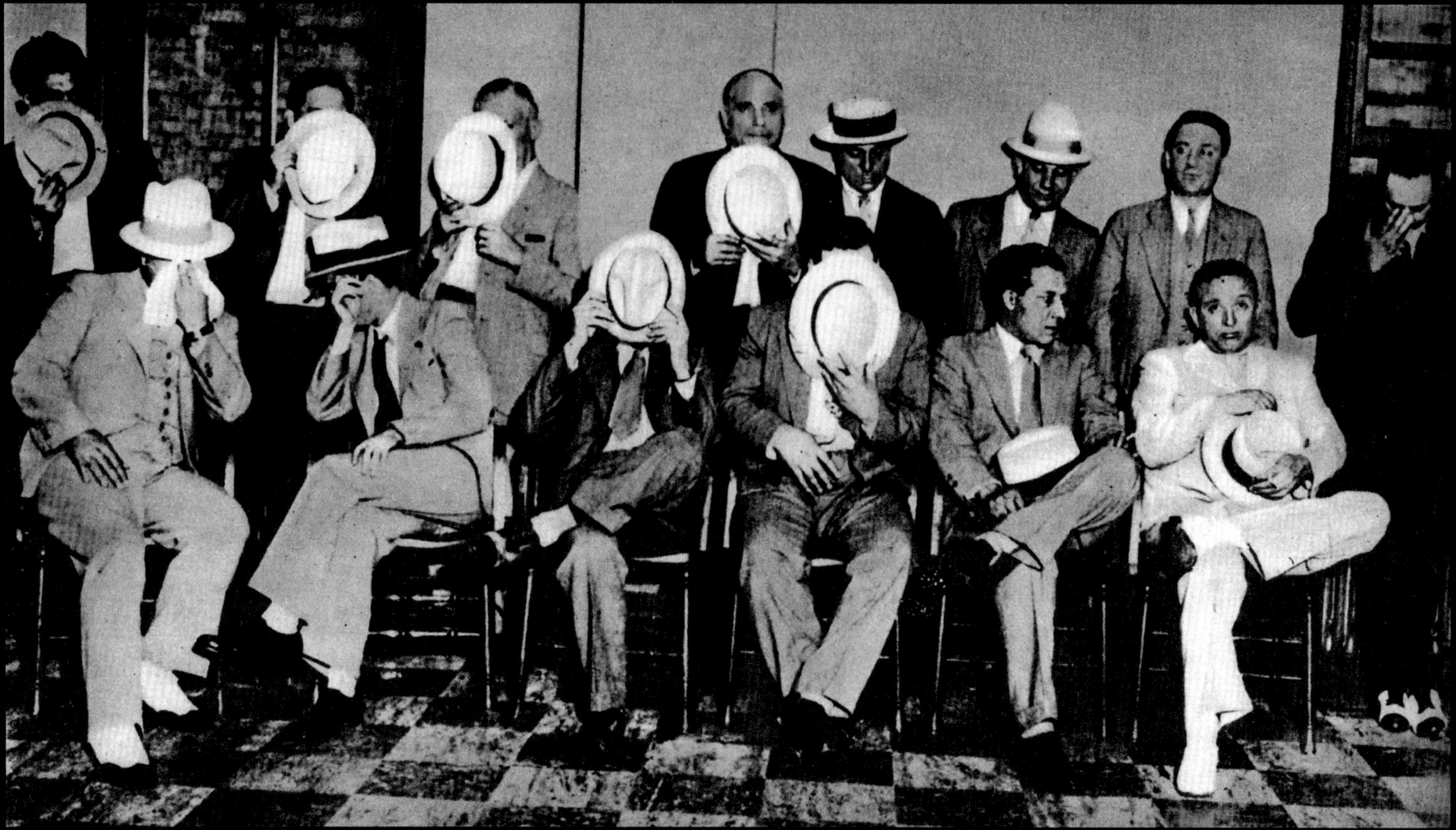

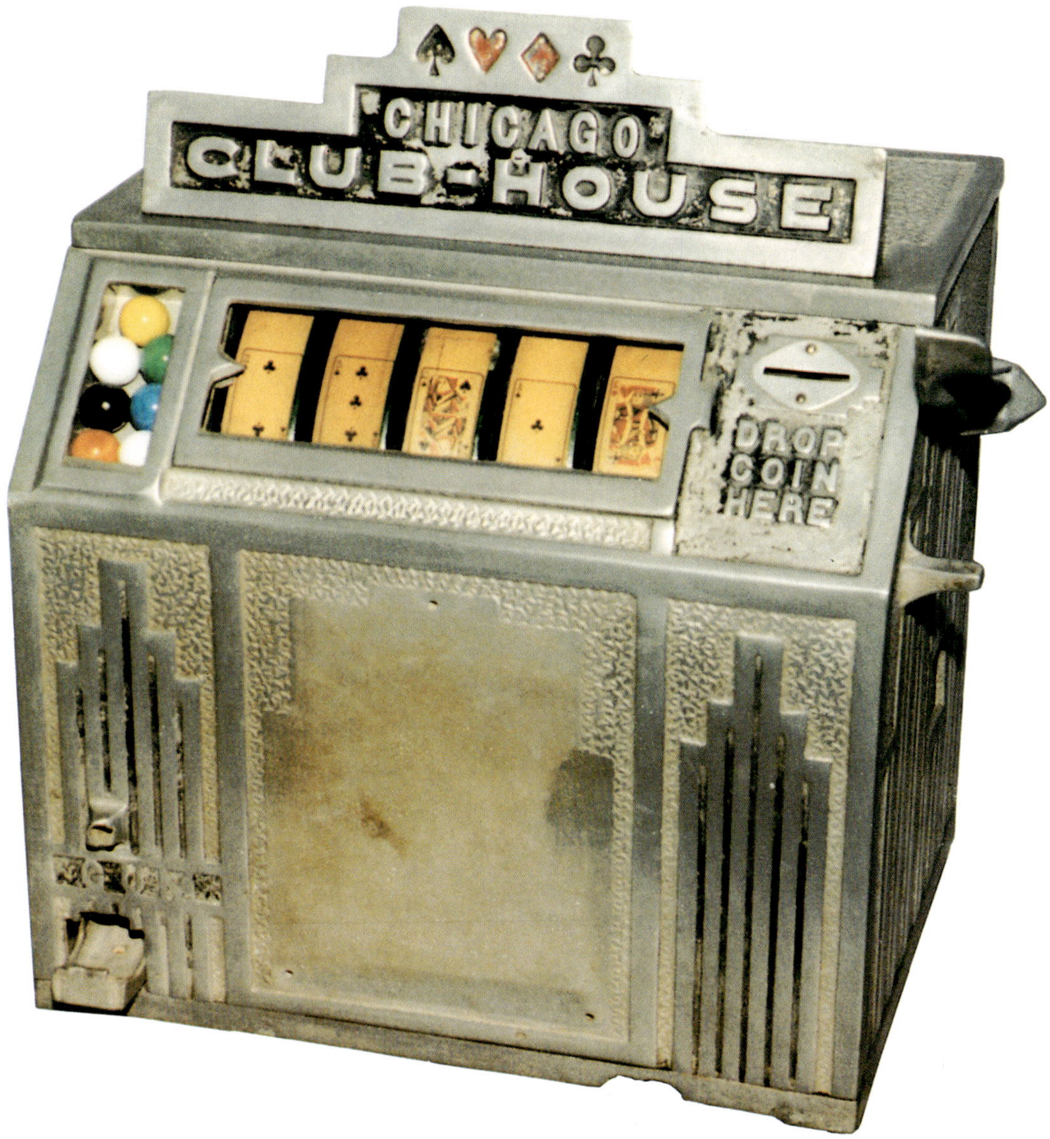
CHICAGO
CLUB-HOUSE
DROP
COIN
HERE

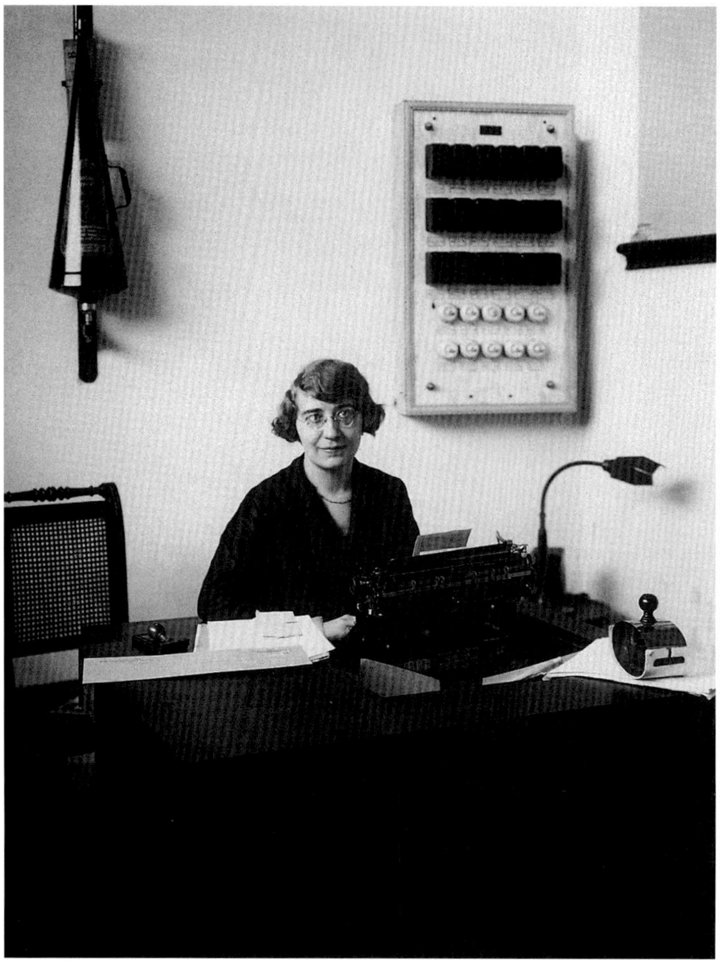

PARFÜM

Dem gestiegenen Bedürfnis nach Körperpflege und Kosmetik entsprachen nach der Jahrhundertwende zahlreiche Unternehmen. Mit ihren Produkten hatten sie zwischen den Weltkriegen teilweise große Verkaufserfolge.

Schon 1895, wenige Jahre nach der Erfindung des Münzautomaten, hatte die Deutsche Automaten-Gesellschaft Stollwerck & Co. Flüssigkeitsautomaten entwickelt, mit denen sich Parfüms verkaufen ließen. Für sie gab es erhöhte Nachfrage, als Frauen, zunehmend berufstätig geworden, selbstbewußter in der Öffentlichkeit auftraten.

Dank der Duftspender konnte sich die Dame, die ihr Parfüm vergessen hatte oder keines besaß, in den Toiletten von Bahnhöfen, Theatern oder Cafés für zehn Pfennige das Taschentuch oder sich selbst parfümieren lassen. Zur Auswahl standen mehrere Wohlgerüche, die im Inneren des Gerätes aus Flaschen gepumpt und durch Düsen versprüht wurden. So spielte auch der Münzautomat eine Rolle in der »Lehre vom Kosmos des Weibes« – Karl Kraus' Definition für ›Kosmetik‹.

Duftspender,
W. Seeger AG,
ab 1920
(37 x 60 x 14)

Sekretärin,
August Sander,
Köln, um 1930

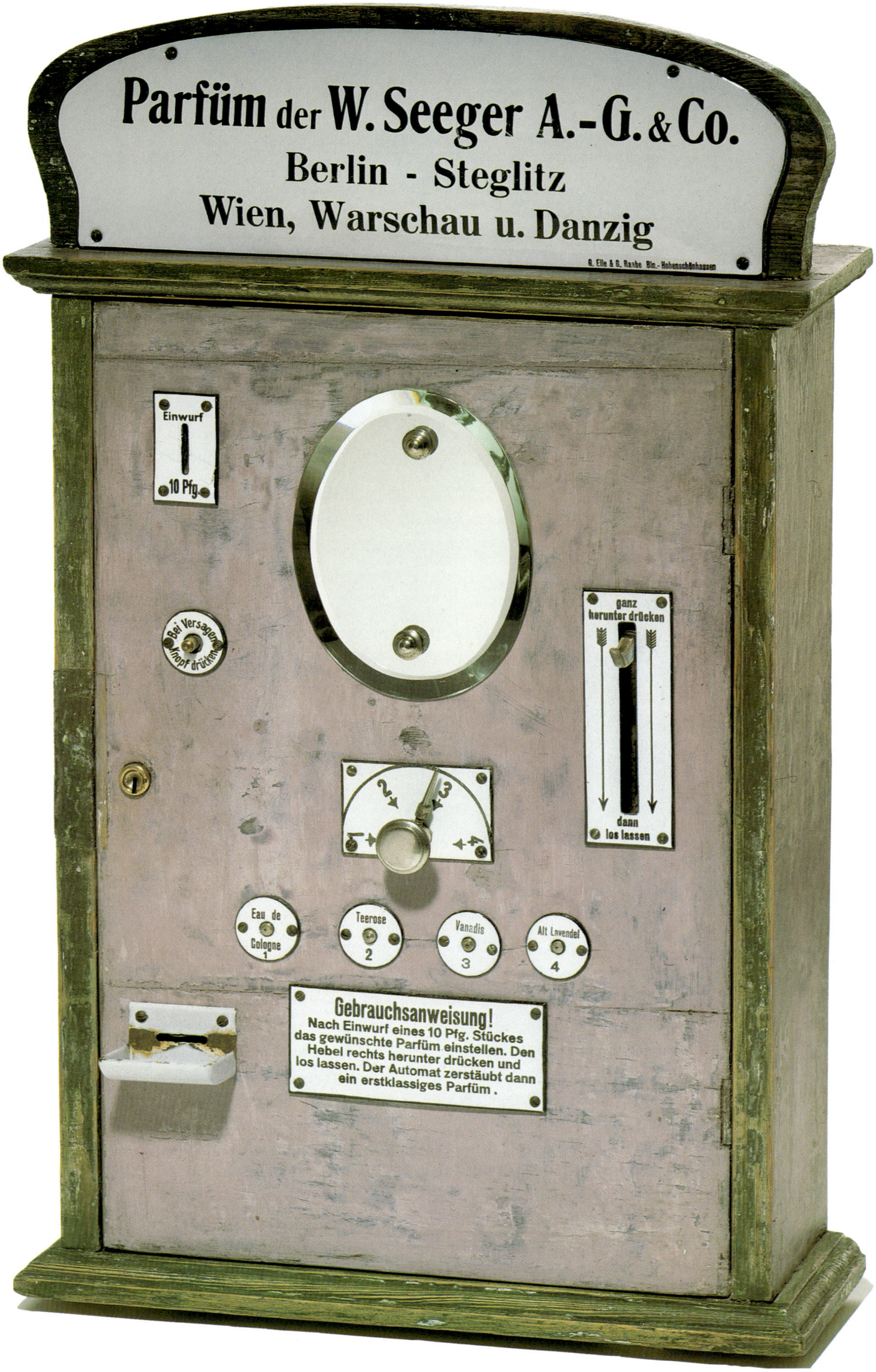
Parfüm der W. Seeger A.-G. & Co.
Berlin - Steglitz
Wien, Warschau u. Danzig
Einwurf
10 Pfg.
Bei Versagen Knopf drücken
ganz herunter drücken
dann los lassen
Eau de Cologne 1
Teerose 2
Vanadis 3
Alt Lavendel 4
Gebrauchsanweisung!
Nach Einwurf eines 10 Pfg. Stückes das gewünschte Parfüm einstellen. Den Hebel rechts herunter drücken und los lassen. Der Automat zerstäubt dann ein erstklassiges Parfüm.

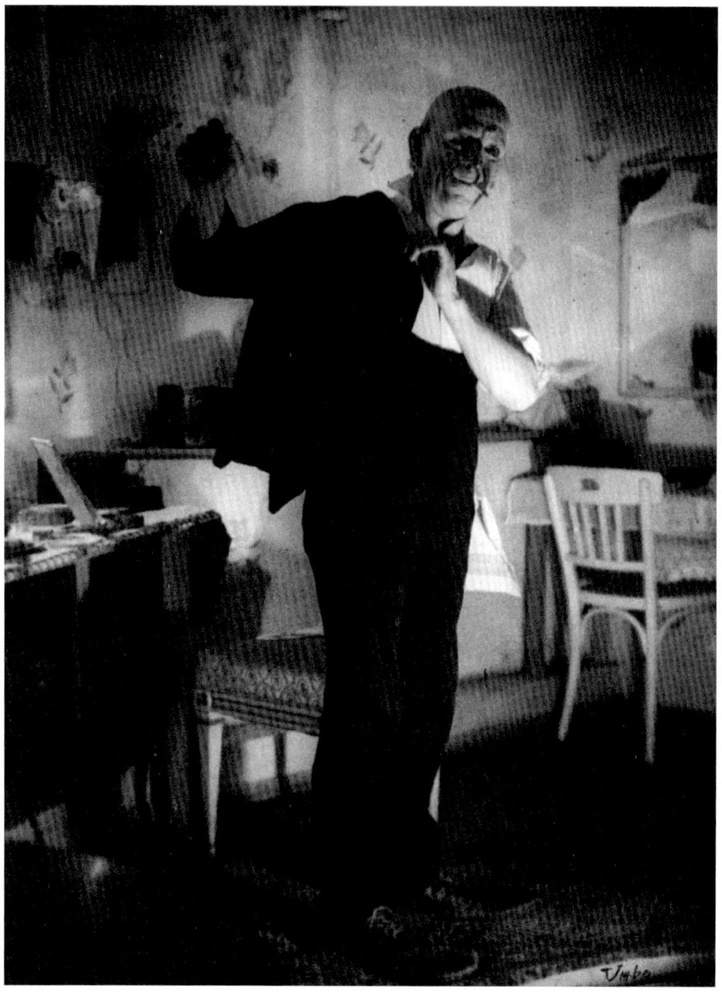

PILWIN PLAY

Die Welt der Clowns gehört zum Glücksspiel wie das Pech zum Spielvergnügen. Nur wer sich ab und zu die Narrenkappe der Unvernunft tief über die Augen zieht, kann die Enttäuschungen ertragen, die das Glücksspiel zuweilen mit sich bringt. Seit Komödianten auf den Jahrmärkten in ihre Gegenwelt des Irrationalen einladen, sind sie die besten Freunde der Spieler und der Verlierer.
So haben Bajazzos und Pilwins, Clowns und drollige Gestalten auch in die Automatenwelten Eingang gefunden. Dort machen sie – für eine mehr oder weniger lange Weile – Verstandesmenschen zu Spielern und Spieler zu Narren. Wieder und wieder üben sie sich darin, mit einem Hut einen Ball zu fangen oder eine Kugel auf spiralförmiger Bahn in einen geöffneten Mund zu schleudern. Selten gelingt es. Viel Geld muß springen. Doch was zählt schon Geld, wenn es zu vergessen gilt, daß allein Geld zählt ?

Kugelschleuder-Automat,
Bryans Works,
Kegworth Derby,
England, 1930
(48 x 64 x 18)

Jetzt wird der Grock-Rock angezogen – Clown Grock, Otto Umbehr, 1929

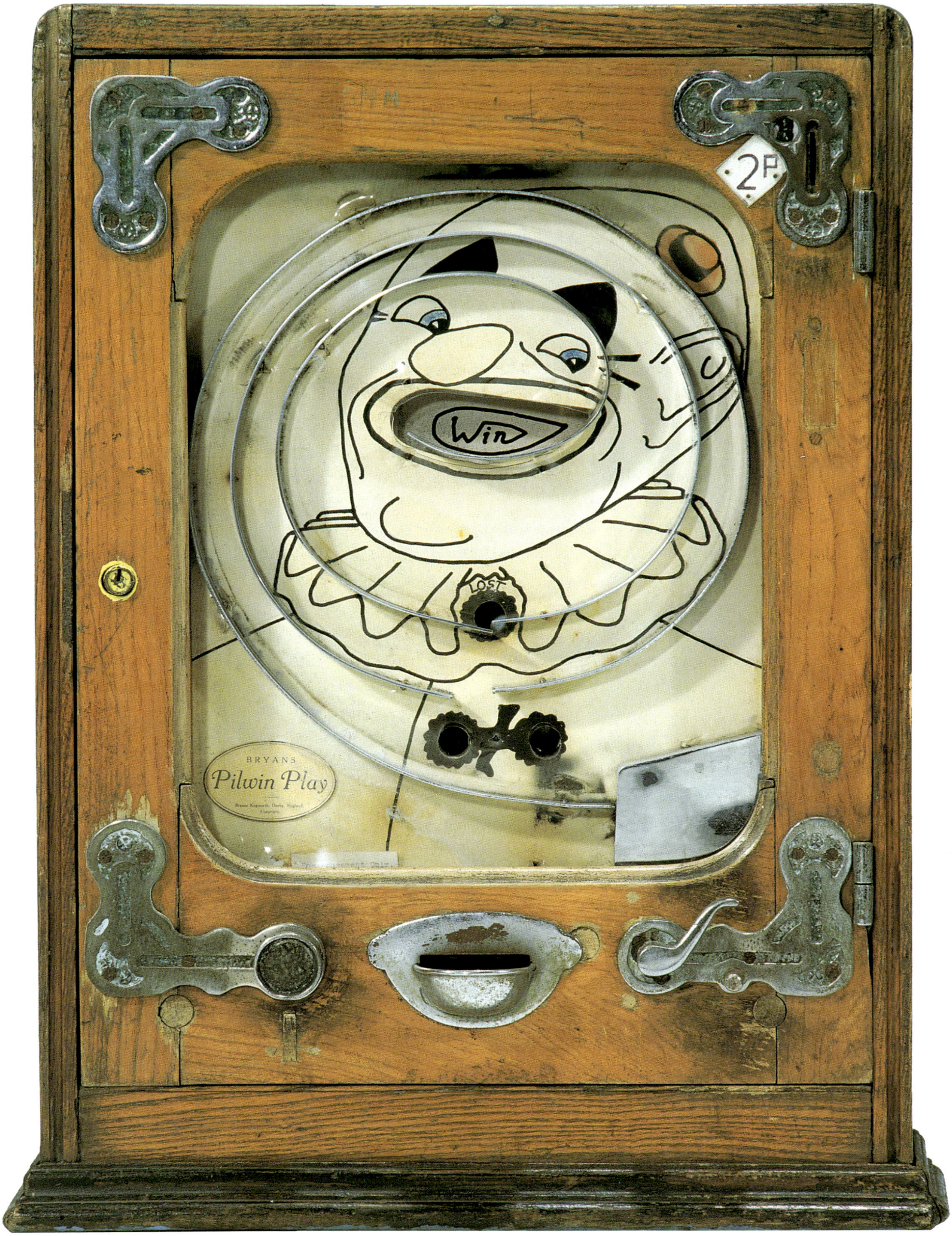
2P
Win
LOST
BRYANS
Pilwin Play

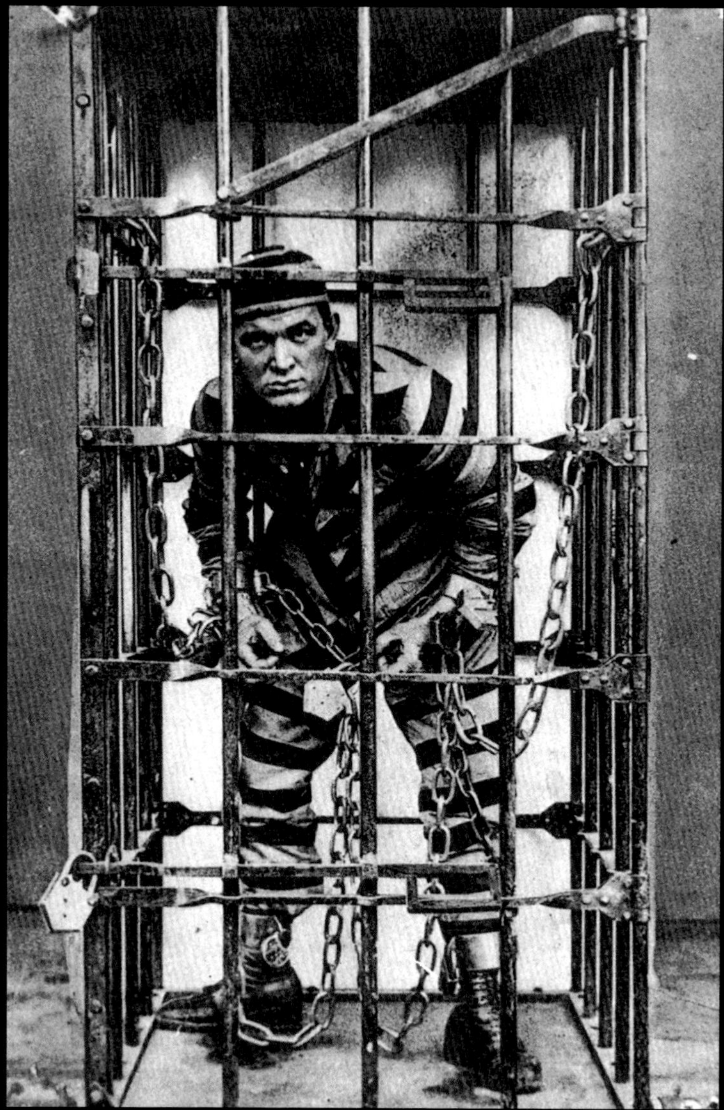

SICHERE DEIN FAHRRAD

»Seh' ich weg von dem Fleck, ist der Überzieher weg.« Dieses Grundproblem menschlichen Besitzstandes, das der Kabarettist Otto Reutter in den zwanziger Jahren in seinem berühmten Couplet eingängig beschrieb, hatte schon Jahrzehnte zuvor der Erfinder vor Augen, der 1894 einen »Selbstkassierenden Verschlußhaken für Kleider, Hut und Stock zum Patent angemeldet hatte. Doch erst in den unsicheren Zeiten zwischen den Weltkriegen gab es wirklich Bedarf an solchen Verschlußautomaten. Fahrräder, derer sich mittlerweile auch Frauen selbstverständlich und massenhaft bedienten, waren zum wichtigsten Verkehrsmittel insbesondere in den Großstädten geworden. Was ein Jahr lang die Benutzung von Untergrund- und Trambahnen kostete, entsprach in etwa dem Anschaffungspreis eines Fahrrades. Das Fahrrad – ein preiswertes Fortbewegungsmittel also, aber dennoch ein kostbares Gut.

Fahrradschlösser, Guri Schloßfabrik, Dresden, um 1930 (150 x 135 x 78)

Der Schweizer Entfesselungskünstler Pius Buser, zwanziger Jahre

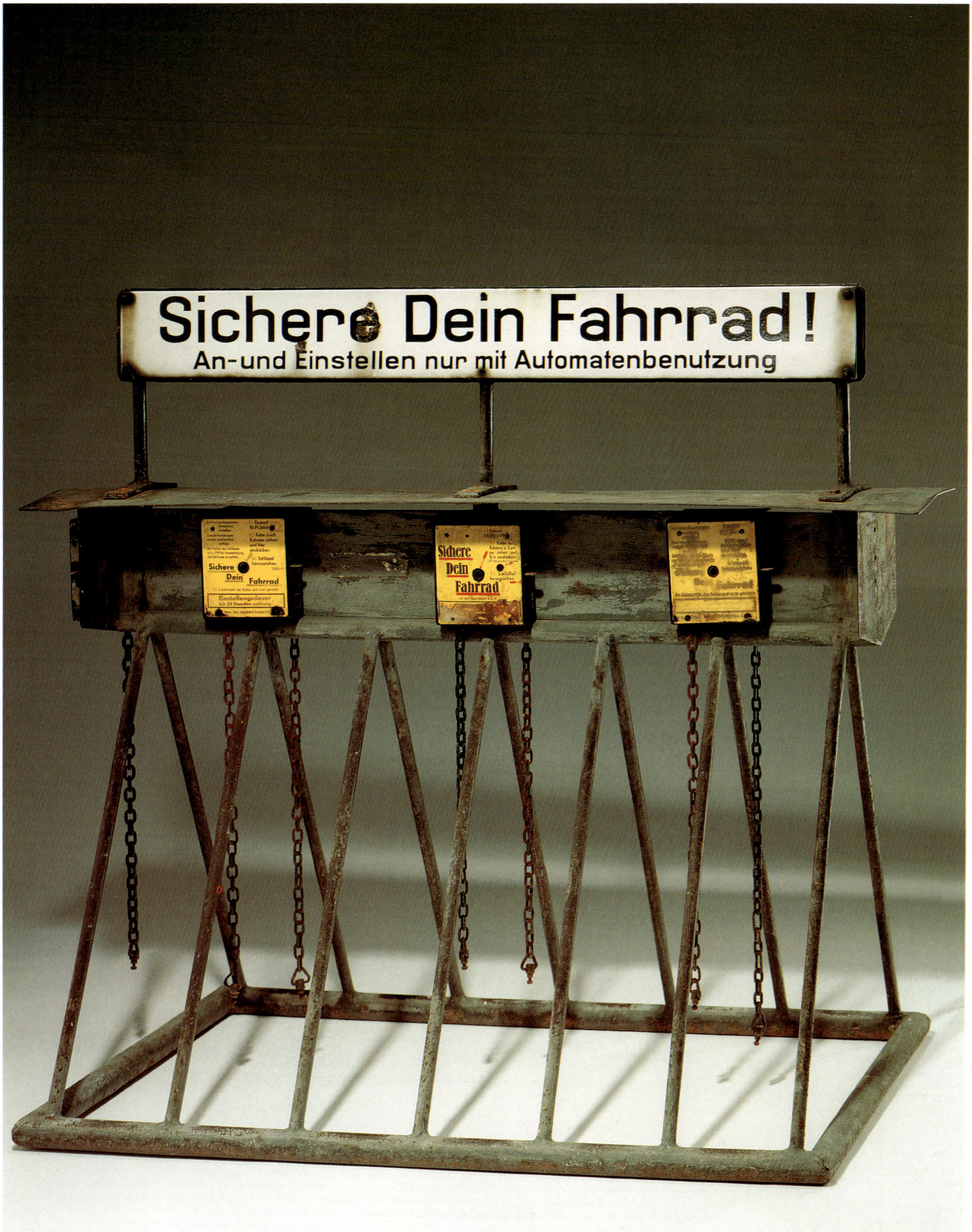
Sichere Dein Fahrrad!
An-und Einstellen nur mit Automatenbenutzung

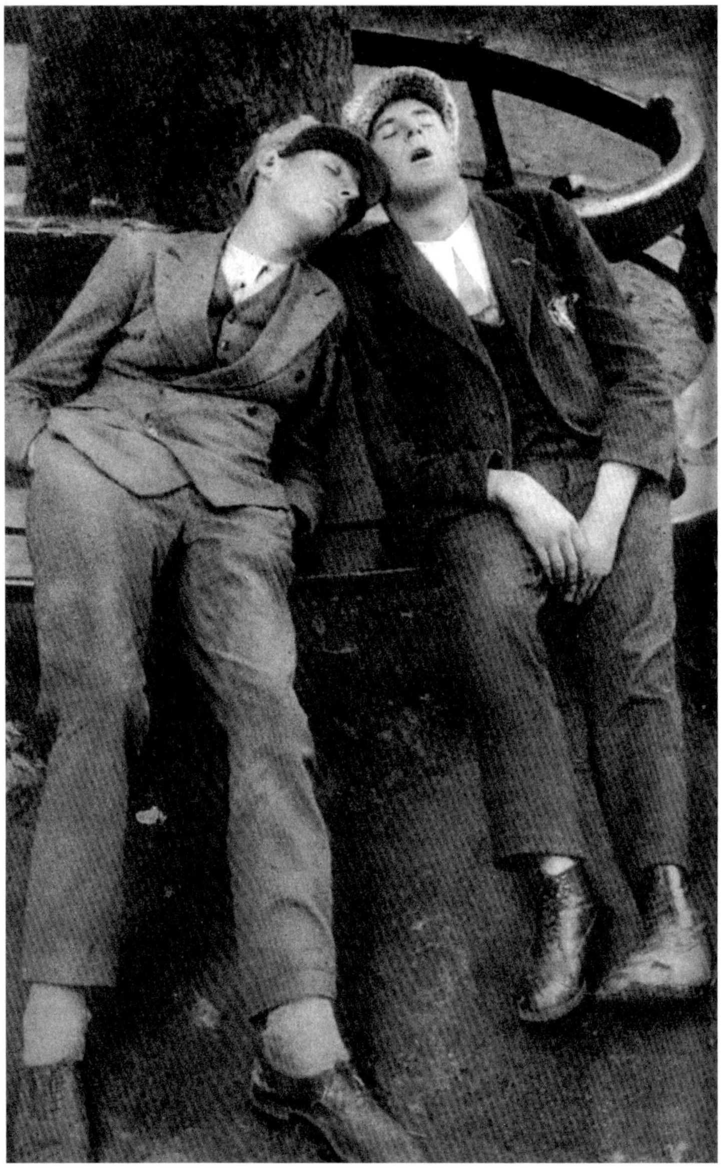

THE TWINS

In den frühen dreißiger Jahren, in der Zeit der Weltwirtschaftkrise, hatten Väter allen Grund, sich um die Ernährung ihrer Kinder zu sorgen. Vielfach mögen ihnen Pubs und Bars als die richtigen Orte erschienen sein, um ihre Sorgen um Arbeitslosigkeit, sozialen Abstieg und familiäre Katastrophen herunterzuspülen. Ob allerdings das wetteifernde Entleeren von Milchflaschen zur Erhellung oder zumindest zur Entspannung beigetragen hat, bleibt ungeklärt. Fest steht nur, daß skurrile englische Automatenspiele wie dieses äußerst selten waren und gewiß nur von wenigen Spielern frequentiert wurden.

Um-die-Wette-Kurbelautomat, British Automatic Co., London, 1930 (61 x 167 x 53)

Nickerchen, Anfang der dreißiger Jahre

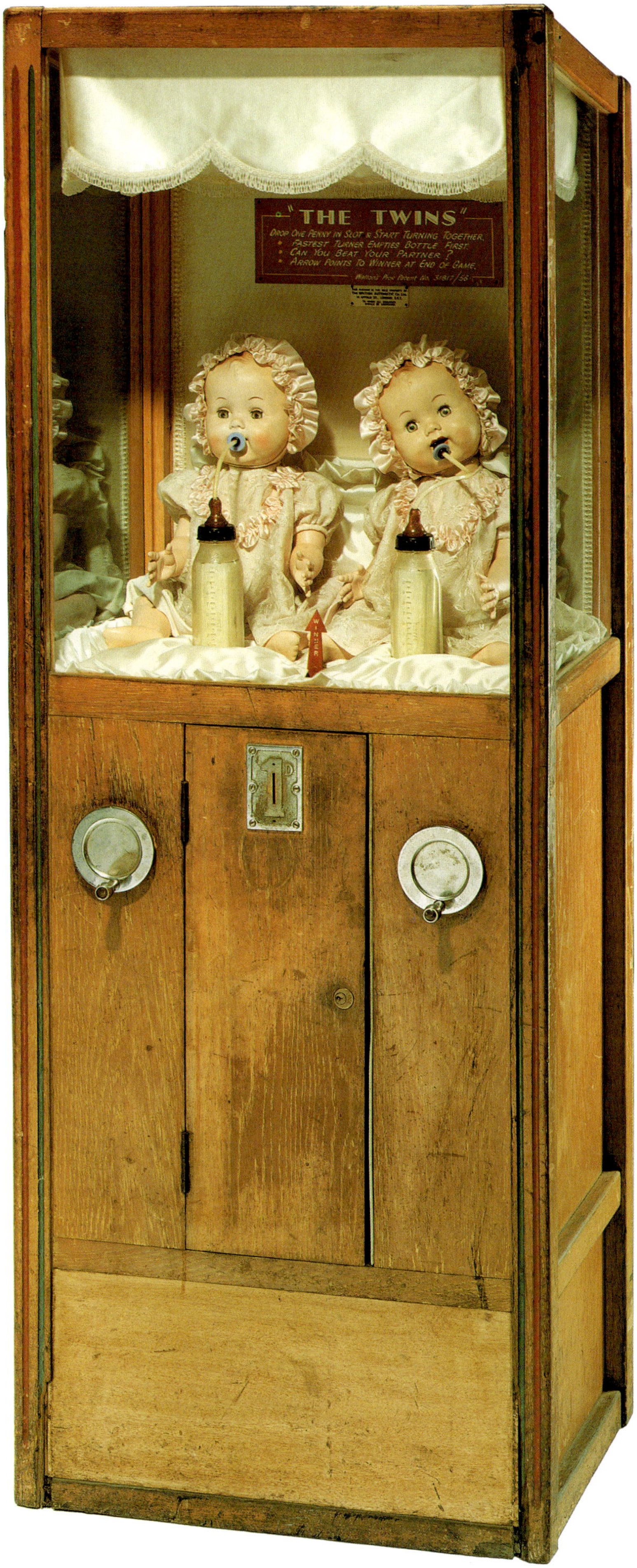
"THE TWINS"
DROP ONE PENNY IN SLOT & START TURNING TOGETHER.
FASTEST TURNER EMPTIES BOTTLE FIRST.
CAN YOU BEAT YOUR PARTNER ?
ARROW POINTS TO WINNER AT END OF GAME.

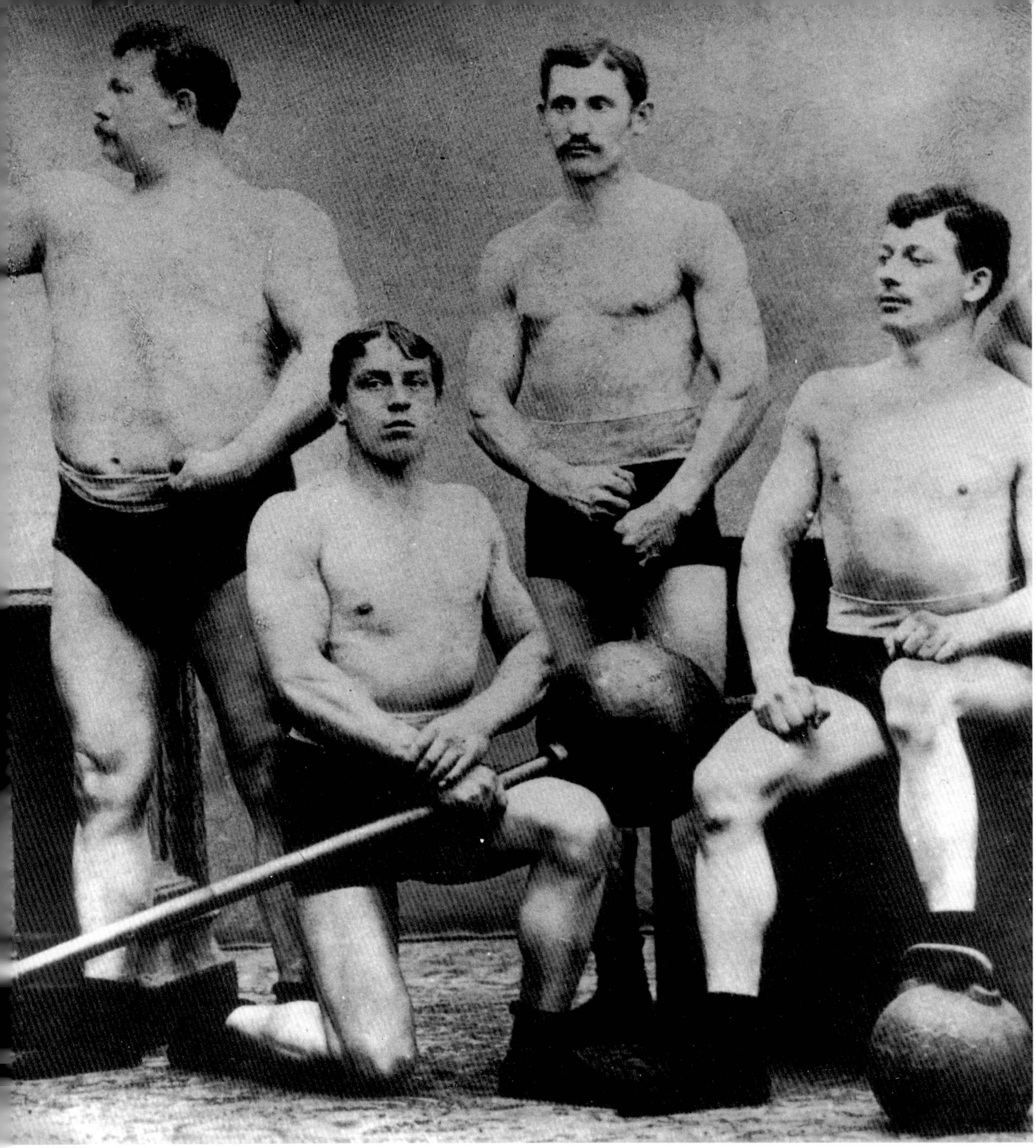

PULL TIGER´S TAIL

Befremdlich wirkt ein Mann im Allgemeinen dann, wenn er sich ausgerechnet im Rudel seiner Geschlechtsgenossen auf die Suche nach sich selbst begibt und dabei das Tier in sich entdeckt. Das geschieht zum Beispiel, wenn ihm auf einem Jahrmarkt ein in Aluminium gegossenes, tigerähnliches Wesen in Verbindung mit einer technischen Anzeige begegnet. So etwas fordert das Tier im Manne heraus, sich zu messen – sowohl mit dem fremden Wesen als auch mit den eigenen Artgenossen. So zerrt man(n) dem Tiger kräftig am Schwanz. Der hingegen hat seinen Kopf bis weit über die Grenzen des anatomisch Möglichen gedreht – ob aus gestalterischem Unvermögen seines Schöpfers oder aus Befremdnis über derart menschliches Verhalten.

Automatischer Kräftemesser, Exhibit Suppley, Chicago, 1928 (78 x 160 x 52)

Athlet Milcker und seine Kraftsportfreunde aus dem Ruhrgebiet, um 1900

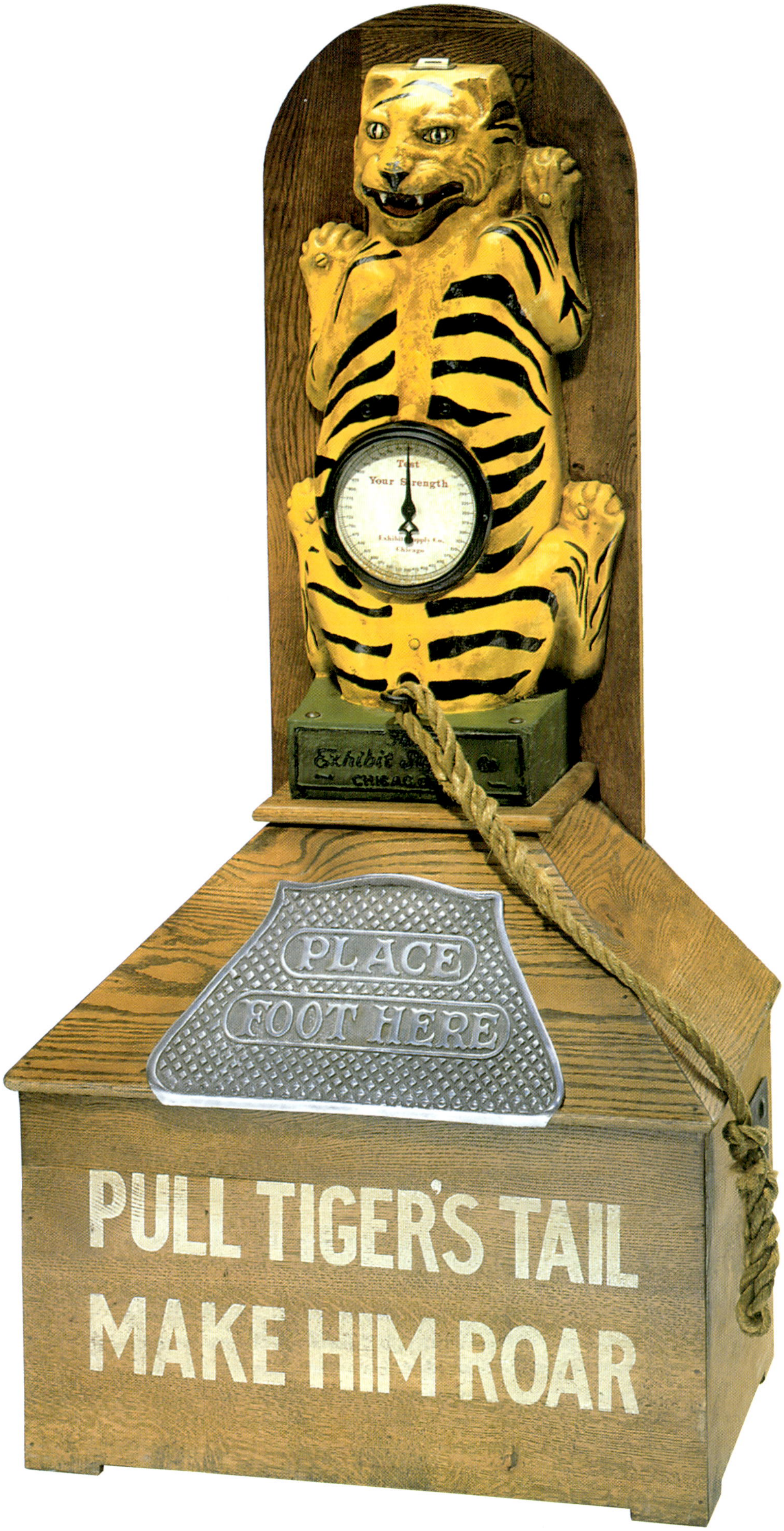
Test
Your Strength
PLACE
FOOT HERE
PULL TIGER'S TAIL
MAKE HIM ROAR

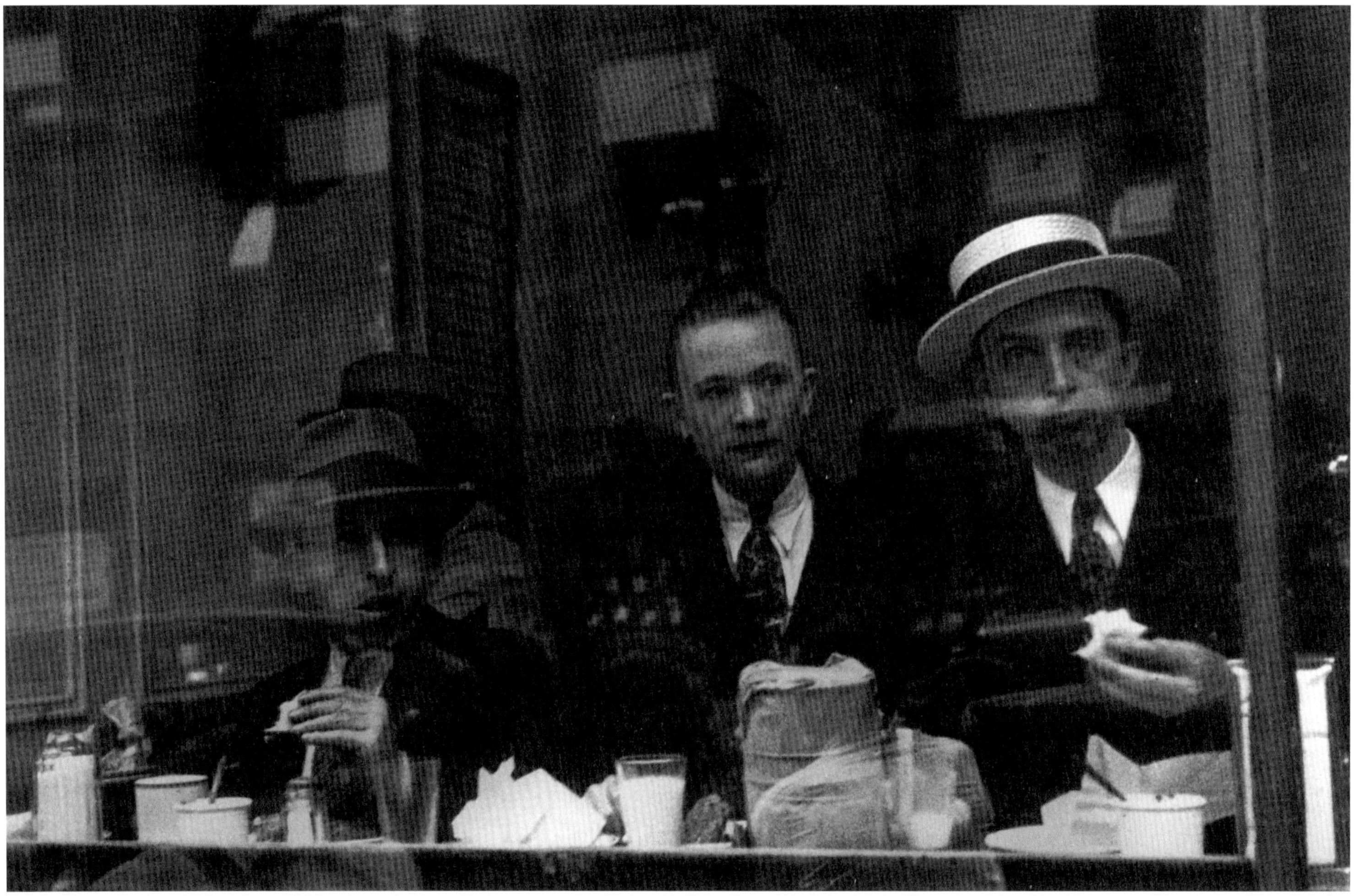

HAVE YOUR SHOES CLEANED

Die ersten Patente für »selbsttätig wirkende Schuhreinigungs-Maschinen« wurden in Deutschland schon 1888 erteilt. Dennoch setzten sich nur in englischsprachigen Ländern Schuhputzautomaten schon früh durch. Sich die Schuhe in der Öffentlichkeit reinigen zu lassen, mag in Deutschland als zu intim empfunden worden sein. Ohnehin hatten blank geputzte Stiefel und Schuhe hierzulande eine so große und geradezu kulturtragende Bedeutung, daß man sich ihrer Pflege lieber im Privaten hingab. Für derlei Überlegungen hatte man in der schnellen amerikanischen Gesellschaft keine Zeit. Im Gegenteil: In der durch den ›shoe buffer‹ gewonnenen Zeit könnte man möglicherweise, mit geputzten Schuhen, ein gutes Geschäft tätigen. Time 's money!

Schuhputzautomat,
Automatic Shoe
Shiner Corp.,
New York,
dreißiger Jahre
(43 x 100 x 43)

New Yorker Imbiß,
Walker Evans, 1930

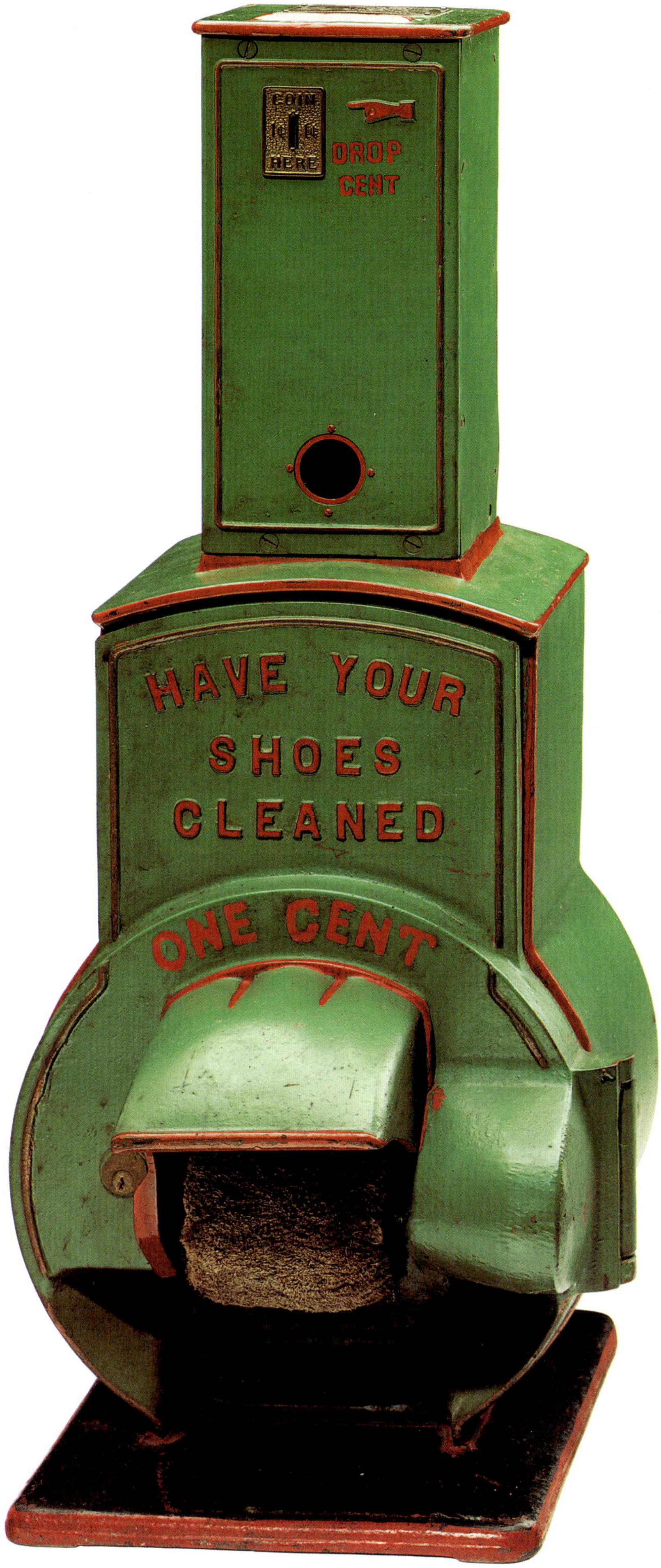
COIN 1¢ 1¢ HERE
DROP CENT
HAVE YOUR SHOES CLEANED
ONE CENT

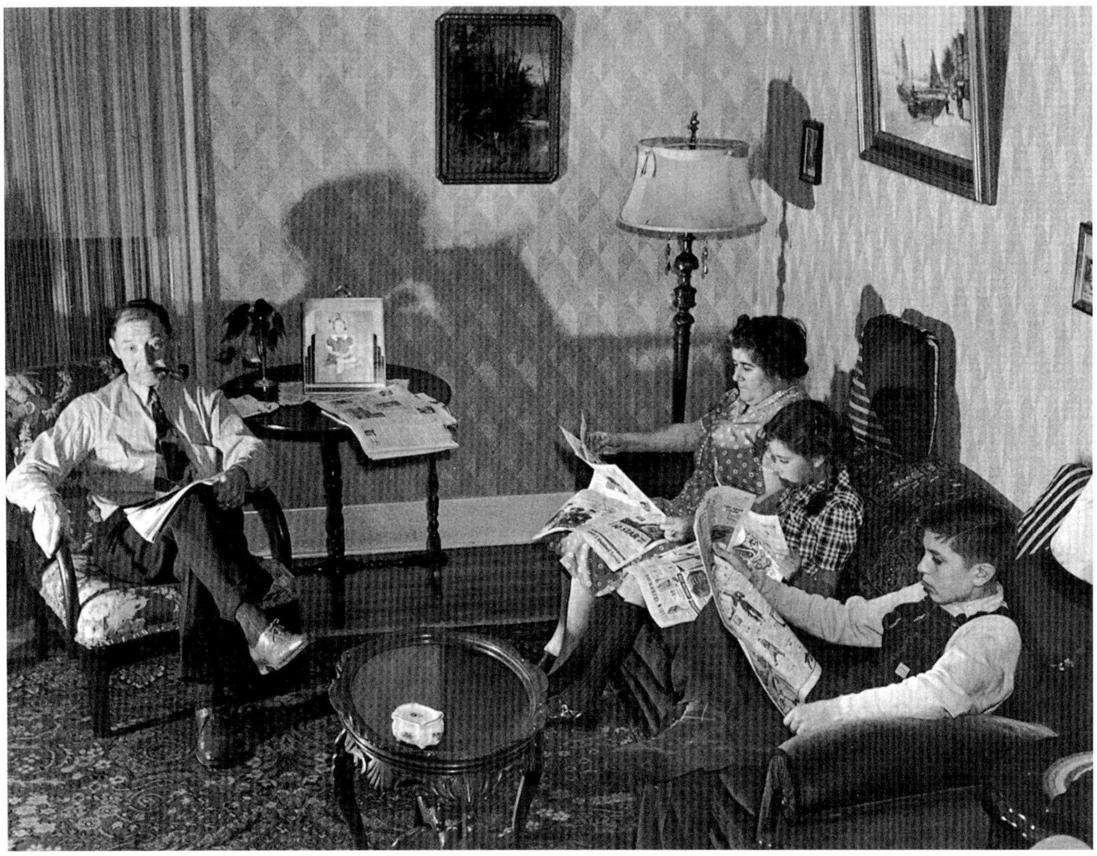

ROL-A-TOP

Nach der Zeit der Prohibition, als Spielautomaten nicht länger maskiert werden mußten, um sie dem Zugriff des Gesetzes zu entziehen, durften die amerikanischen Designer endlich deren wahres Wesen unverstellt zeigen. Eine solche ›slot-machine‹, die nicht nur im klimpernden Klang der Münzen, sondern auch in ihrer Form die Sprache (des Geldes) spricht, die alle verstehen, ist die in dieser Zeit sehr populäre *ROL-A-TOP*. Aus einem Füllhorn, das sich um die kreisförmige Anzeige der gesetzten Münzen windet, fließt der Münzenreichtum dem Spieler als ›geprägte Freiheit‹ entgegen, als die das amerikanische Wappentier, der Adler, über dem Jackpot thront.
Welcher ›brave citizen‹ könnte da nicht in Versuchung geraten ?

Glücksspielautomat, Watling Manufacturing Co., Chicago, 1936 (40 x 66 x 43)

Der Handelsreisende L.M. Schulstad bei seiner Familie in Aberdeen/South Dacota, John Vachon, 1940

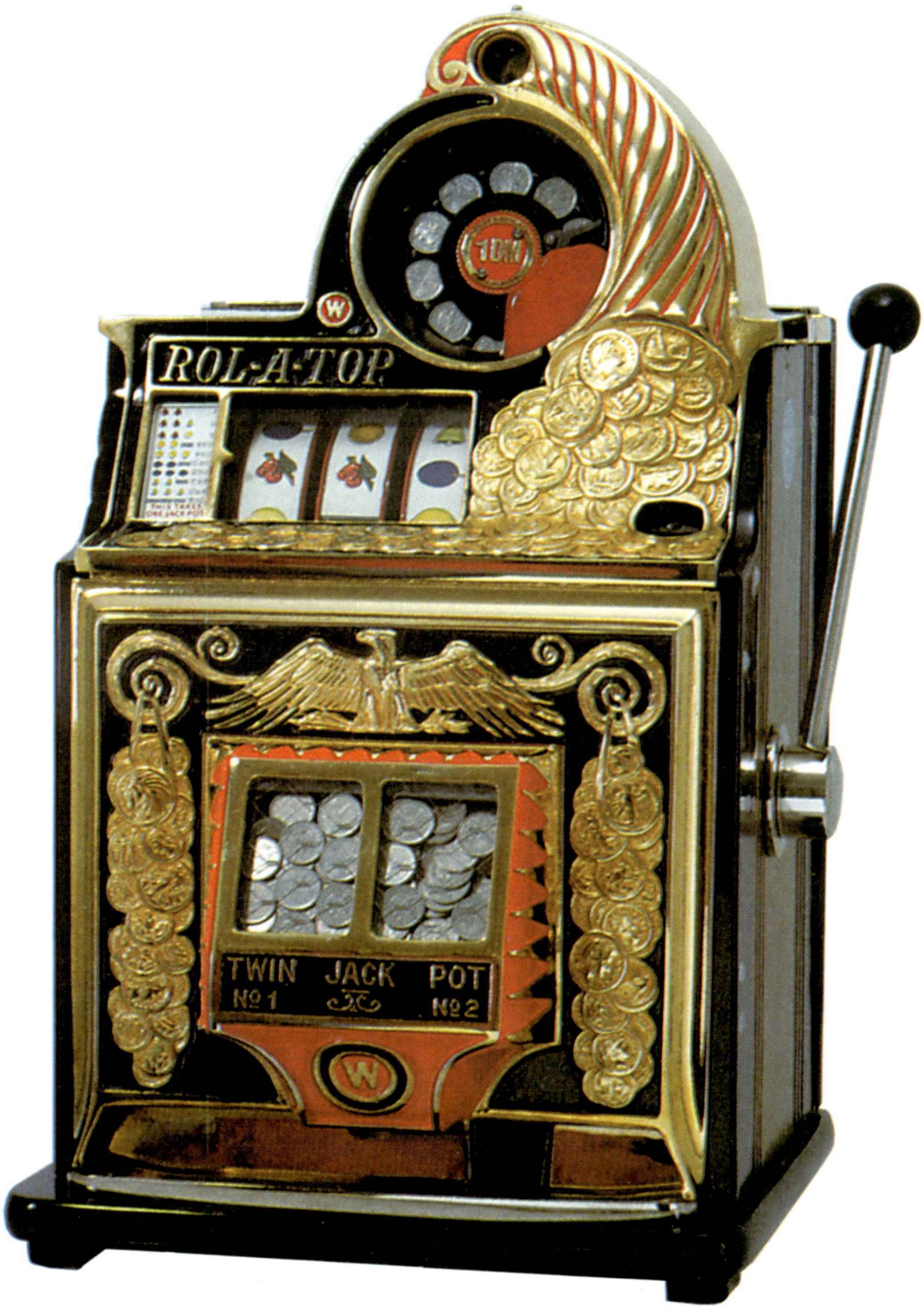
ROL-A-TOP
TWIN JACK POT
Nº1 Nº2

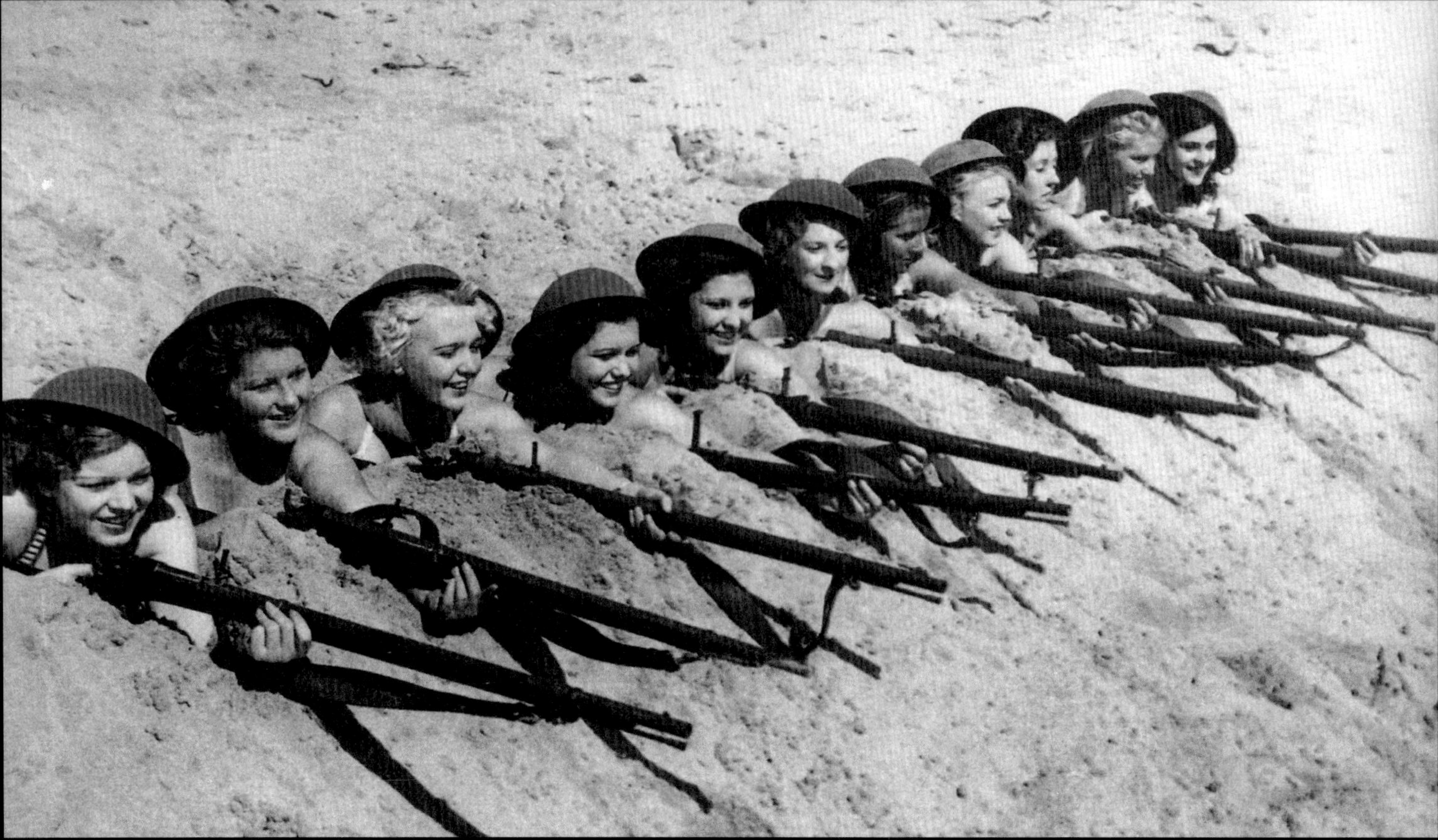

FERNSICHT-SCHIESSTAND DEUTSCHLAND

Münzen, Licht und Kugeln waren in den Schießautomaten die Munition, mit der seit 1890 vornehmlich Männer ihre Zielsicherheit beweisen konnten. Vergnügliches hatten solche automatischen Schießstände schon damals nicht, als sie thematisch noch der Jagd oder dem Wilden Westen gewidmet waren. In einen ebenso eindeutigen wie bedrohlichen Zusammenhang gerieten sie in den dreißiger Jahren, als in Deutschland die Angriffslust wuchs. Vielsagend wurde der *Fernsicht-Schießstand Deutschland* in Fachzeitschriften als »Bomben-Schlager« beworben und das Modell *Iltis* im Einsatz in einer SA-Gaststätte gezeigt.

Schießautomat, Automatenfabrik Franz Hecker, Paderborn, 1935 (140 x 165 x 100)

Amazonen-regiment in Kalifornien, 1937

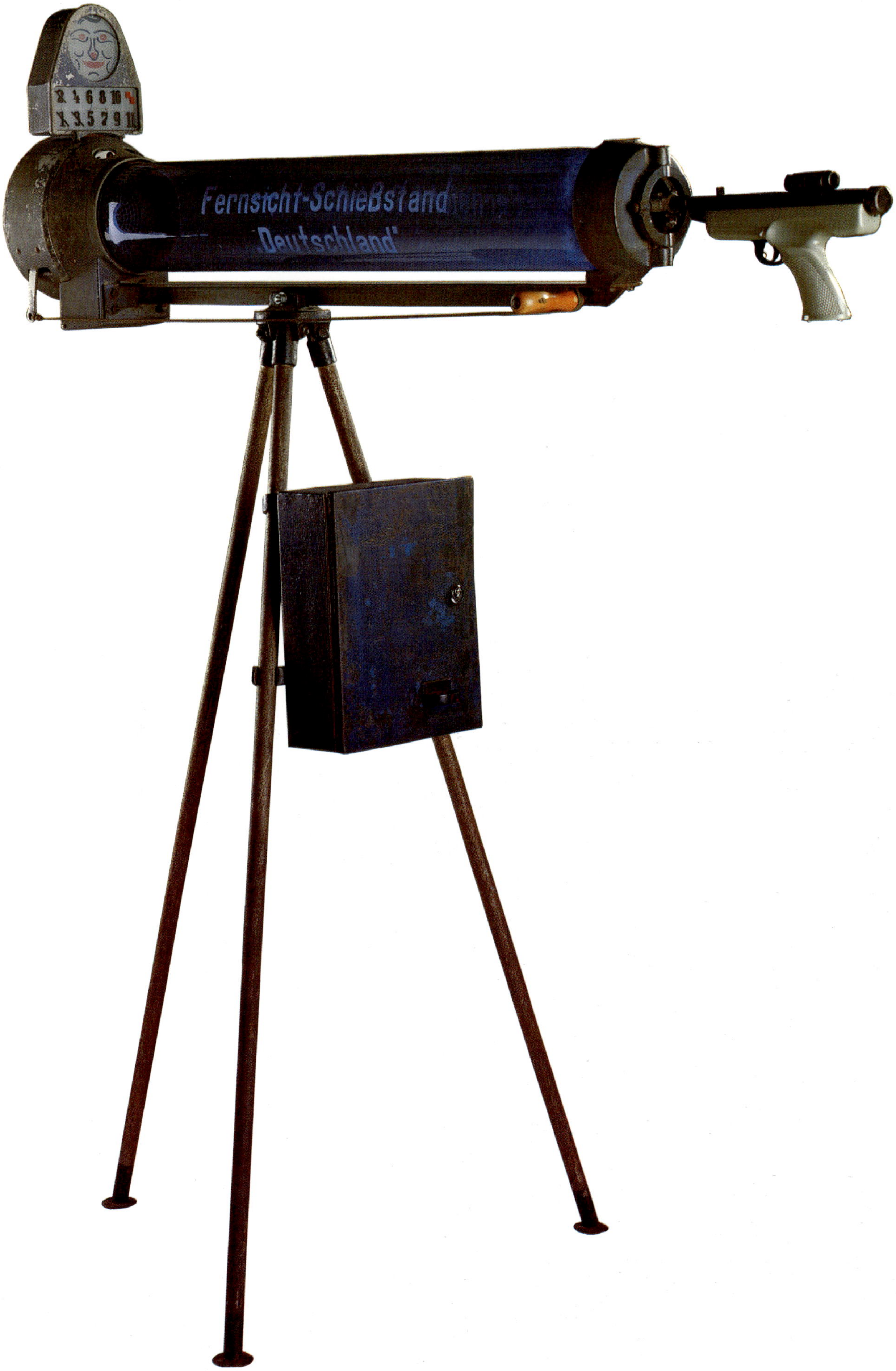
Fernsicht-Schießstand
„Deutschland"

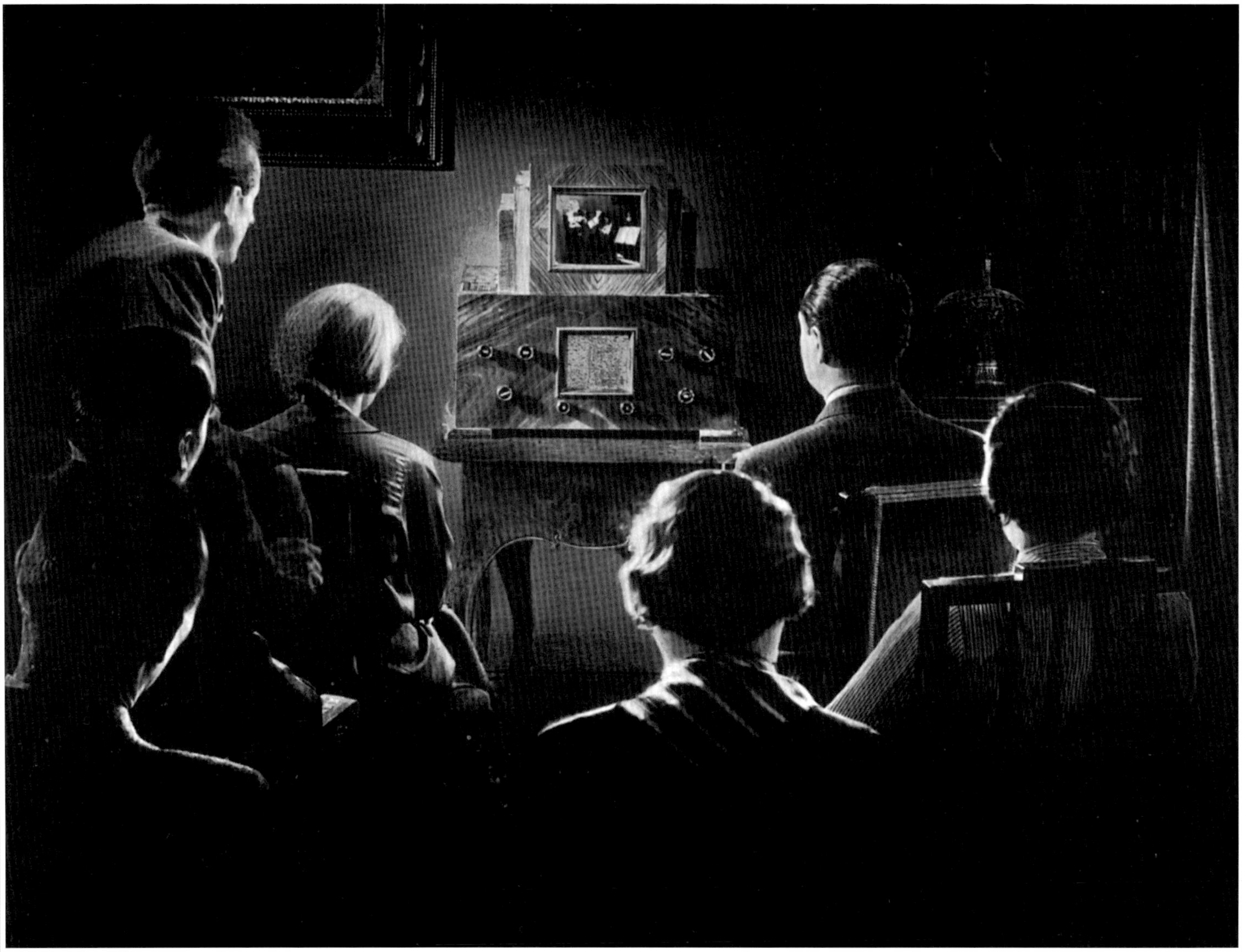

SILVER GLOVES

Das Fernsehen hatte gerade seinen Dienst aufgenommen, als in den dreißiger Jahren der Boxsport populär wurde und selbst Maler, Bildhauer und Schriftsteller in seinen Bann zog. Nur wenige Menschen konnten sich ein eigenes Bild von den neuen Helden machen, die vornehmlich aus der Neuen Welt kamen, bis 1936 mit Max Schmeling erstmals ein Deutscher den Weltmeistertitel errang.
Nur durch das Spiel konnten sich Männer in den Ernst des Kampfes versetzen. Boxautomaten hatten Hochkonjunktur. Der revolverartige Griff steuert die Faust der Spielfigur und läßt sie auf Druck nach oben schnellen. Ist das Kinn des Gegners getroffen, sprühen blaue Funken und er fällt auf den Rücken.

Boxautomat, International Mutoscope Reel Co., New York, 1937 (68 x 160 x 63)

Heimfernseher, 1935

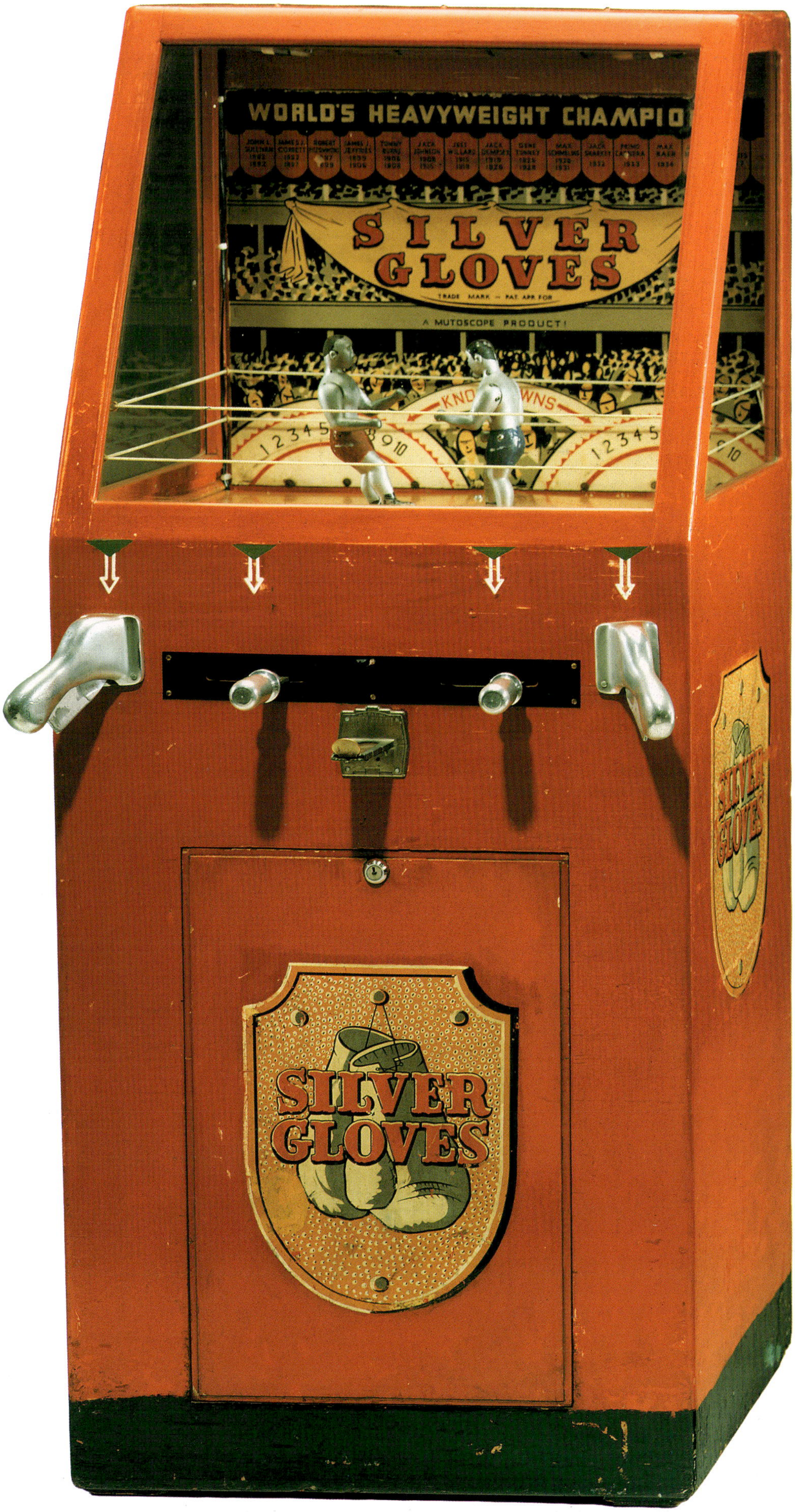
WORLD'S HEAVYWEIGHT CHAMPIO
SILVER GLOVES
A MUTOSCOPE PRODUCT!
SILVER GLOVES

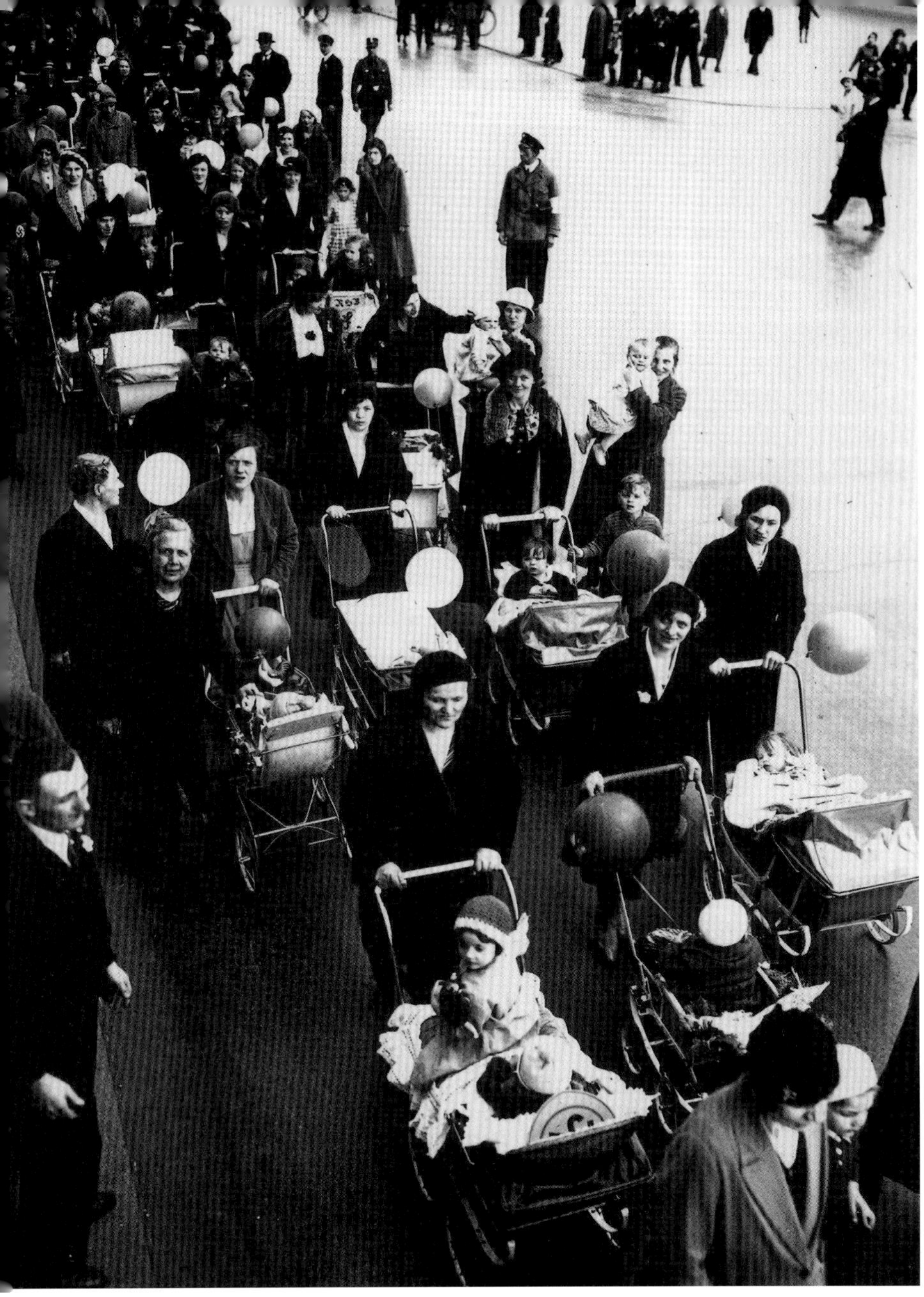

ERBÜ-KOMPRESSOR

Obwohl weder die Einkommens- noch die Straßenverhältnisse eine Massenmotorisierung zuließen, blieb sie dennoch bis zum Ausbruch des Krieges eine Utopie vieler ›deutscher Volksgenossen‹. Gespeist wurde sie von den nie eingelösten Versprechen der Nationalsozialisten und den Geschwindigkeitsrekorden deutscher Rennfahrer. Bescheiden ausleben ließ sie sich in dem Autorennspiel, das immerhin noch 1939 auf den Markt kam.

Bezeichnenderweise konnte der Spieler nicht einmal das Auto selbst bewegen, das als Nachbau eines berühmten Rennwagens der Auto-Union die städtische Verkehrsszene umkreiste. Man konnte nur durch rechtzeitiges Öffnen und Schließen der Schranken Hindernisse aus dem Weg schaffen und ansonsten wehmütig auf die Verkehrsidylle in der Spielmitte schauen, an der teilzuhaben einem nur als Passant vergönnt war.

Geschicklichkeitsspiel, Erich Büttner, Leipzig, 1939 (80 x 135 x 96)

›Frühlingstag des deutschen Kindes‹ mit Demonstrationszug, Berlin, 1934

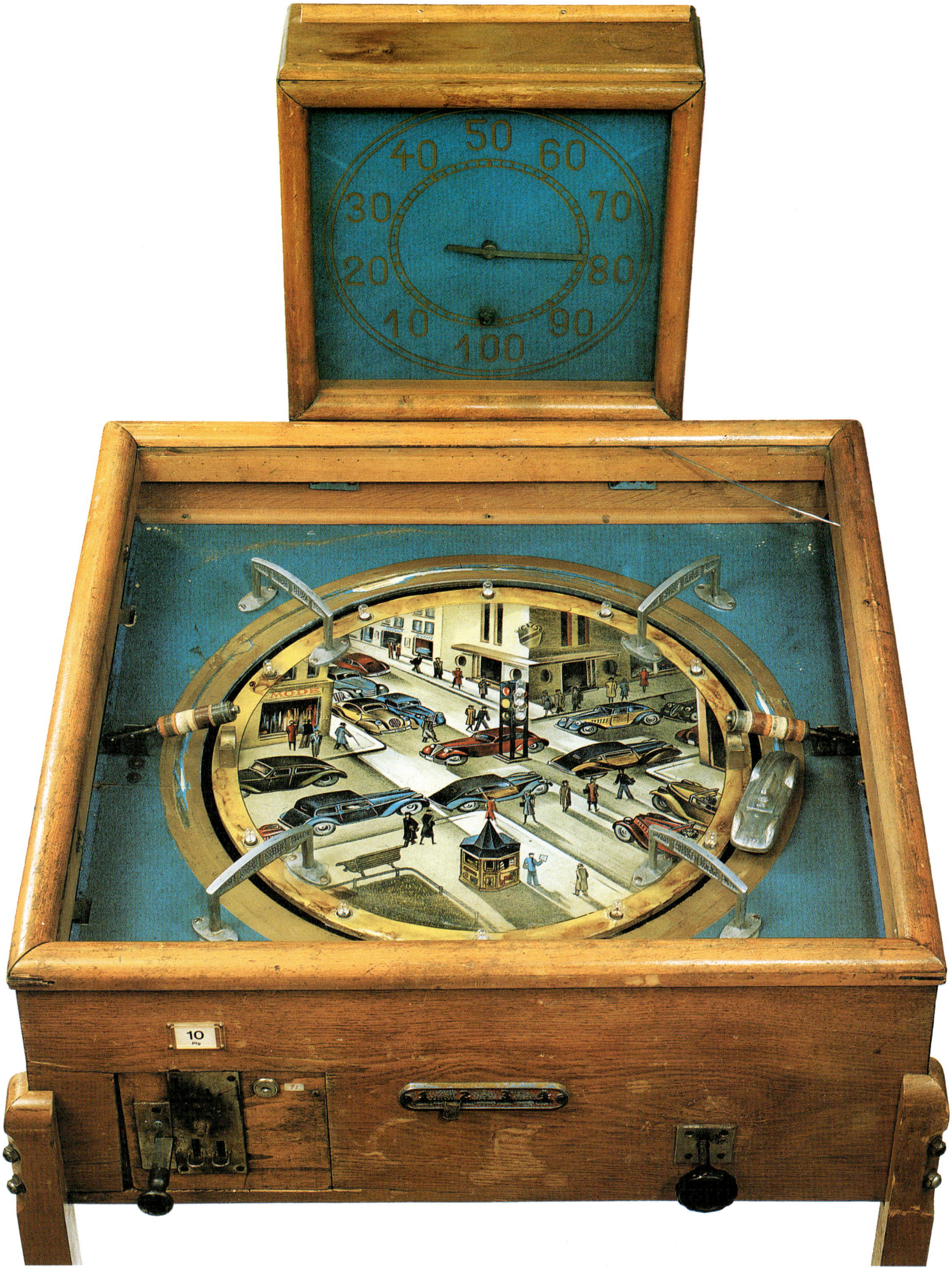
50
40
60
30
70
20
80
10
90
100
MODE
10

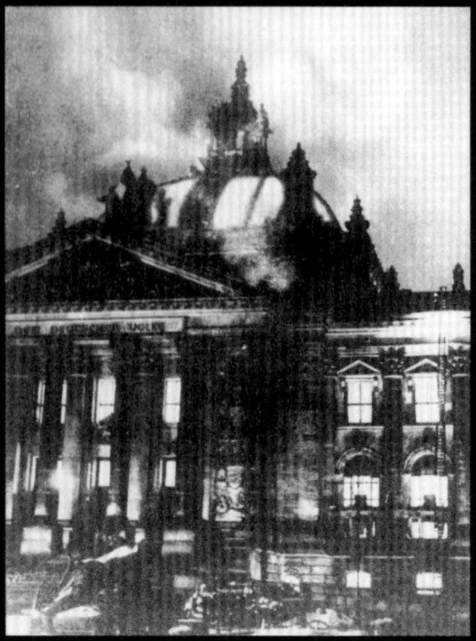

ZÜNDHÖLZERAUTOMAT

Es entspricht dem Wesen des Münzautomaten, daß er – ganz Kavalier – allzeit bereit ist, um beispielsweise Feuer zu geben, wenn man ihn nur läßt. Doch seit 1900 war der Betrieb von Warenautomaten an die Ladenschlußzeiten gebunden. Das änderte sich erst 1934 durch das Warenautomaten-Gesetz der Nationalsozialisten, das den erbitterten Widerstand des Einzelhandels hervorgerufen hatte. Es sollte der Konsumanregung und der Arbeitsbeschaffung auf dem Gebiet der Automaten-, Zulieferer- und Füllindustrie dienen, verlangte allerdings die räumliche Verbindung von Warenautomat und Ladengeschäft. Das Gesetz galt bis 1940, als die Herstellung von Warenautomaten für das Inland kriegsbedingt verboten wurde.

Bis dahin hatte der so auffällig wie einfach gestaltete und allzeit bereite *Kleinautomat Typ 1250* neben Zündholzschachteln auch allerlei andere Waren an den Verbraucher gebracht: Tabakwaren, Seife und Kosmetik, Rollfilme, Kondome und Rasierklingen, Suppenwürfel, Fahrkarten und Kleinkalibermunition.

Zündhölzer-automat,
Bruno Hoehne Apparatefabrik, Berlin-Weißensee
1939
(8 x 70 x 9)

Reichstagsbrand in der Nacht vom 27. auf den 28. Februar 1933

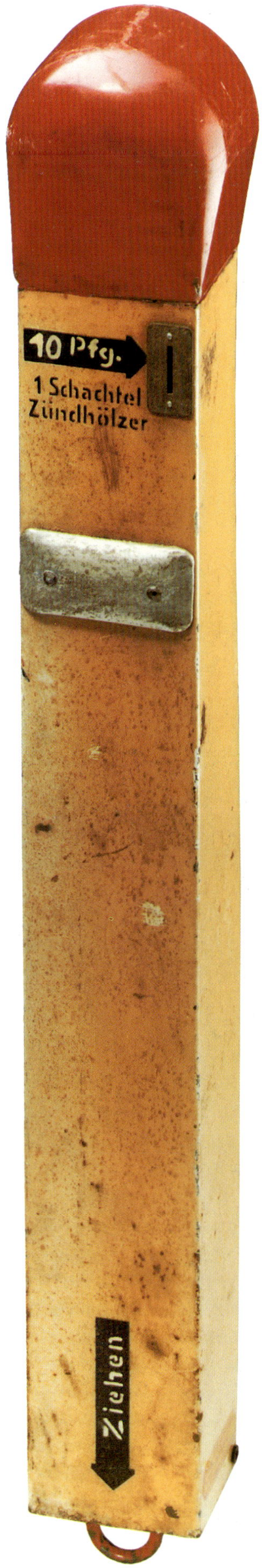
10 Pfg.
1 Schachtel
Zündhölzer
Ziehen

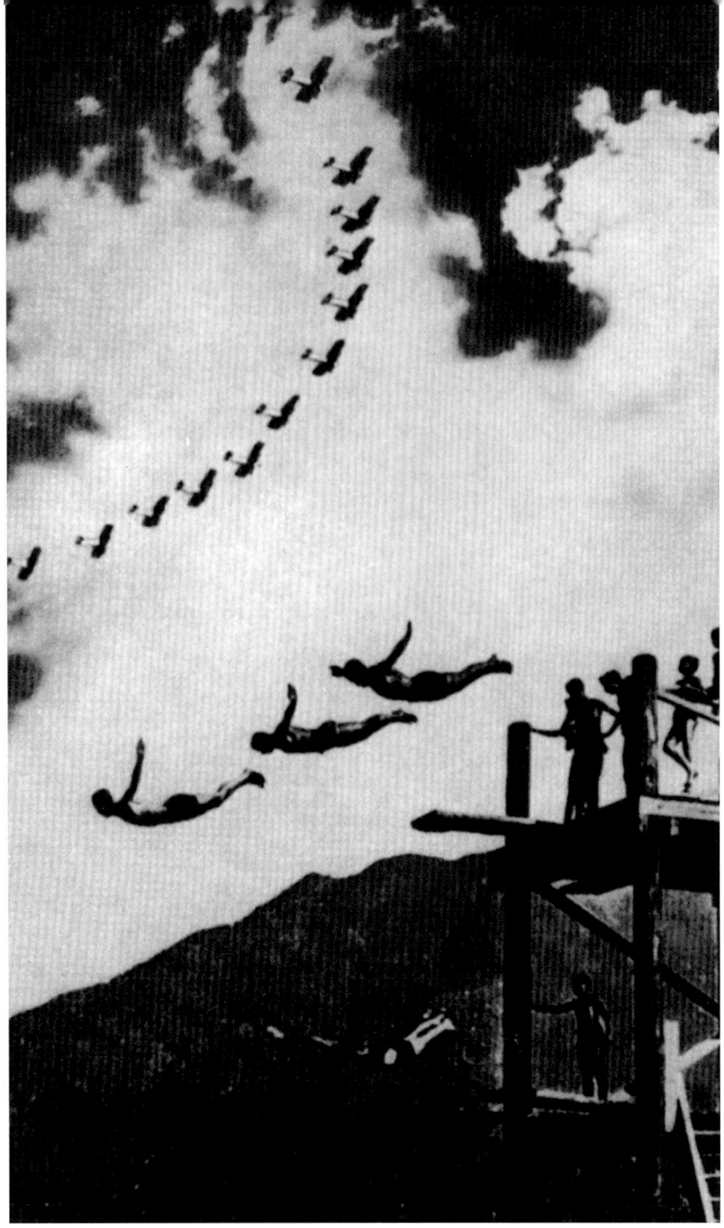

IMO NÜRBURG

Selbst in die Welt der Vergnügungsautomaten fand die Sprache des Krieges Eingang, je mehr man sich im Deutschen Reich auf ihn vorbereitete. Nach den im Amerikanischen als ›bumper‹ bezeichneten Federtürmen früher Flippergeräte nannte man diese neuartigen Unterhaltungsautomaten im Deutschen Reich ›Bomber‹. Anders als bei den Nadelspielen stieß eine geschleuderte Kugel nicht mehr an Nägel und Klappen, sondern an Federtürme, deren Anschläge auf einem Gesamtzähler an der von hinten beleuchteten Rückwand addiert wurden.
Die Rennsporterfolge deutscher Automobil-Hersteller hatten in den dreißiger Jahren deren Fahrer zu wahren Volkshelden gemacht und die Bevölkerung in ihrer Begeisterung für Geschwindigkeit, Technik und Mobilität bestärkt. Als 1939 das Volksmotorisierungsprogramm der Nationalsozialisten dem Krieg zum Opfer fiel und die zivile Produktion von Autos weitgehend eingestellt wurde, blieb den vom Autorennsport Begeisterten immerhin noch das Bomberspiel *Nürburg*.

Flipper,
Jentzsch & Meerz,
Leipzig,
1939
(62 x 152 x 105)

Flugzeuggeschwader und Turmspringerformation im nationalsozialistischen Deutschland, zwischen 1933 und 1945

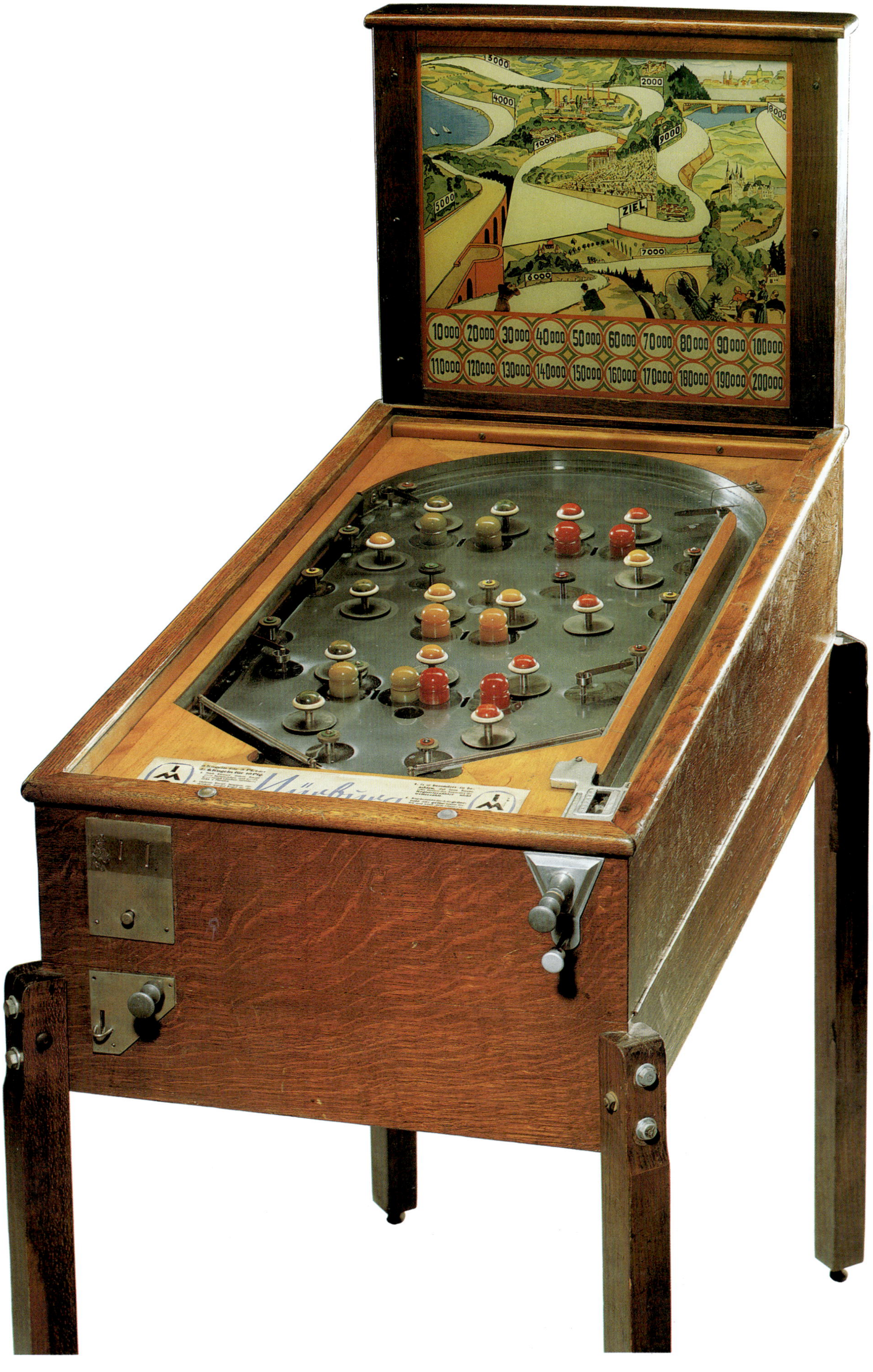
ZIEL
10000 20000 30000 40000 50000 60000 70000 80000 90000 100000
110000 120000 130000 140000 150000 160000 170000 180000 190000 200000

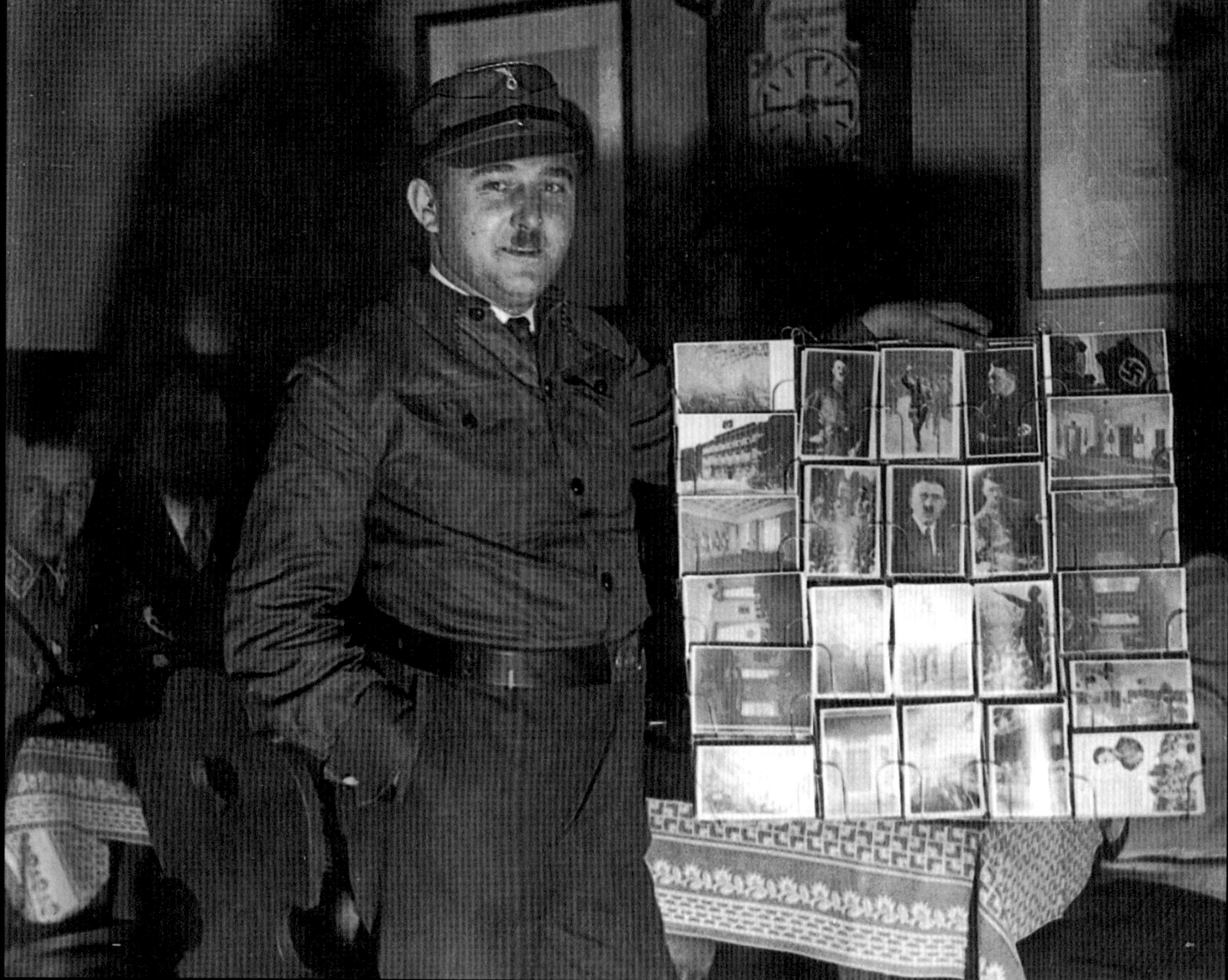

SMASH HITLER

Zynisch hat Winston Churchill einmal festgestellt, Krieg sei ein Spiel, in dem vieles vom Zufall abhänge und immer nur versehentlich etwas klappe. Während der ›Führer‹ des Deutschen Reiches mehrere Attentate überlebte, konnten Spieler in England sich darin üben, der Hitlerfigur mit Stahlkugeln die Zähne herauszuschießen. Zu dieser Zeit hatte der Automatenspaß im Deutschen Reich bereits aufgehört.

Bis auf die sogenannten Bomberspiele waren Unterhaltungsautomaten auf dem Rückmarsch. Die Einheitsautomaten der Nationalsozialisten hatten sich nicht durchgesetzt. Glücksspielgeräte waren in ›Geschicklichkeitsprüfer‹ verwandelt worden, die nur Waren und keine Gewinnmarken ausgaben, bis man 1940 auch ihre Produktion für das Inland einstellte, um Rohstoffe zu sparen.

Geschicklichkeitsautomat, British-American Novelty Co., London, um 1940 (60 x 174 x 55)

Postkartenverkäufer im Dritten Reich, zwischen 1933 und 1945

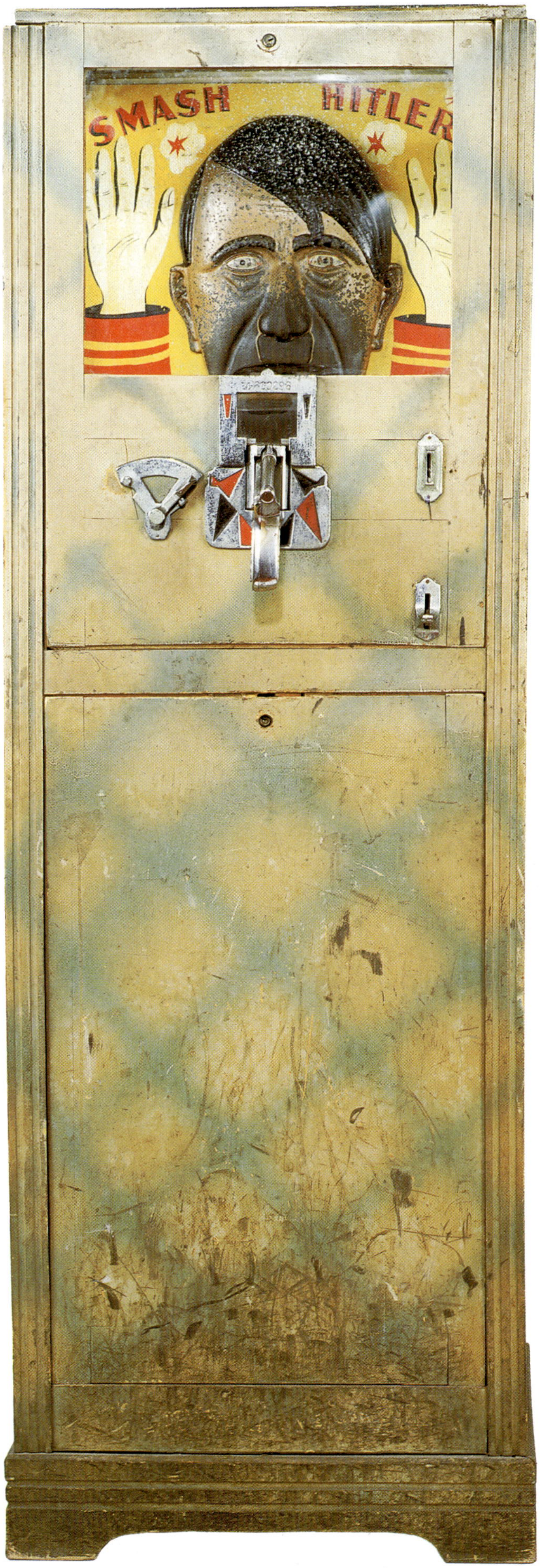
SMASH
HITLER

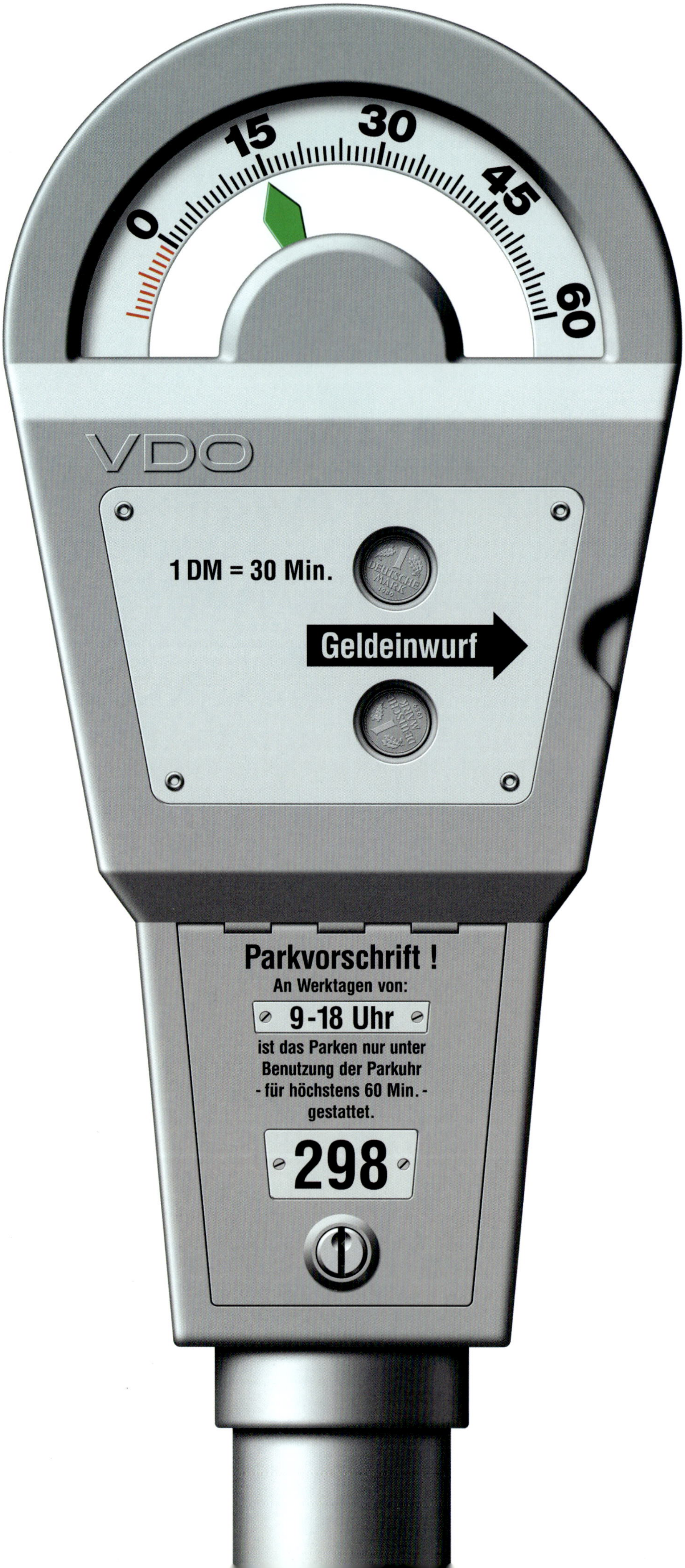
0
15
30
45
60
VDO
1 DM = 30 Min.
Geldeinwurf
Parkvorschrift !
An Werktagen von:
9-18 Uhr
ist das Parken nur unter
Benutzung der Parkuhr
- für höchstens 60 Min. -
gestattet.
298

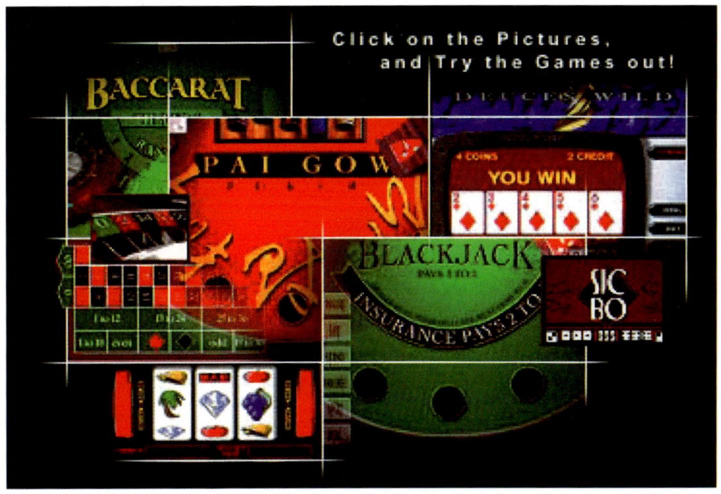

Spielcasino
im Internet, 1998

GEMÜNZTE AUTOMATEN – STIEFKINDER GUTEN DESIGNS

Parkuhr,
Computergraphik von
Peter Krämer,
Hamburg, 1983/1998

Die Münzautomaten sind kaum hundert Jahre alt, und schon ist die weltweite Verbreitung von Online-Diensten und sogenanntem Plastikgeld im Begriff, ihre Geschichte wieder zu beenden. Weder glanzvoll noch ruhmreich war sie, von großen Gewinnen zwar gesegnet, aber auch von Beschränkungen und Verboten begleitet, von Tüftlern, Ingenieuren und findigen Unternehmern vorangetrieben – vernachlässigt jedoch von denen, die sich seit Beginn des Jahrhunderts um die gute Form von Gebrauchsgegenständen bemühen. Architekten, Kunstgewerbler und die ihnen nachfolgenden Designer haben sich um Münzautomaten wenig geschert, obwohl diese allgegenwärtig und unübersehbar waren – sowohl in ihrer Optik wie auch in ihrer wirtschaftlichen Bedeutung.

Das verwundert, wenn man bedenkt, daß Automaten schon immer eine große Faszination ausübten, daß sie spätestens für die Industriegesellschaften des 20. Jahrhunderts von großer Bedeutung waren, und daß sie Anlaß zu höchsten Erwartungen, allerdings auch zu großen Befürchtungen gaben. Dies gilt zwar für komplexe Automationstechnologien noch weit mehr als für die technisch vergleichsweise anspruchslosen Münzautomaten. Man darf aber nicht übersehen, daß es Münzautomaten waren, die die breite Bevölkerung mit den neuesten technischen Entwicklungen in Berührung brachten. Zu telephonieren, sich photographieren zu lassen oder gar die Anfänge des Kinos zu bestaunen, war den weniger Begüterten nur möglich, weil ihnen Münzautomaten zur Verfügung standen. Doch obwohl die neuen, ›selbsttätigen‹ Geräte zumindest für die breite Masse der Inbegriff von Fortschritt und Modernität waren, wurden sie gestalterisch oberflächlich behandelt. Woran liegt das ?

Es sind gewiß nicht die Gestalter, die sich für solche Aufträge zu schade waren. Es fehlte vielmehr an Unternehmen, die in Münzautomaten mehr sahen als eine willkommene Gelegenheit, den Warenumsatz zu steigern. Nur wenige Firmen wiesen ihnen einen wichtigen Platz in ihrem Gesamtkonzept zu und integrierten sie in größere Zusammenhänge.

Dabei hatte der Pionier des Münzautomatenwesens in der Alten Welt, der Unternehmer Ludwig Stollwerck, in den letzten zwei Jahrzehnten des 19. Jahrhunderts mit seinem Süßwarenunternehmen einen Weg gewiesen, wie man mit dem Einsatz von Münzautomaten etwas grundlegend Neues schaffen kann. So intensiv und weitreichend beschäftigte sich Stollwerck mit

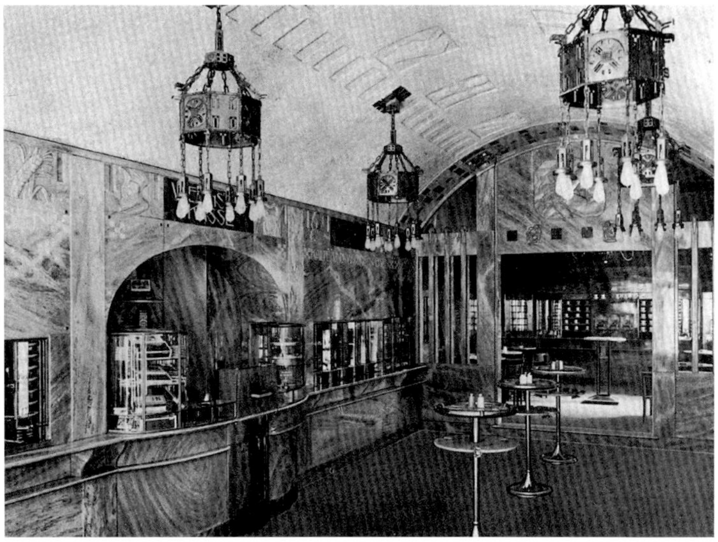

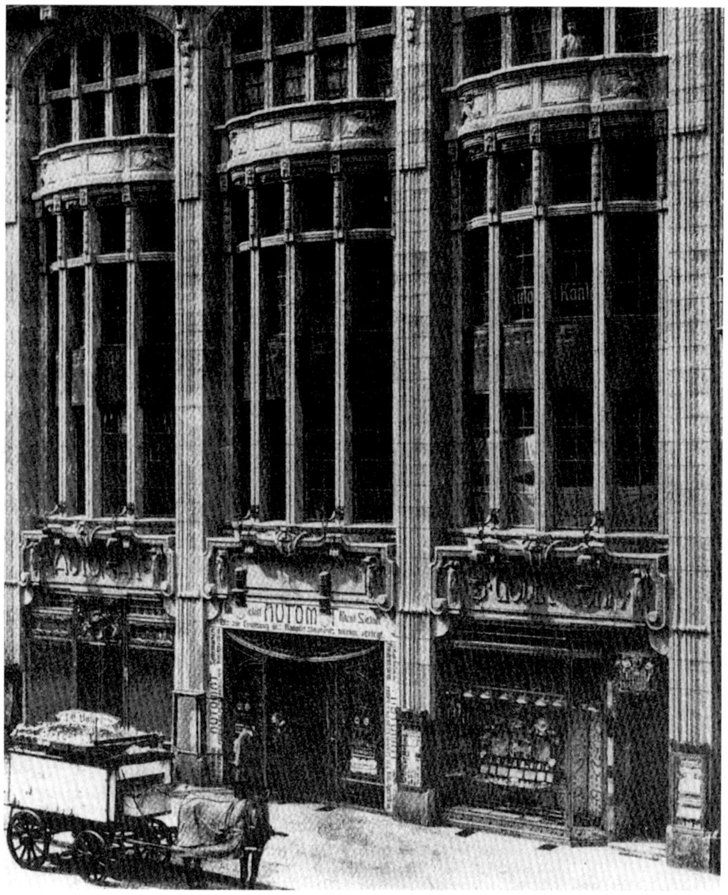

Max Sielaffs Automatenrestaurant in der Berliner Friedrichstraße, Innen- und Außenansicht, 1906

dem Einsatz von Automaten, daß man diesen Unternehmensbereich firmenintern als ›Automatie‹ bezeichnete. Was zunächst als Werbemittel zur Verbreitung von Schokoladenproben gedacht war, entwickelte sich vom bloßen Absatzmittel bald zu eigenständigen neuen Unternehmen, die sich mit der Herstellung und dem Vertrieb von Automaten aller Art und schließlich sogar mit Automatenrestaurants beschäftigten.

Reclam – ein neuer Weg

Ein anderes Unternehmen, das mit den Münzautomaten neue Wege ging, war 1912 die Verlagsbuchhandlung Philipp Reclam jun. in Leipzig. Geleitet vom Anspruch der ›Volksbildung‹, erkannte sie in Automaten einen Weg, um ihre *Universal-Bibliothek* an neue Käufergruppen zu bringen, sie »den einfachen, darum aber nicht weniger lesebedürftigen Kreisen der Arbeiter, kleinen Beamten und der Landbevölkerung bequem zugänglich« zu machen. Buchautomaten gab es zu dieser Zeit bereits schon, nicht aber den Bücherauswahl-Automaten, mit dem der Buchhändler, der ihn vom Verlag gegen ein geringes Entgelt lieh, seinen Kunden eine Auswahl von zwölf verschiedenen Bänden bieten konnte. Die preiswerten, in der Aufmachung schlichten und im Format normierten Bücher von Reclams *Universal-Bibliothek*, die damals schon einen Umfang von 5 000 Bänden besaß, schienen in idealer Weise geeignet, um in den kleinen Schaufenstern der Bücherauswahl-Automaten verkauft zu werden. Man baute auf das »Vertrauen bei Hoch und Niedrig, das sich die *Universal-Bibliothek* in mehr als vier Jahrzehnten erworben hat« und auf den Wunsch der Kunden, sich ohne große Kosten nach und nach eine Bibliothek mit den bedeutendsten Werken der Weltliteratur zuzulegen. So wollte man nicht nur neue Kunden erreichen, sondern sie auch – als Sammler und als Teilnehmer von Preisausschreiben – an sich binden.

Der Reclam-Verlag dachte nicht daran, mit dem Auswahl-Automaten-System dem Sortiments-Buchhandel eine neue Konkurrenz entstehen zu lassen. Er wollte vielmehr dem Buchhändler die Möglichkeit an die Hand geben, ohne große Kosten »durch eine beliebige Anzahl von Filialen seinen Wirkungskreis zu erweitern und auch Einfluß auf jene Kreise zu gewinnen, die seinem Verkaufsladen bisher fern blieben. Denn die Bücher-Automaten können nicht nur am Eingang zum Laden, in viel frequentierten Straßen-Durchgängen der Großstädte, in Cafés, Restaurants und Biergärten, auf Bahnhöfen und in Hotels, in Sommerfrischen und Badeorten, auf Schiffen und in Wartehallen,

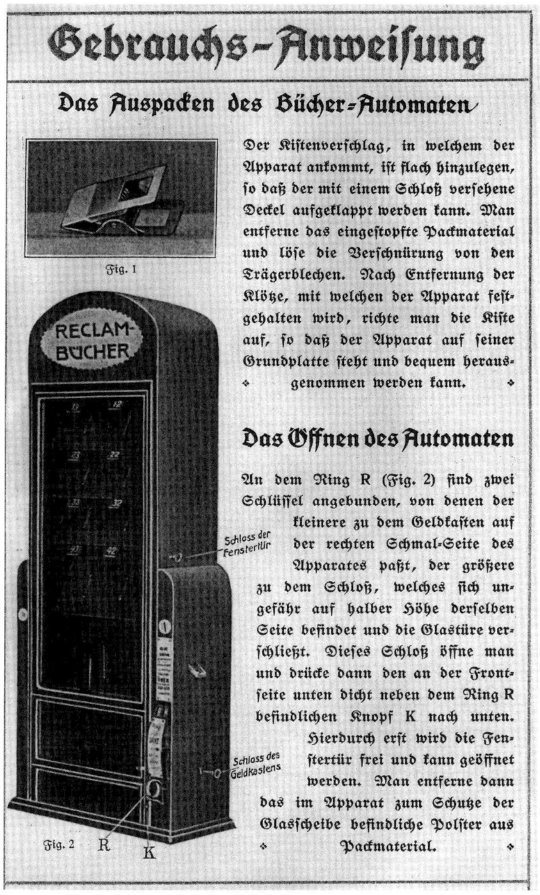

Gebrauchs-Anweisung

Das Auspacken des Bücher-Automaten

Der Kistenverschlag, in welchem der Apparat ankommt, ist flach hinzulegen, so daß der mit einem Schloß versehene Deckel aufgeklappt werden kann. Man entferne das eingestopfte Packmaterial und löse die Verschnürung von den Trägerblechen. Nach Entfernung der Klötze, mit welchen der Apparat festgehalten wird, richte man die Kiste auf, so daß der Apparat auf seiner Grundplatte steht und bequem herausgenommen werden kann.

Fig. 1

Das Öffnen des Automaten

An dem Ring R (Fig. 2) sind zwei Schlüssel angebunden, von denen der kleinere zu dem Geldkasten auf der rechten Schmal-Seite des Apparates paßt, der größere zu dem Schloß, welches sich ungefähr auf halber Höhe derselben Seite befindet und die Glastüre verschließt. Dieses Schloß öffne man und drücke dann den an der Frontseite unten dicht neben dem Ring R befindlichen Knopf K nach unten. Hierdurch erst wird die Fenstertür frei und kann geöffnet werden. Man entferne dann das im Apparat zum Schutze der Glasscheibe befindliche Polster aus Packmaterial.

Fig. 2

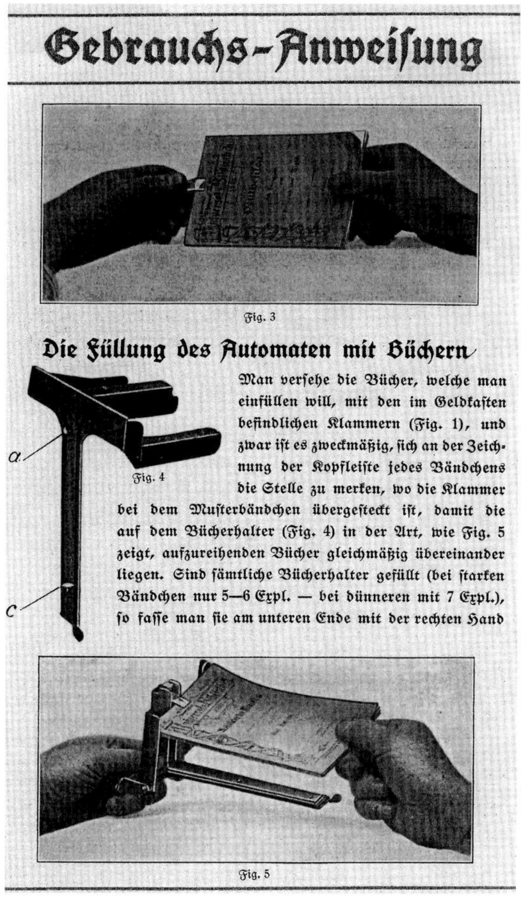

Gebrauchs-Anweisung

Fig. 3

Die Füllung des Automaten mit Büchern

Man versehe die Bücher, welche man einfüllen will, mit den im Geldkasten befindlichen Klammern (Fig. 1), und zwar ist es zweckmäßig, sich an der Zeichnung der Kopfleiste jedes Bändchens die Stelle zu merken, wo die Klammer bei dem Musterbändchen übergesteckt ist, damit die auf dem Bücherhalter (Fig. 4) in der Art, wie Fig. 5 zeigt, aufzureihenden Bücher gleichmäßig übereinander liegen. Sind sämtliche Bücherhalter gefüllt (bei starken Bändchen nur 5—6 Expl. — bei dünneren mit 7 Expl.), so fasse man sie am unteren Ende mit der rechten Hand

Fig. 4

Fig. 5

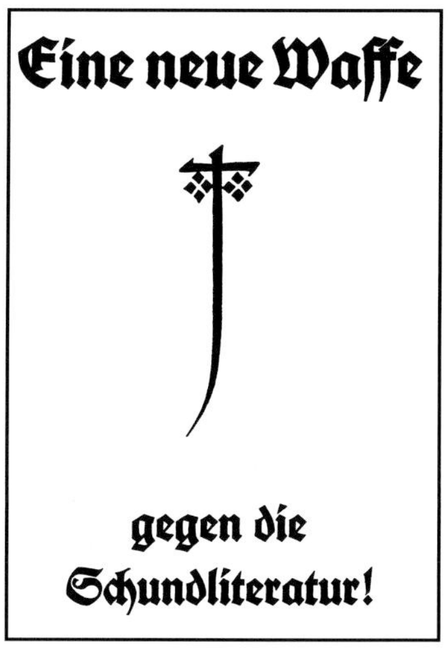

sondern auch in Krankenhäusern und Kasernen, in Lesehallen von Volkshäusern, in den Vorhallen der Theater und Schulen aufgestellt werden. So bietet der Bücherautomat im modernen Verkehr eine Vertriebsmöglichkeit, die in Konkurrenz mit den Zerstreuungen der Großstadt den Genuß guter Lektüre jedermann verlockend macht. Aber auch in kleinen Ortschaften, wo sich eine selbständige Buchhandlung bis jetzt nicht rentieren konnte, wird er zukünftig seinem Zwecke entsprechend Freude an guten Büchern erwecken.«

Ganz im Sinne der erzieherischen Reformbewegungen, die um die Jahrhundertwende auf viele Bereiche des kulturellen Lebens Einfluß nahmen, sah der Reclam-Verlag in seinen Buchautomaten »eine neue Waffe gegen die Schundliteratur« und hatte keinen geringeren als »den berühmten Kunstgewerbler Prof. Peter Behrens« beauftragt, dem Gerät eine »höchst vornehme und ansprechende äußere Form« zu geben.

So ist der Buchautomat des Reclam-Verlages eines der wenigen frühen Beispiele industrieller Formgestaltung, bei dem Aussehen, Funktion und Marketing eines Produktes klug und konsequent aufeinander abgestimmt sind. Peter Behrens verzichtete auf illustrative oder florale Elemente, wie sie zu seiner Zeit viele Waren- und Vergnügungsapparate der Firma Stollwerck zierten. Stattdessen brachte er eine ebenso sachliche wie harmonische Gliederung des Automatenkorpus zu ornamentaler Wirkung. Hinter einem kleinen Schaufenster rückte er die Ware selbst in den Mittelpunkt – immerhin zwölf verschiedene Buchtitel –, deren Inhalt und Autorenangaben auf einem Streifband gelesen werden

Verkaufsprospekt des Reclam-Verlages für einen Bücherautomaten, mit einer Anleitung zum Befüllen desselben, 1912

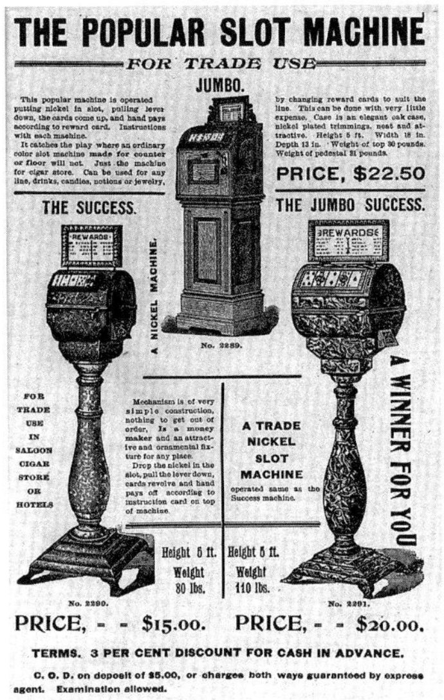

Anzeige für verschiedene Varianten des *Jumbo*-Kartenspielautomaten, Katalog für Gaststättenbedarf, 1901

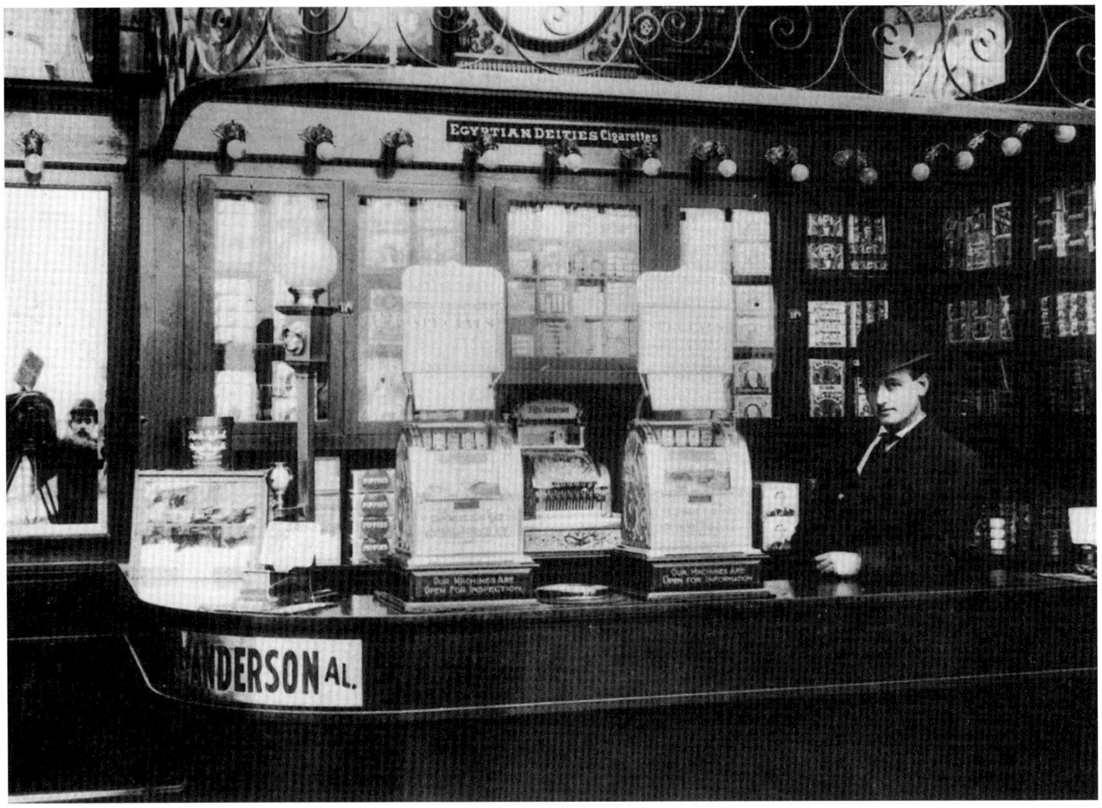

Kneipe in Reno, Nevada, unmittelbar nach der Zulassung des Glücksspiels in Nevada, 1913. Auf der Theke zwei Spielgeräte der Mills Novelty Co., Chicago

konnten, um die Wahl zu treffen. Um den Schaufensterrahmen ordnete Behrens den Münzprüfer, die Münzkassette und die notwendigerweise umfangreiche Textinformation in ovalen, rechteckigen und viertelkreisförmigen Körpern und Flächen.

Formmaskeraden

Es ist nicht verwunderlich, daß es ein Verlag und kein Süßwarenhersteller war, der genügend Mut und das Vertrauen in seine Kundschaft besaß, um seinen Automaten ein modernes, sachliches und auf die Ware konzentriertes Aussehen zu geben. Die meisten anderen Unternehmen wählten in der Gründerzeit der Automatenherstellung konventionellere Wege – gleich um welche Gattung von Automaten es sich handelte. Statt für die gänzlich neuen Geräte eine Formgebung zu suchen, die ihren Funktionen, ihrem Gebrauch und ihrem Inhalt angemessen war, machte man Anleihen im Formenrepertoire repräsentativer Möbel und artverwandter Gegenstände.

Solche Automaten veranschaulichen im Rückblick die Unbeholfenheit, mit der die Gestalter vor der Jahrhundertwende der industriellen Revolution begegneten. Trotz allen Stolzes, den man über die »selbstthätigen Apparate« als Ausdruck technischen Fortschritts empfunden haben mag, wurden sie in die Gewänder anderer, vermeintlich repräsentativer Gegenstände gehüllt. Geldspielautomaten erhielten das Aussehen von Möbeln und Registrierkassen, Musikautomaten das von aufwendig geschmückten Musikinstrumenten, vornehmlich Klavieren. Derlei ›Formenmaskeraden‹, die im Historismus in allen Gattungen des Kunstgewerbes anzutreffen waren und auf scharfe Kritik der ›Kunstgewerbebewegung‹ stießen, wurden

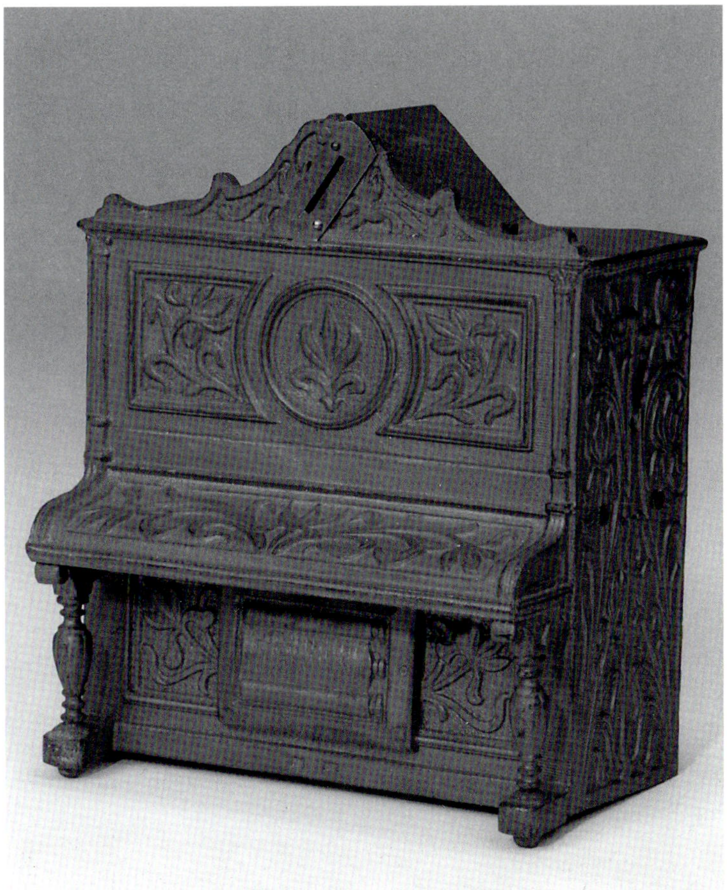

Musikautomat in Klavierform, um 1900

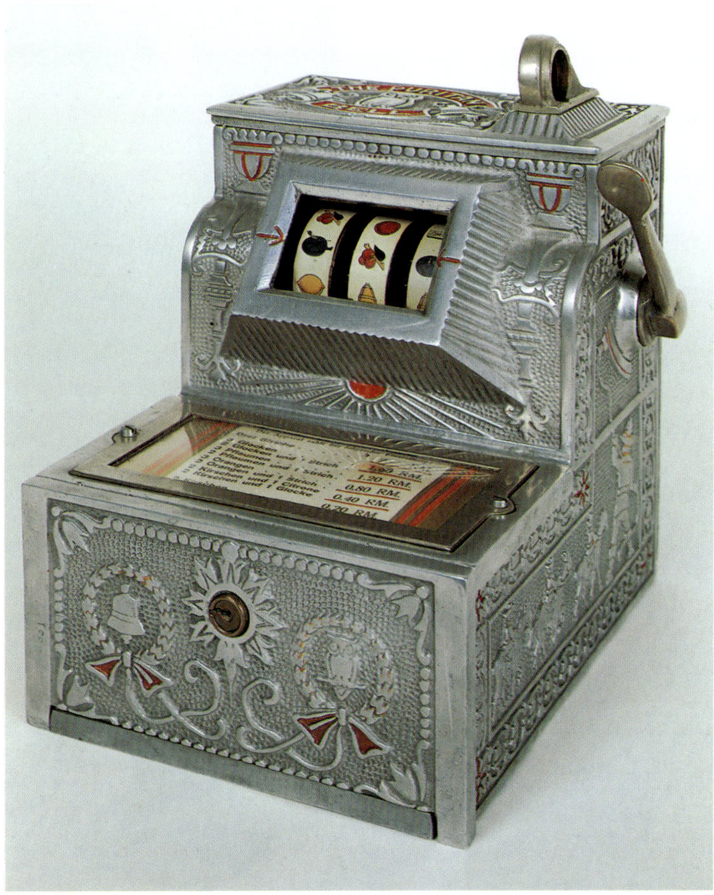

Spielautomat *Puritan*, Mills Novelty Co., Chicago, 1905

begünstigt durch neue Technologien – insbesondere durch Verfahren für den Metallguß und die Oberflächenveredelung. Sie ermöglichten es, preiswert Gegenstände zu schaffen, die dem Repräsentationsbedürfnis des aufstrebenden Bürgertums entsprachen. Seltene, wertvolle oder nur kostspielig zu verarbeitende Materialien ließen sich mit Hilfe von Ersatzstoffen problemlos imitieren. Dieses Surrogatenwesen, wie es von den Kritikern verächtlich genannt wurde, erlaubte es, Automaten ein zeittypisches Äußeres zu geben und ihnen damit Anerkennung zu verschaffen. So konnte Stollwerck seinen *Merkur*-Automaten, der das Aussehen eines aus vielen historischen Stilen komponierten Repräsentationsbauwerkes hatte, um 1890 mit der Aussage bewerben, er sei »sowohl in seiner äusseren architektonischen Form als auch in seiner inneren Ausstattung ein wahres Prachtstück« und falle überall, »wo er aufgestellt ist, sofort in die Augen, zur Benutzung einladend.«

Was die Formen motivierte

Aus Gußeisen und gestanztem Blech ließen sich mühelos zeittypische Motive, dekorative Elemente und ornamentale Applikationen schaffen, die den Münzautomaten ein modernes Aussehen gaben und auf sie aufmerksam machten. Nach der Jahrhundertwende warb man gern mit überdimensioniert nachgebildeten Produkten. Ähnlich gingen auch einige Automatenhersteller vor, indem sie ihren Warenautomaten mit Hilfe der Eisengußtechnik zwar nicht die Form der Produkte, aber die von Tieren gaben, die als Sympathieträger zur Benutzung des Automaten animieren sollten. So wurden Postkarten von Elefanten feilgeboten oder mit Konfekt gefüllte Blecheier von Hasen – meist begleitet von

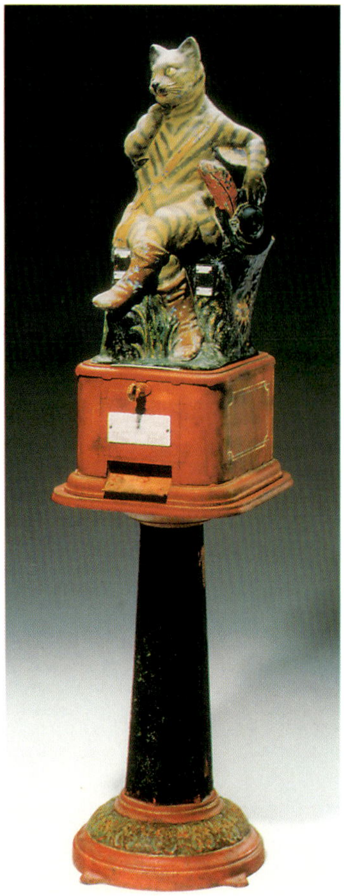

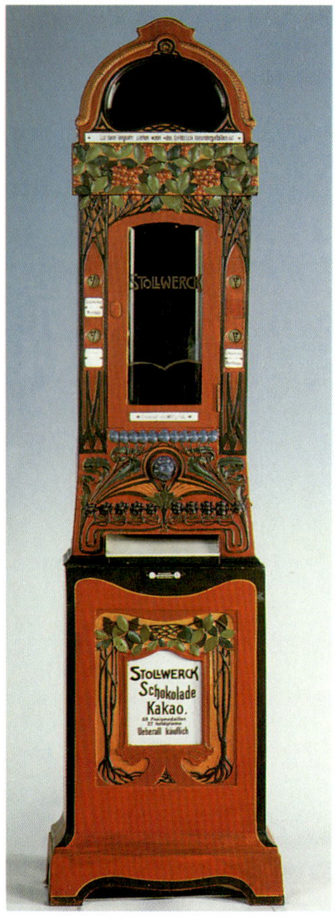

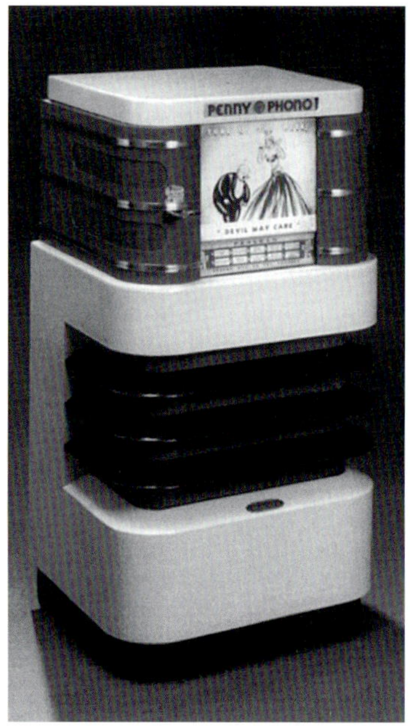

Warenautomat, Sächsische Automaten & Türschließer AG, Dresden, 1895

Schokoladenautomat *Jugend*, Stollwerck, Köln, 1907

Penny Phono jukebox, Cinematon Corporation, Hollywood, 1939-1942

überraschenden akustischen Ereignissen.

Der Spielzeugcharakter, den man den Münzautomaten gab, zielte nicht allein auf die zweifellos wichtige Konsumentengruppe der Kinder und Jugendlichen. Er entstand auch aus dem Bemühen um Volkstümlichkeit, mit der man die Aufmerksamkeit der breiten Masse zu wecken versuchte. Volkstümlichkeit ist übrigens eine Forderung, die noch bis in die dreißiger Jahre an die Gestaltung von Münzautomaten gerichtet wurde.

Man suchte die enge Verbindung mit dem Zeitgeist – im Aussehen, in der Bezeichnung und im Warenangebot der Automaten. Zehn Jahre, nachdem 1896 die Münchner Illustrierte Wochenschrift für Kunst und Leben mit dem Titel *Jugend* erstmalig erschienen war (sie gab später der Kunst jener Zeit ihren Namen), wurden von mindestens zwei deutschen Herstellern Schokoladenautomaten auf den Markt gebracht, die ebenfalls *Jugend* hießen und mit den zeittypischen Farben und Formen verziert waren.

Die Apparate sollten mit der Zeit gehen und einen bestimmten Zweck erfüllen. Erst als die Kunststofftechnologien und die Elektronik – in den USA ab den vierziger Jahren, in Deutschland seit den fünfziger Jahren – der Münzautomatenwirtschaft viele neue Möglichkeiten eröffnete, entwickelten sich insbesondere die Unterhaltungsautomaten zu einer Eigenständigkeit, die für sie zumindest gestalterisch auch Isolation bedeutete und noch heute wesentlich zu ihrer Stigmatisierung beiträgt.

Sachlichkeit
Die späten zwanziger und frühen dreißiger Jahre waren in Deutschland in mehrfacher Hinsicht eine Blütezeit der Automatengestaltung. Zum einen waren die gesetzlichen Auflagen, soweit überhaupt vorhanden, vergleichsweise liberal. Zum anderen hatten die Gestaltungsauffassungen von Bauhaus und Neuer Sachlichkeit bewirkt, daß es zu einer formalen Beruhigung und Versachlichung der Automatengehäuse kam. Dieses zeigte sich an den Waren- und erst recht an den Vergnügungsautomaten. Immer häufiger bestimmten Glasscheiben deren Aussehen. Glas gab den Blick auf die Ware frei, die in einzelnen Fächern oder in Schächten lagerte. Beim Vergnügungsautomaten bot Glas den Einblick in die Spielabläufe, es eröffnete ganze Szenarien, die den Spieler animierten und ihn – wie bei einer Guckkastenbühne – in andere Welten zogen. Und davon gab es viele in den sport- und technikbegeisterten dreißiger Jahren. Sportarten wie Fußball, Boxen, Hockey, Billard

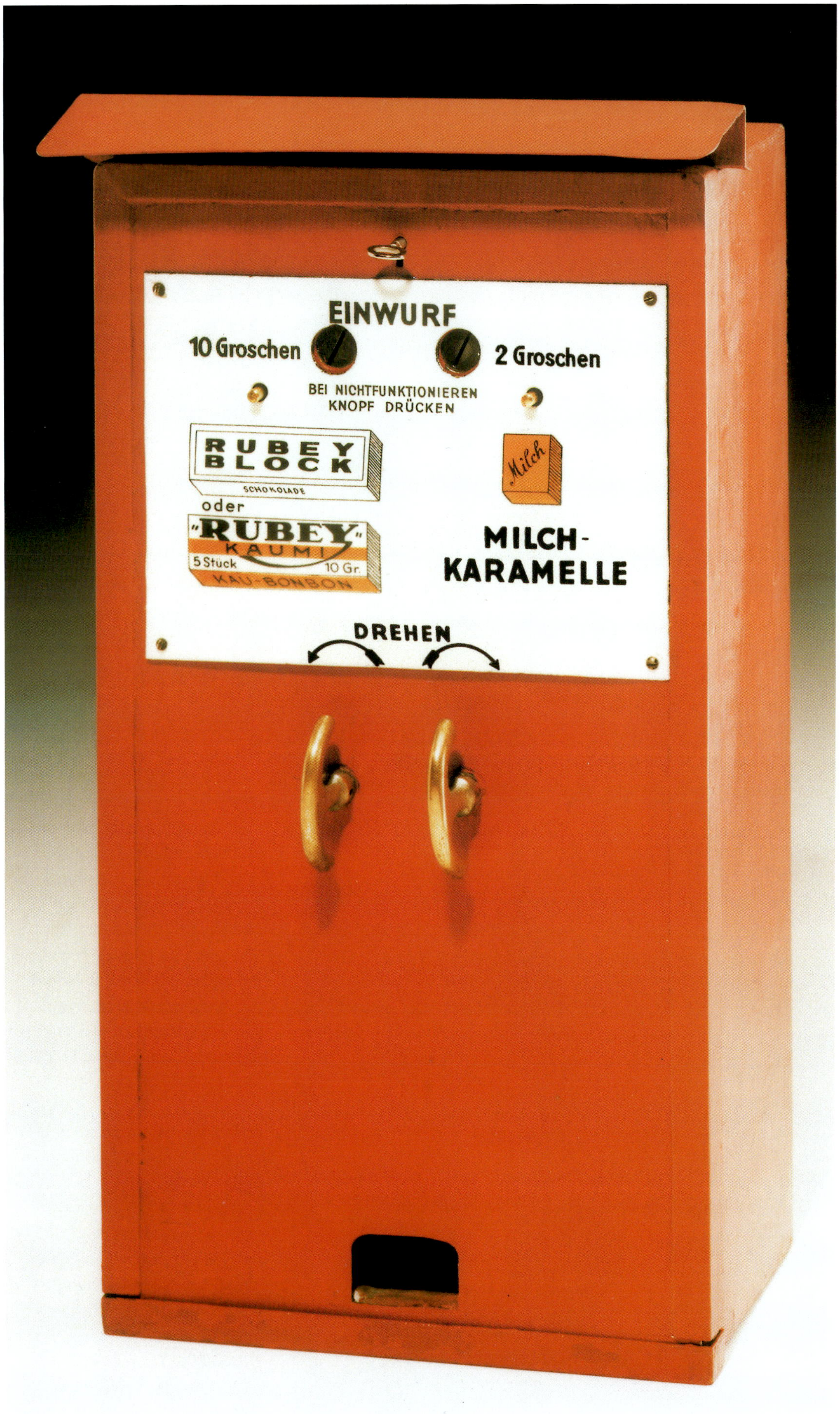

Süßigkeitenautomat, um 1920

und Schießen wurden ebenso zu Themen von Geschicklichkeitsspielen wie Automobile oder Pferderennen.

Was bleibt?

Nicht die Sachlichkeit, mit der in Deutschland in den zwanziger und dreißiger Jahren (auch) Automaten entworfen wurden, hat schließlich die Maßstäbe im Automatendesign gesetzt, sondern die völlig andere Gestaltungsauffassung der Amerikaner, das ›consumer engineering‹, das sich allein an der Verkäuflichkeit und am Kunden orientiert. Ihr weltweiter Einfluß hat nach dem Zweiten Weltkrieg wesentlich dazu beigetragen, daß die Gestaltung von Münzautomaten nur noch dem gefallen muß, der zahlt – getreu der Marketing-Erkenntnis, der Köder habe nicht dem Angler zu schmecken, sondern dem Fisch, der ihn fressen soll.

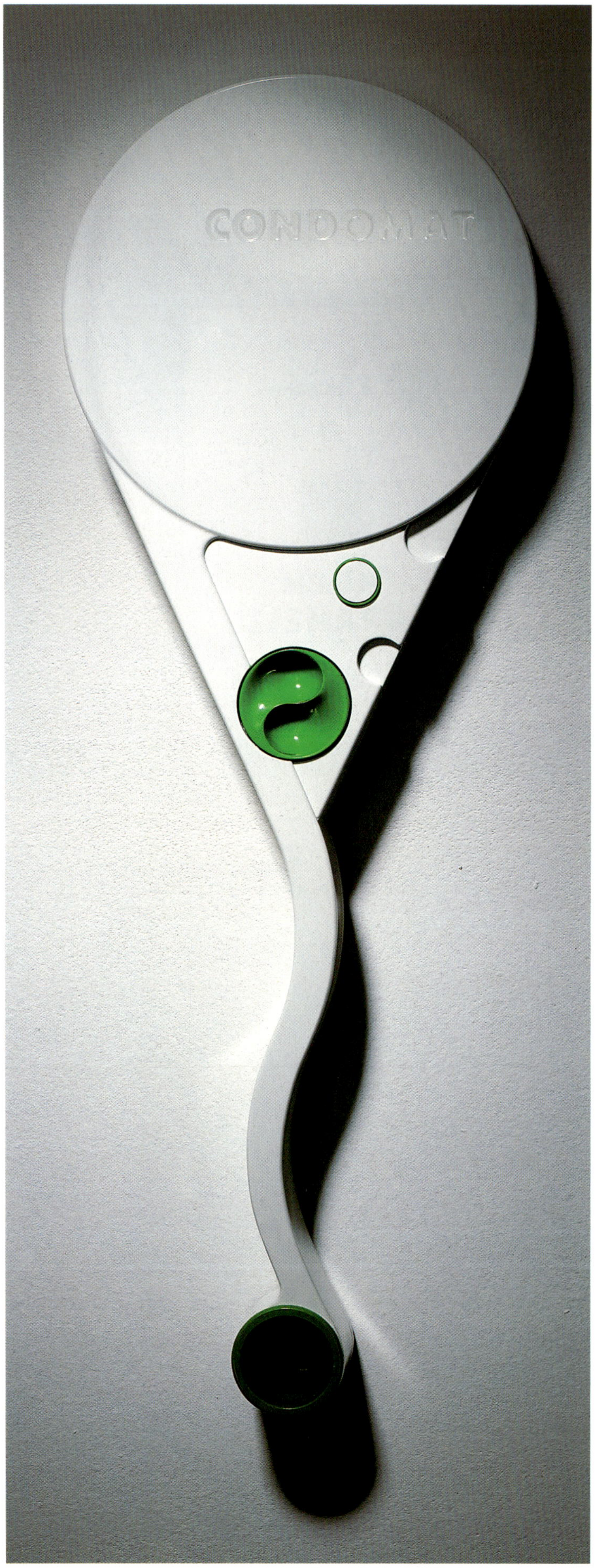

Condomat, Prototyp eines Kondomautomaten, Artefakt, Darmstadt, 1989

Erst in jüngster Zeit, in der zumindest die Warenautomaten wirtschaftlich keine große Rolle mehr spielen, hat sich die Lehre von der ›corporate identity‹ durchgesetzt. Sie hätte noch vor Jahrzehnten durchaus bewirken können, daß Unternehmen – wie zu Beginn der Münzautomatengeschichte die Firma Stollwerck – auf ihre Automaten mindestens so viel gestalterische Sorgfalt verwenden wie auf ihre Produkte und deren Verpackungen.

Auch Unterhaltungsautomaten wie Flipper und Musikboxen haben im Zuge der immer umfangreicheren privaten Ausstattung mit Unterhaltungselektronik an Bedeutung verloren. Allein diejenigen Gerätetypen werden auch zukünftig kaum an Attraktivität einbüßen, die wesentliche Grundbedürfnisse des spielenden Menschen ansprechen: Spannung, Kommunikation und Geld. Doch gerade von ihrer zukünftigen Formverbesserung ist wenig zu erwarten. Denn sie sind es, in denen (wie im Falle von Geldspielautomaten, Billard- und Dart-Geräten) seit jeher entweder Formen tradiert werden oder (wie im Falle der Punktspiele) kurzlebige Effekte geschätzt werden. Mehr denn je sind bei den heutigen Unterhaltungsautomaten das Bildschirmgeschehen sowie die Licht- und Klangeffekte von weit größerer Bedeutung als die ›hardware‹, also die Form oder das Material des Gehäuses.

Die Gründe für das Schattendasein des Automatendesigns haben sowohl mit der zwiespältigen gesellschaftlichen Einstellung zu den Automaten zu tun als auch mit der daraus resultierenden strengen staatlichen Kontrolle. Anders als beispielsweise bei Möbeln ließ sich die Form eines Automaten nie über längere Zeiträume erhalten, weil

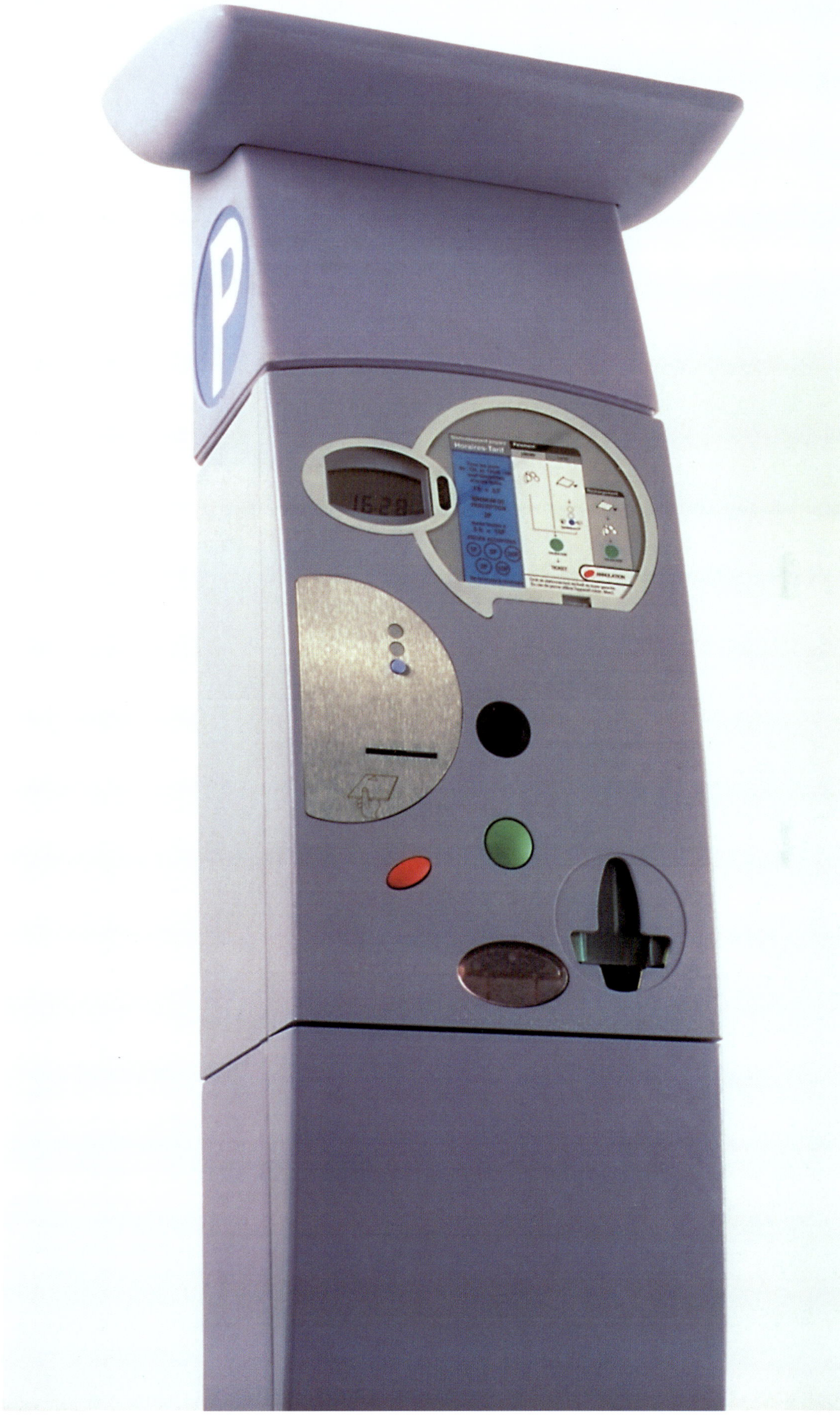

Parkscheinautomat *Stelio*,
Schlumberger, 1998

das einzelne Gerät nur für einen kurzen Zeitraum zugelassen ist und weil der Anspruch, den Kunden fortwährend mit Neuheiten zu konfrontieren, steten Wandel erfordert. Hinzu kommt, daß der Staat an Unterhaltungsautomaten wie an Zigarettenautomaten durch Steuereinnahmen zwar erheblich mitverdient, sie aber dennoch ächtet. In diesem Klima der Doppelmoral kann kein um Klarheit bemühter Gestaltungswille gedeihen.

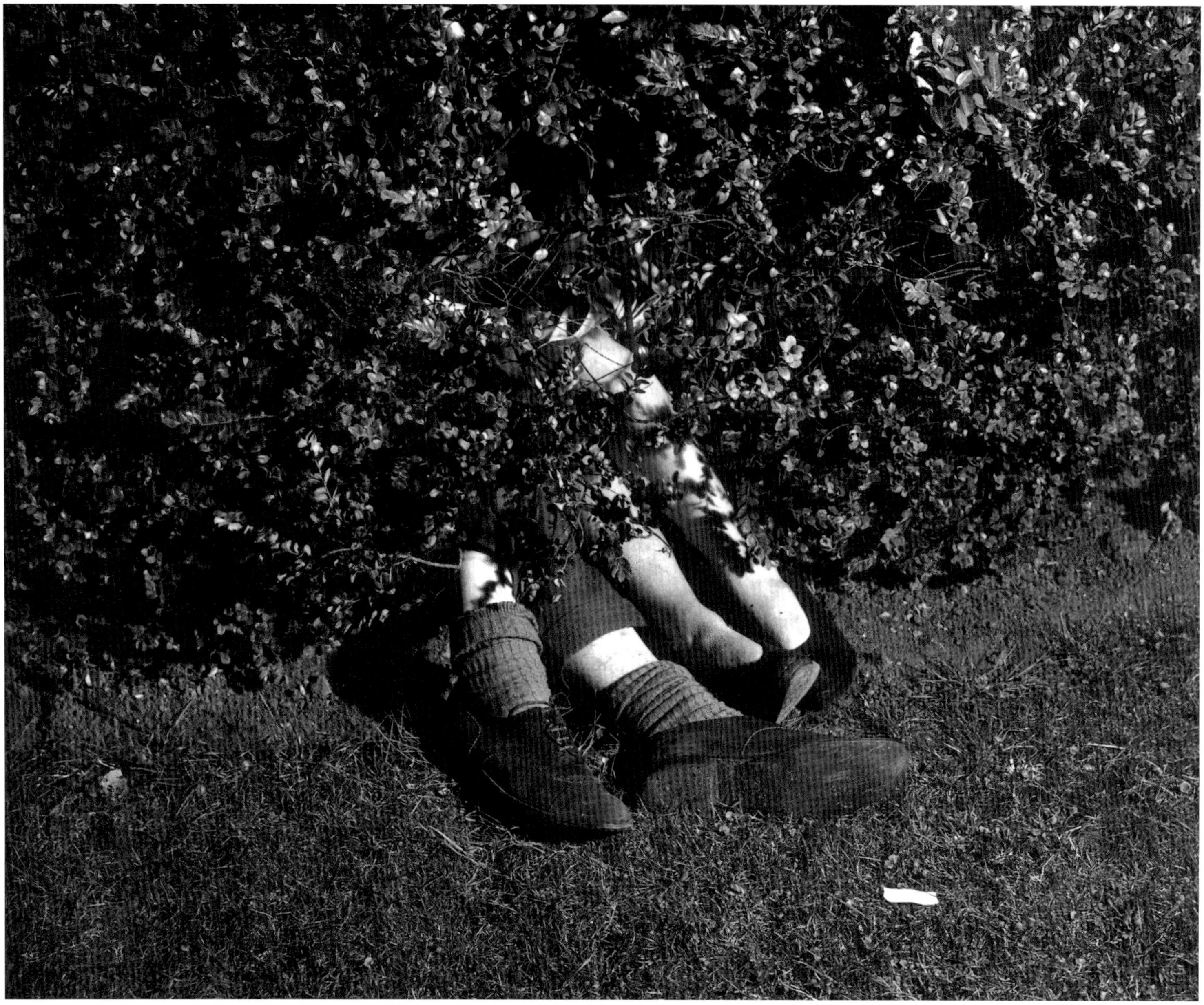

SYMPHONOLA 147

›Trashcan‹ mußte sie sich schimpfen lassen, nur weil sie nicht den Vorstellungen der jungen Generation entsprach, als sie nach dem Krieg als erste neue Jukebox auf den Markt kam. Dabei hatte der amerikanische Hersteller Seeburg alles getan, um sie mit Formen und Farben beeindrucken zu lassen: Er hatte ihr eine rote Plastikröhre wie eine Stola umgelegt, hatte auf dem Blechgehäuse wertvolles Holz imitiert, die Beschläge verchromt, den Stoff der Lautsprecherabdeckung mit Metallfäden durchwirkt und mit bläulichen Spiegelgläsern umrahmt. Dennoch mochte sich die musikbegeisterte Nachkriegsjugend für *Symphonola 147* nicht so recht erwärmen, denn sie war wie eine Tonne verschlossen und gab ihre inneren Werte nicht preis. Doch an denen war es der musik- und technikbegeisterten Jugend besonders gelegen. Die jungen Leute wollten die Musik sich drehen sehen – und zwar vollautomatisch.

Musikautomat,
Seeburg Co.,
Chicago, 1947

Künstlerball,
Walter Carone,
Juli 1948

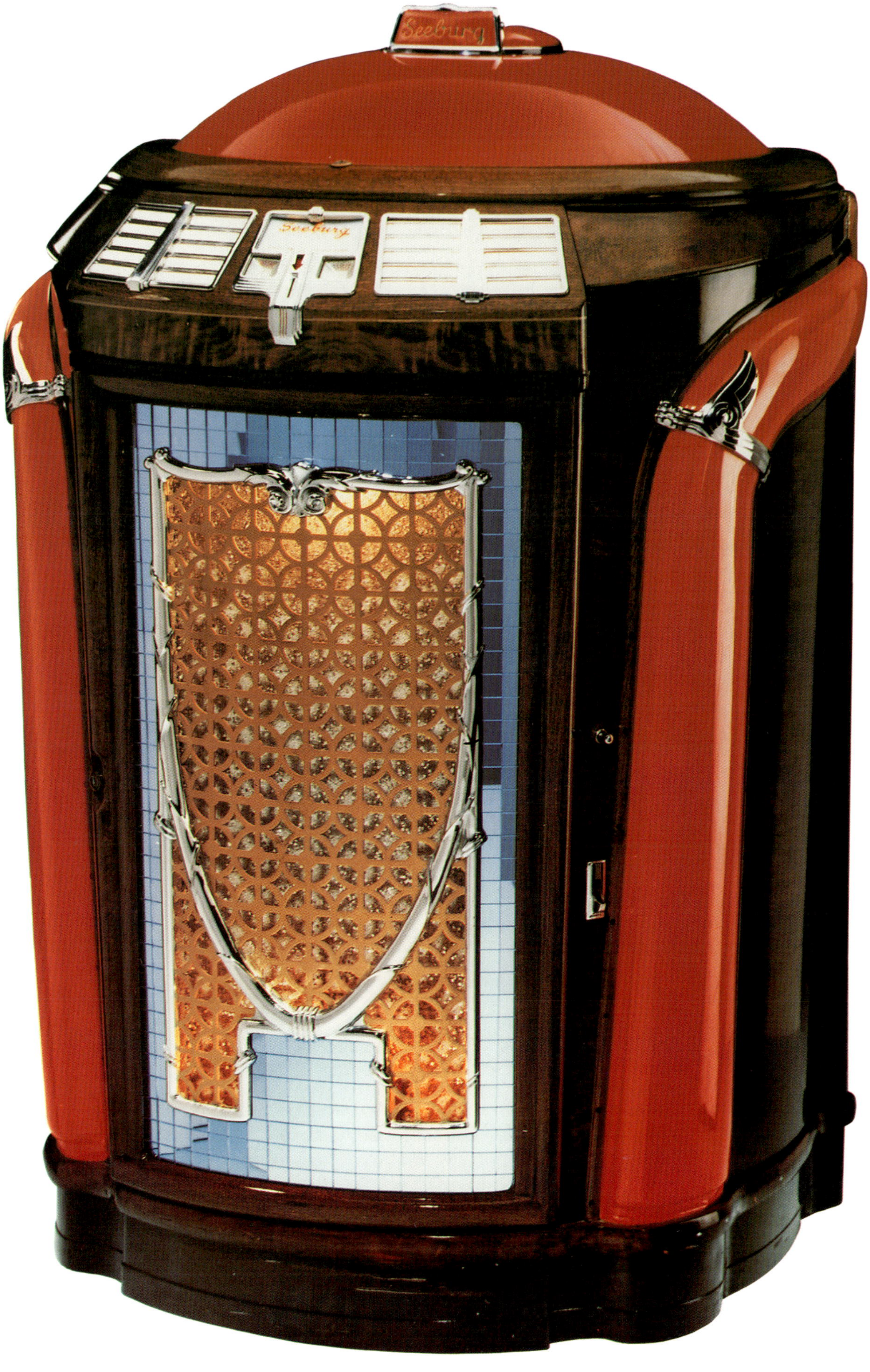
Seeburg

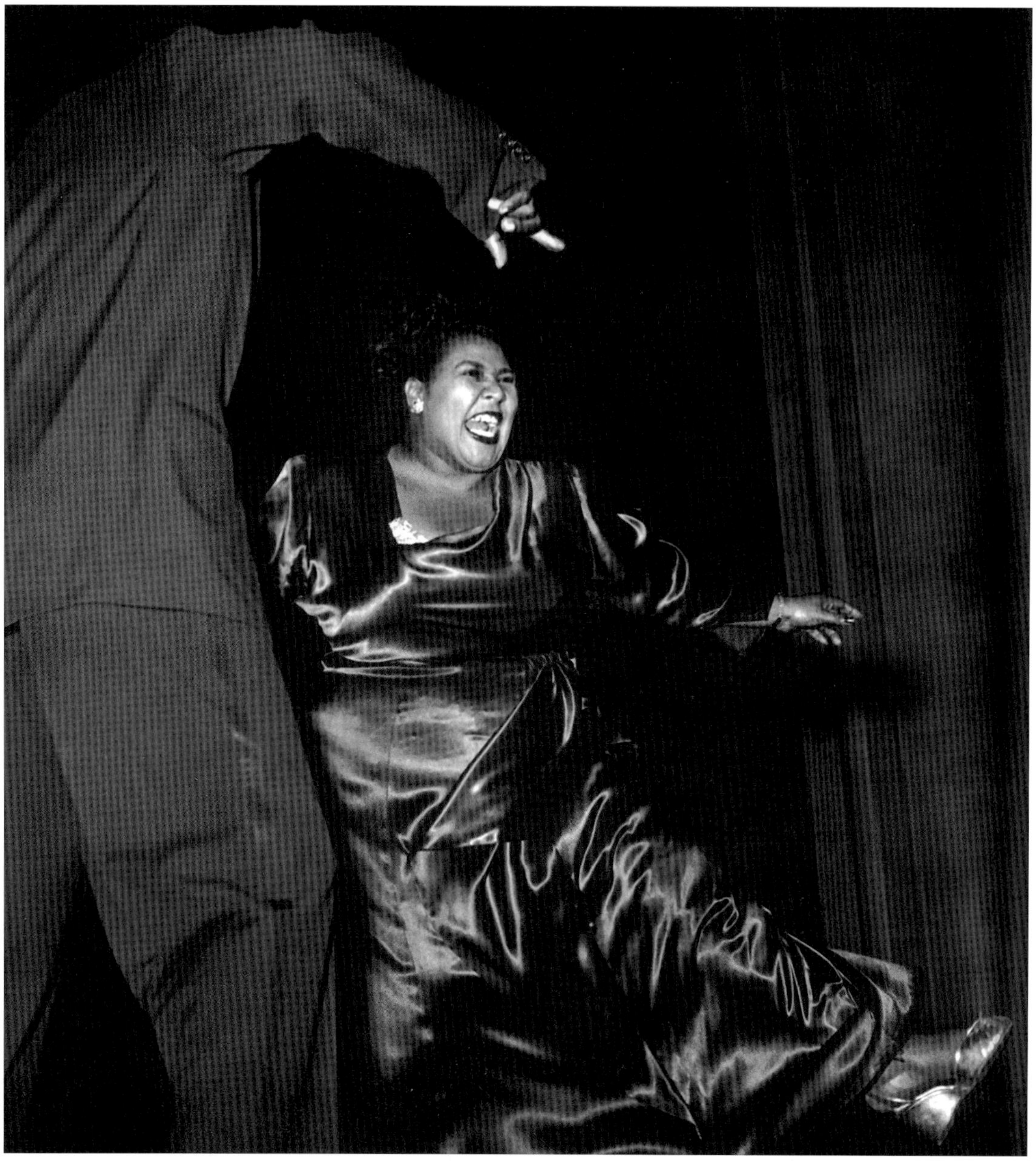

AMI, MODEL A

Die ersten münzbetriebenen Musikautomaten gab es schon in den neunziger Jahren des 19. Jahrhunderts. Doch erst seit 1927, als elektrische Verstärker eingebaut wurden, boten sie lautstarke Unterhaltung. Mit dem Ende der Prohibition verloren die amerikanischen Musikboxen ihr schlechtes Image, das sie in den verbotenen ›speak easies‹ erhalten hatten. Die Zeit der ›juke-boxes‹ brach an, in der sich die führenden Hersteller mit rund gepreßten Hölzern, mit farbigen, beleuchteten Plastikteilen und verchromten Zierleisten eine Materialschlacht lieferten, die immer neue Boxenarchitekturen hervorbrachte und die amerikanische Freizeitkultur der vierziger Jahre wesentlich prägte.
Alle Reize und Effekte, die das neue Material Kunststoff zu bieten hatte, zeigte 1946 die Jukebox *Model A*, die die Firma AMI als Bestseller auf den Markt brachte. Die Liebhaber und Bewunderer ihrer eiscremeweichen, üppigen Formen nennen sie noch heute ›Mother of Plastic‹.

Musikautomat, AMI, 1946

Louis Armstrong mit einer Sängerin in der Salle Pleyel, Walter Carone, Paris, November 1949

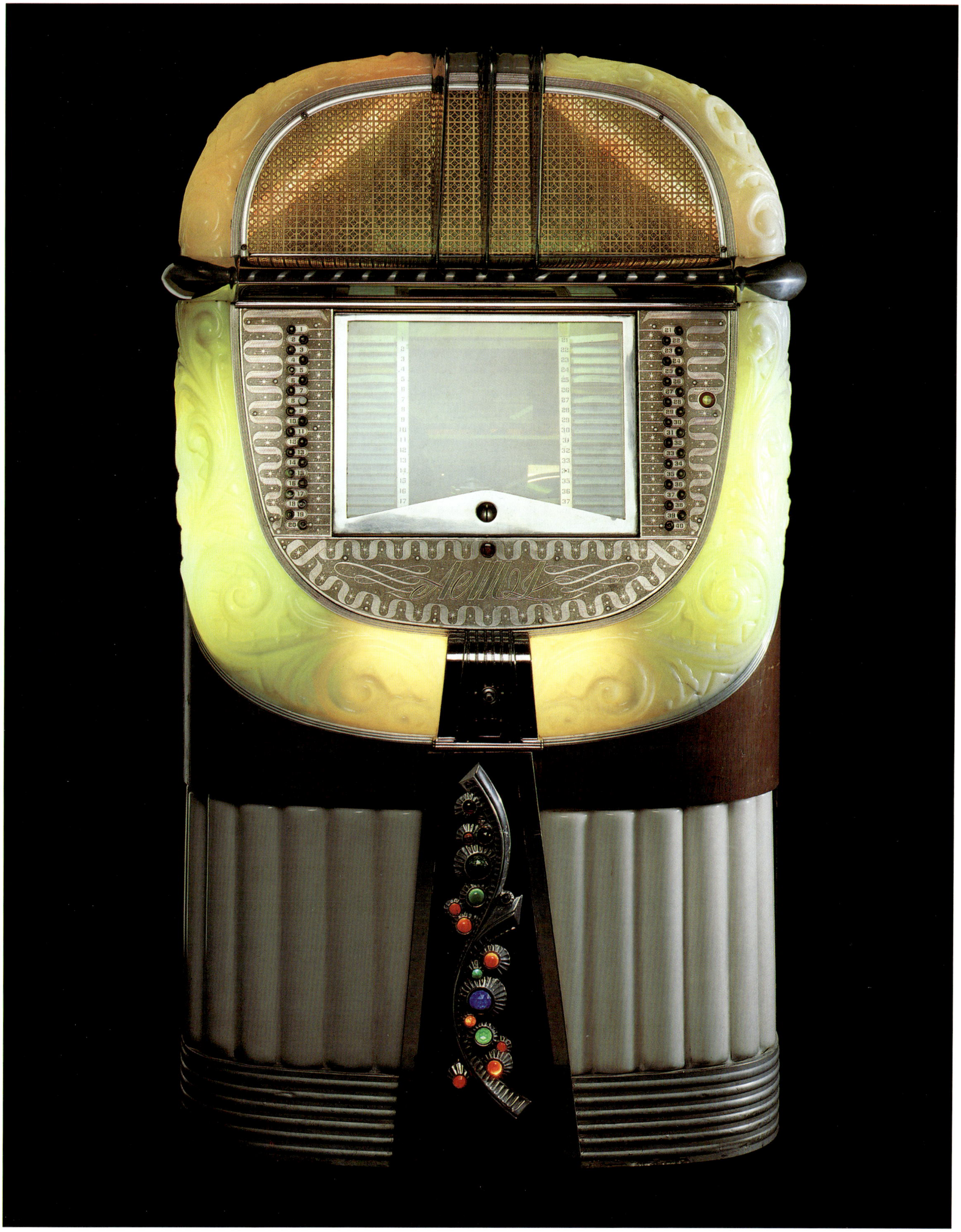

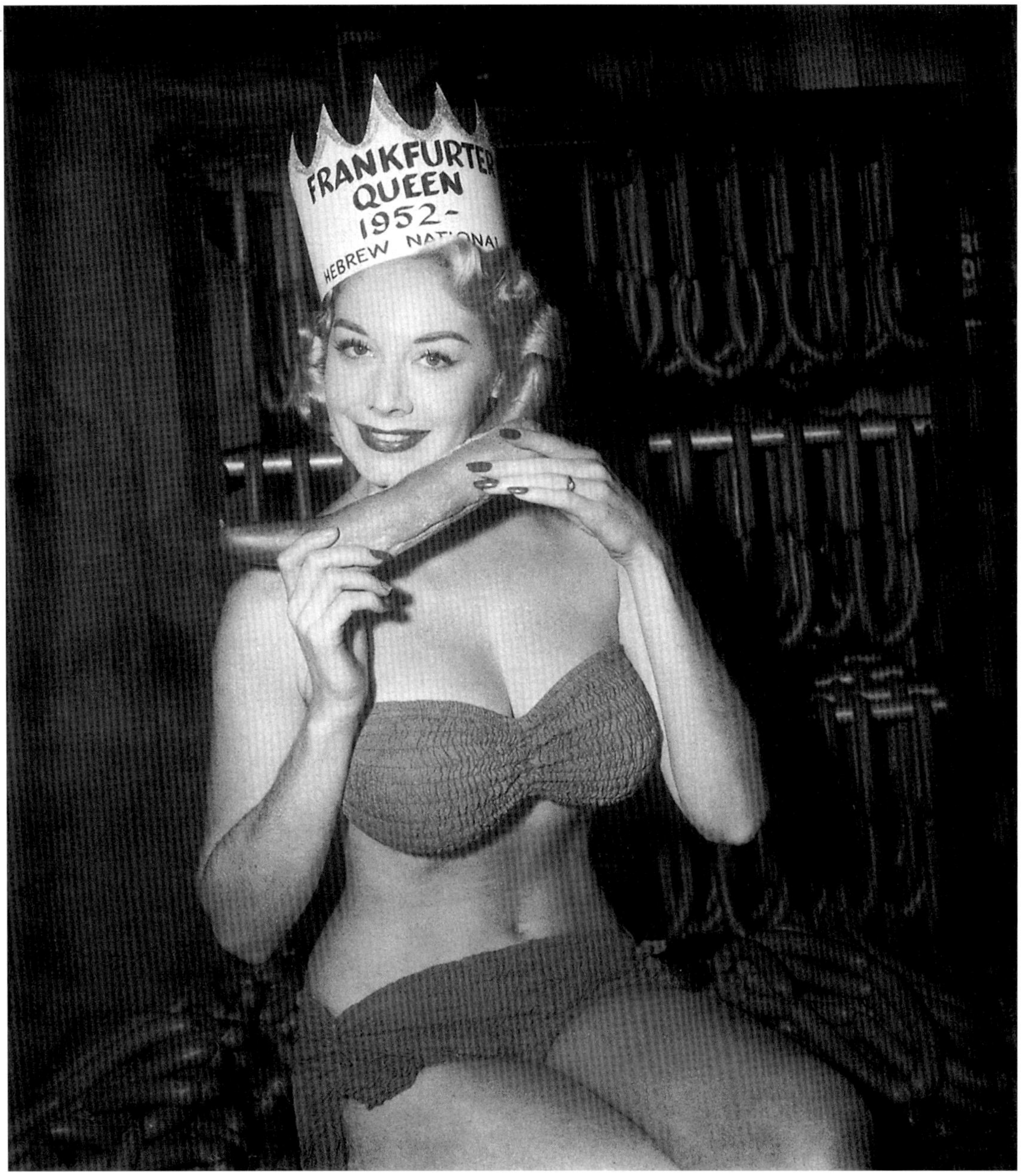

HEISSWURST

»In zarter Eigenhaut« erwärmte sich ein Würstchen im Inneren des Automaten, nachdem durch Einwurf der Münze zwei Metallkontakte in die beiden Enden gespießt und Strom durch das Würstchen geleitet worden war.

Vorbild solcher eilfertigen Snackautomaten waren die USA, in denen schon zu Beginn der fünfziger Jahre Würstchen-Automaten unter dem Namen ›Hot-dog-Service‹ aufgestellt waren.

Würstchenautomat, Gärtner & Co., Frankfurt, 1955 (30 x 62 x 14)

Frankfurter Queen, 1952

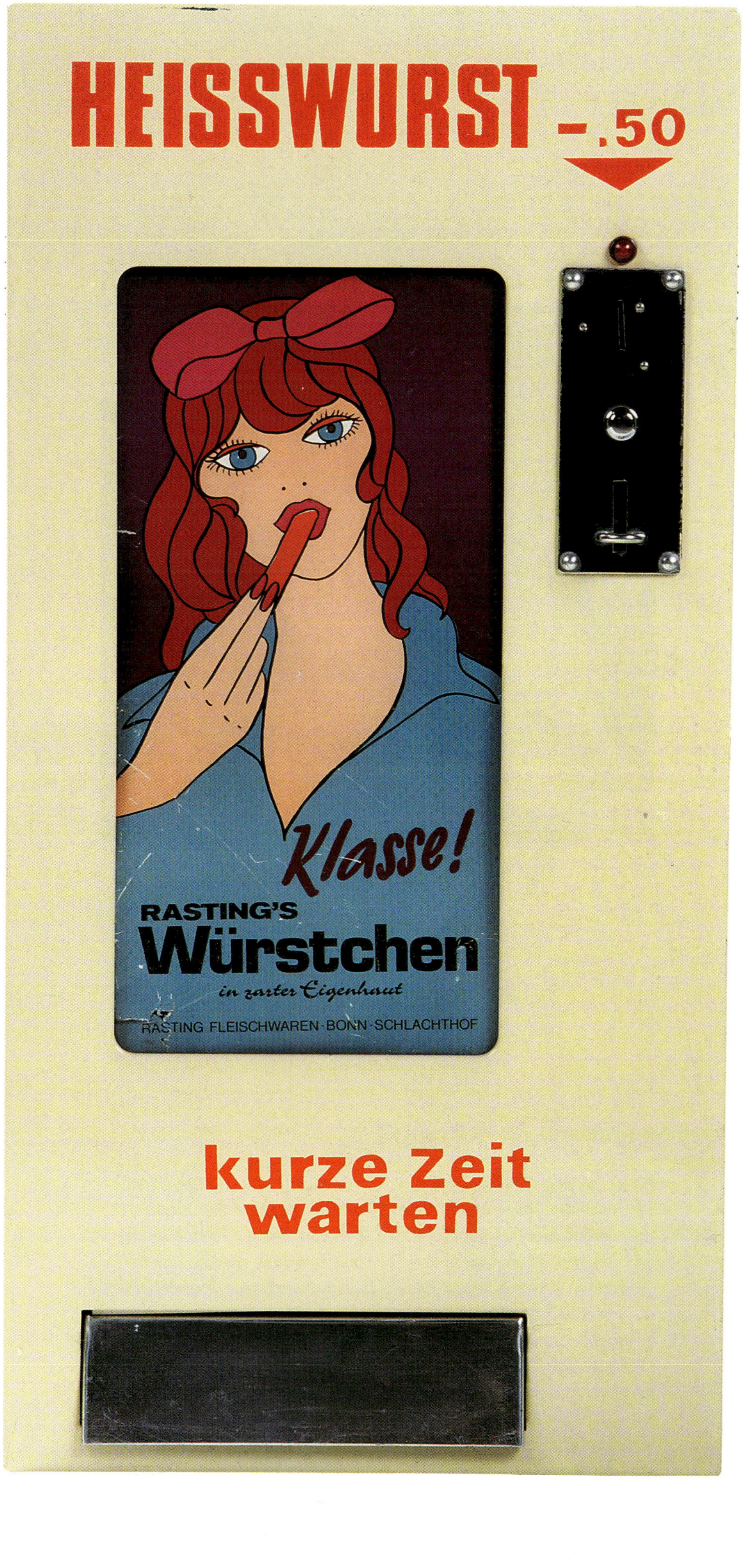
HEISSWURST -.50
Klasse!
RASTING'S
Würstchen
in zarter Eigenhaut
RASTING FLEISCHWAREN · BONN · SCHLACHTHOF
kurze Zeit
warten

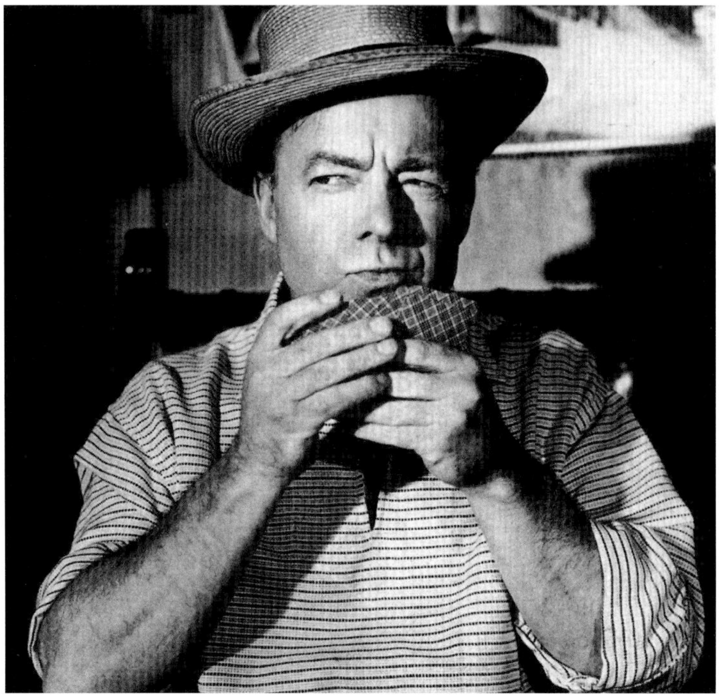

GLÜCKSPILZ

Eine Zentralfigur der fünfziger Jahre war der ›kleine Mann‹. Eine der wesentlichen Lehren, die er und seinesgleichen aus der Vergangenheit gezogen hatten, war die vom Glück. Diesen Zustand zu leben, empfand der ›kleine Mann‹ als sein ihm lange versagtes Recht, das sogar in der Verfassung der amerikanischen Befreier stand (›pursuit of happiness‹). Und damit nun auch weiterhin seine Beschäftigung gesichert, der bescheidene Wohlstand gemehrt und die Freizeit immer bunter würde, machte sich der ›kleine Mann‹ zur Zentralfigur seines Denkens, gesellte viele kleine Kleeblätter, Fliegenpilze und andere Glücksbringer um sich und mühte sich redlich, stets zur rechten Zeit am rechten Ort zu sein und keine Gelegenheit ungenutzt zu lassen.

Münzspielgerät, Söker, Wilhelmshaven, 1955 (50 x 62 x 17)

Heinz Rühmann in: *Vater sein dagegen sehr*, 1957

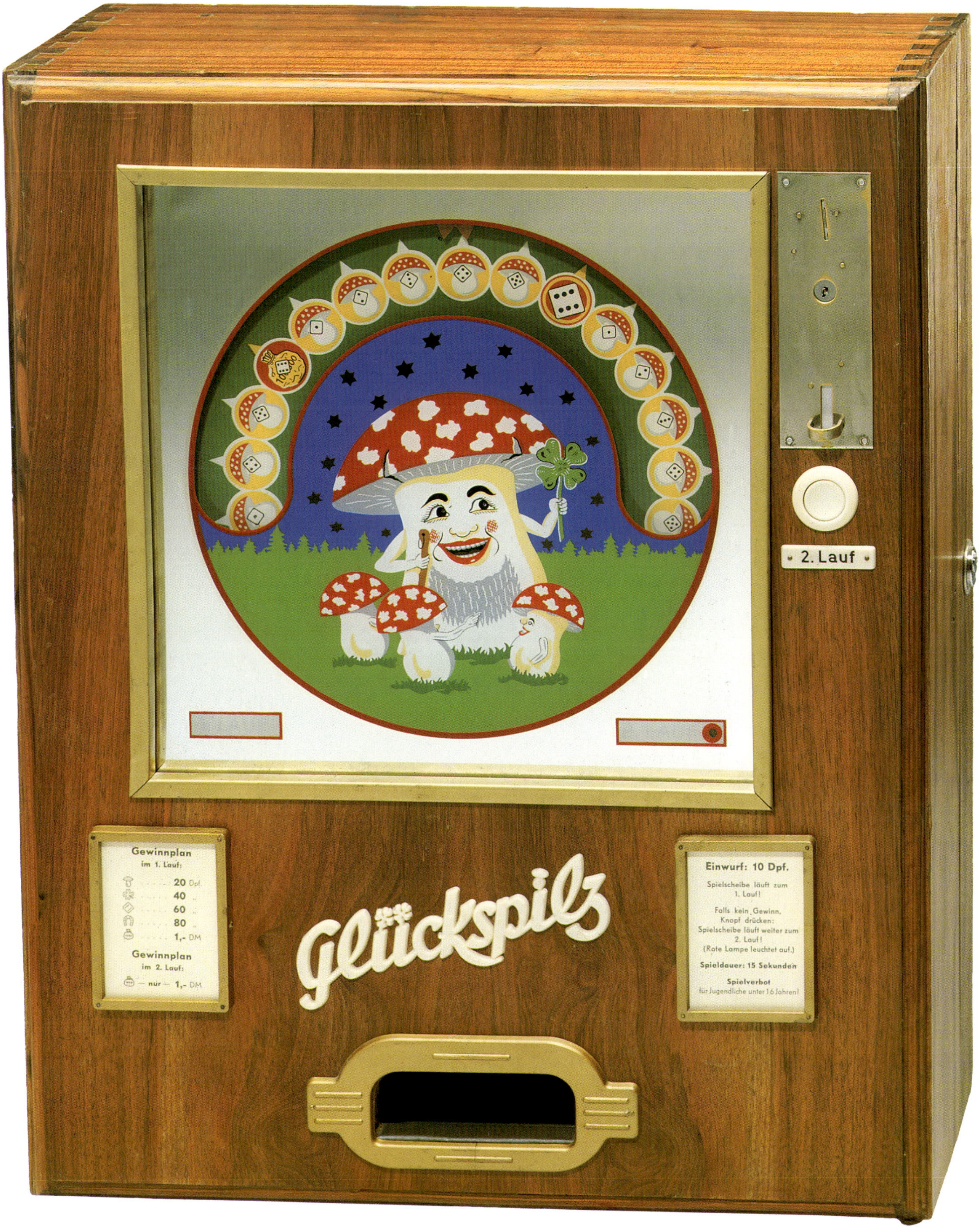
2. Lauf
Gewinnplan
im 1. Lauf:
20 Dpf.
40
60
80
1,- DM
Gewinnplan
im 2. Lauf:
nur 1,- DM
Glückspilz
Einwurf: 10 Dpf.
Spielscheibe läuft zum 1. Lauf!
Falls kein Gewinn, Knopf drücken: Spielscheibe läuft weiter zum 2. Lauf! (Rote Lampe leuchtet auf.)
Spieldauer: 15 Sekunden
Spielverbot für Jugendliche unter 16 Jahren!

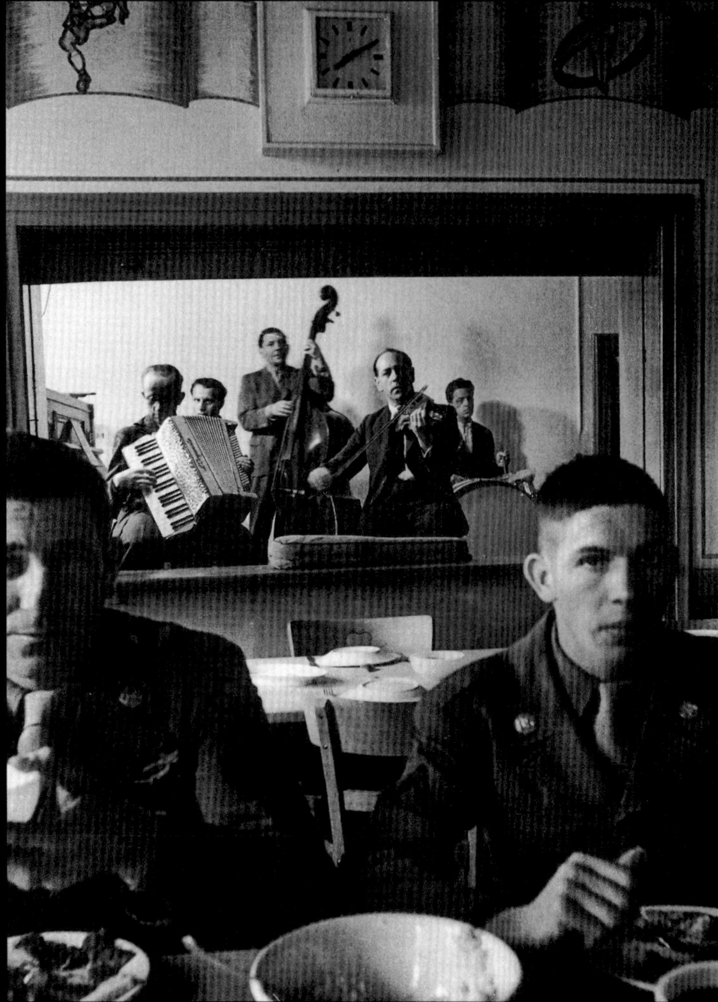

BIMBO-BOX

Warum ausgerechnet Affen in den fünfziger Jahren in Deutschland mit einer Musik in Verbindung gebracht wurden, die man noch zwei Jahrzehnte zuvor als ›Neger-Musik‹ bezeichnet hatte, kann sicherlich nur eine weiße Seele erklären. Für zehn Pfennige konnte man zwei Minuten lang eine zufällige Musikauswahl von einem Endlos-Band hören. Ebenso zufällig zappelten dazu die sechs ›Bimbos‹ unter mexikanischen Hüten und afrikanischen Palmen und bestärkten die staunenden Zuschauer in der Vorstellung, daß wilde Musik ursprünglich auf Bäumen entstanden sein muß.

Musikautomat,
UTA Eletroakustik
W. Talk,
Stuttgart, 1958
(83 x 138 x 62)

US-Soldatenkantine mit ›Stubnmusi‹ in München,
Rudi Dix,
fünfziger Jahre

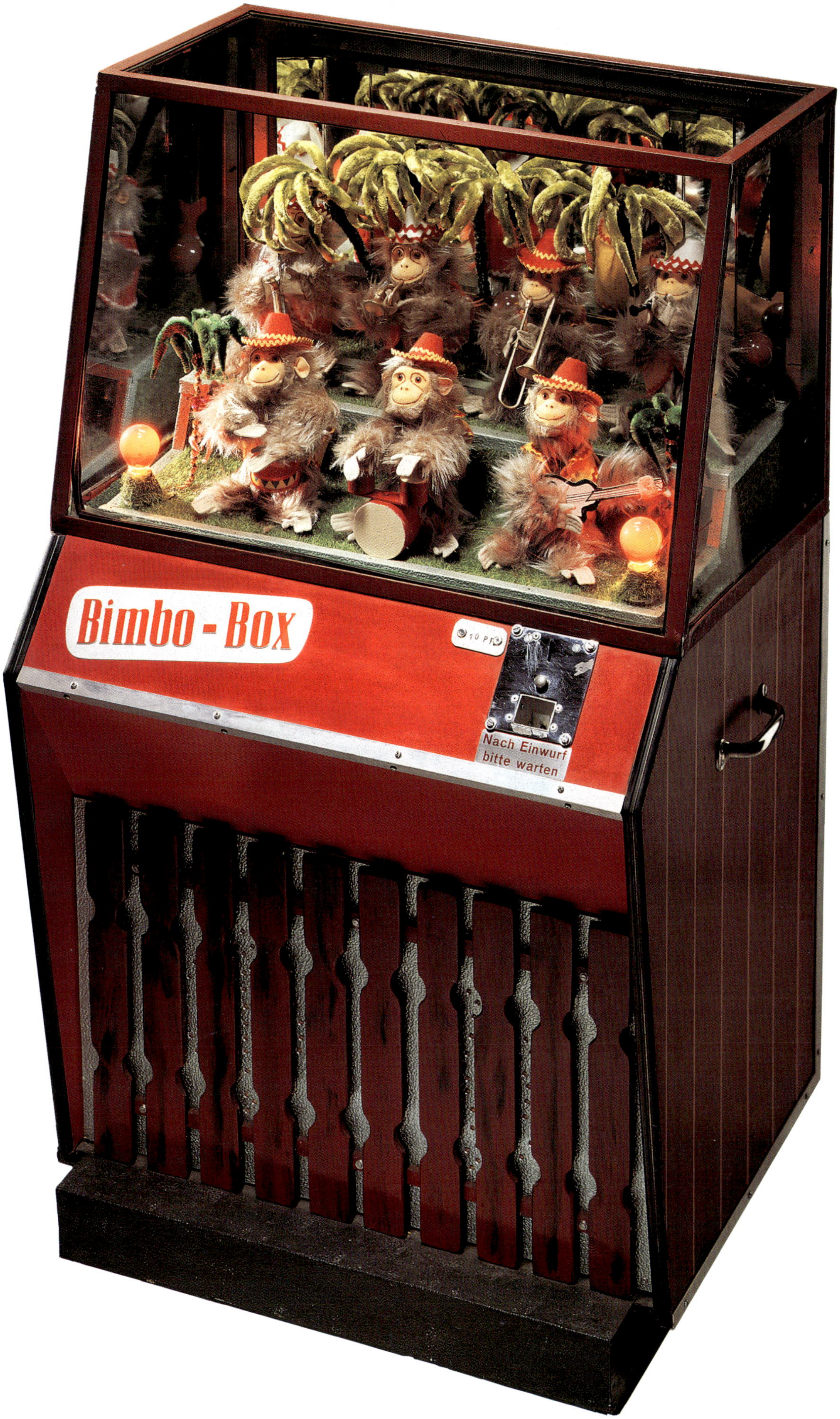
Bimbo-Box
Nach Einwurf
bitte warten

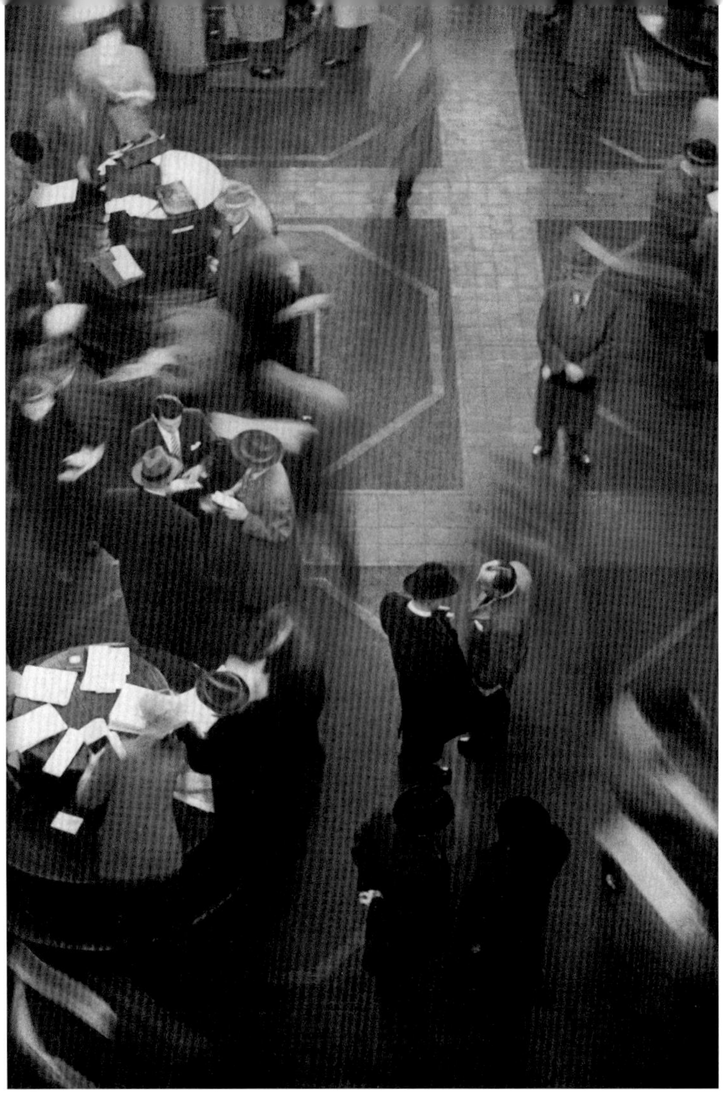

KUGEL-SCHREIBER

»Die Sonne gehet auf und nieder, täglich weicht die Nacht dem Licht, alles sieht man einmal wieder, nur entlieh'ne Kulis nicht«.
Diese Büroweisheit, die wie ungezählte andere seit Jahrzehnten triste Wände von Arbeitsstätten ziert, zählt zu den wenigen, die als feinsinnige Beobachtung der Realität gewertet werden dürfen. Tatsächlich wurde der Kugelschreiber, kaum hatte er sich 1959 richtig durchgesetzt, allenthalben als vermißt gemeldet. So geht es Gegenständen, die für den Menschen von widersprüchlicher Bedeutung sind: zu billig, um sorgfältig verwahrt zu werden, zu unentbehrlich aber, um nicht neu beschafft werden zu müssen. Ein aussichtsreiches Geschäft also für Automatenaufsteller, denkt man. Dennoch hatten die Fräuleins und Herren der fünfziger Jahre offenbar anderes zu tun, als sich in Automaten Ersatz für abhanden gekommene Kugelschreiber zu beschaffen, oder sie hatten sie zwischenzeitlich doch wiedergefunden.

Kugelschreiber-Automat, Crystal Automaten GmbH, 1959 (25 x 34 x 16)

Börsentag, Herbert Dombrowski, Hamburg, 1957

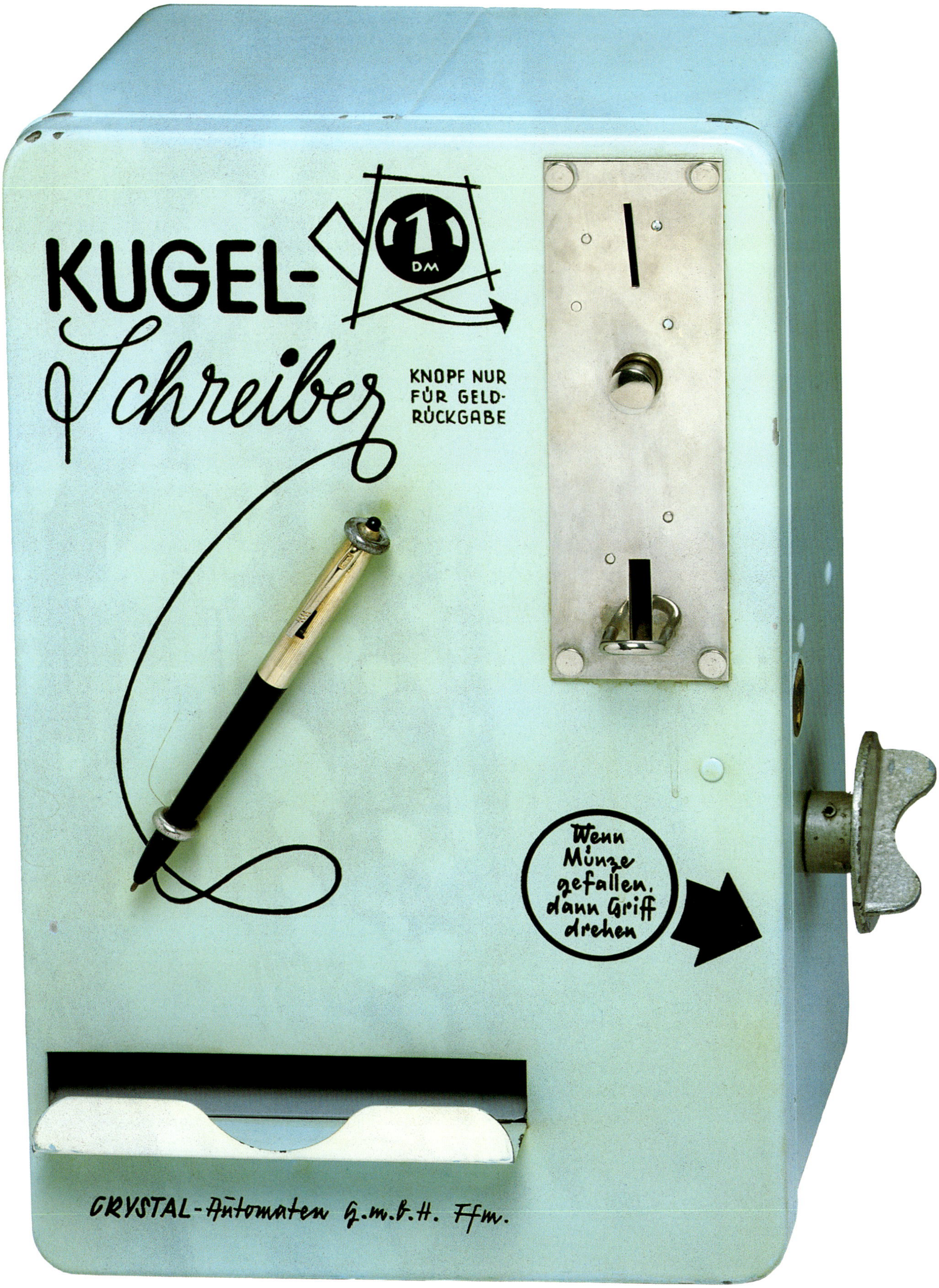
KUGEL-
1
DM
Schreiber
KNOPF NUR
FÜR GELD-
RÜCKGABE
Wenn
Münze
gefallen,
dann Griff
drehen
CRYSTAL-Automaten G.m.b.H. Ffm.

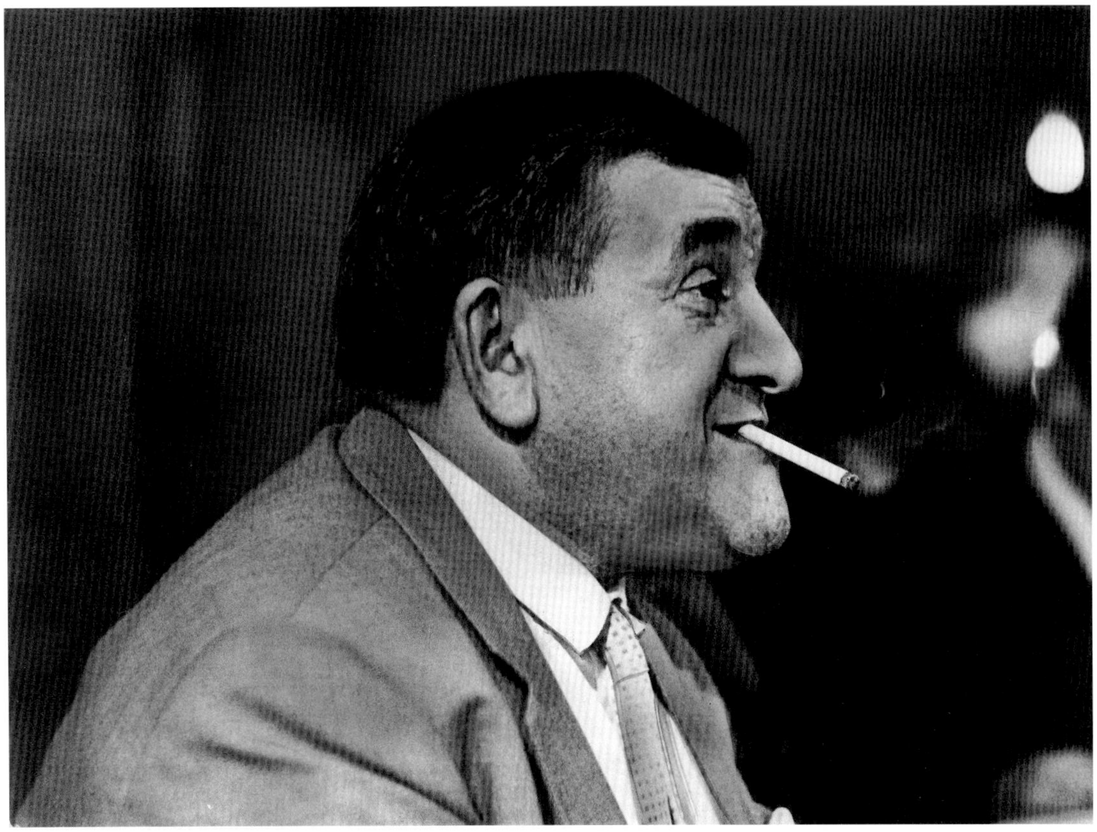

WORLD BEAUTIES

Seit den vierziger Jahren, seit es Flipper gibt, bilden Frauen die ewig umbesetzte und dabei stets gleich angeordnete Statisterie des Spielgeschehens. Über ihren mit den Jahren immer blößenwahnsinnigeren Bildern werden die Kugeln hin und her geschossen, ertönen Klingeln und leuchten Zahlen, als sei die Welt mit ihren Schönheiten nur erschaffen, damit Männer sie nach Punkten erobern.
Es gehört zur Tragik mancher Männer, daß sie von den Frauen, die sie im Spiel besser nicht kenngelernt hätten, auf die schließen, die sie im Leben nie kennenlernen werden.

Flipper,
Gottlieb & Co.,
Chicago, 1960
(59 x 102 x 40)

Amerikanischer Millionär und Mitglied der Jury bei der Wahl der ›Miss Body‹ im Berliner Nachtklub *Eden-Salon*, 1964

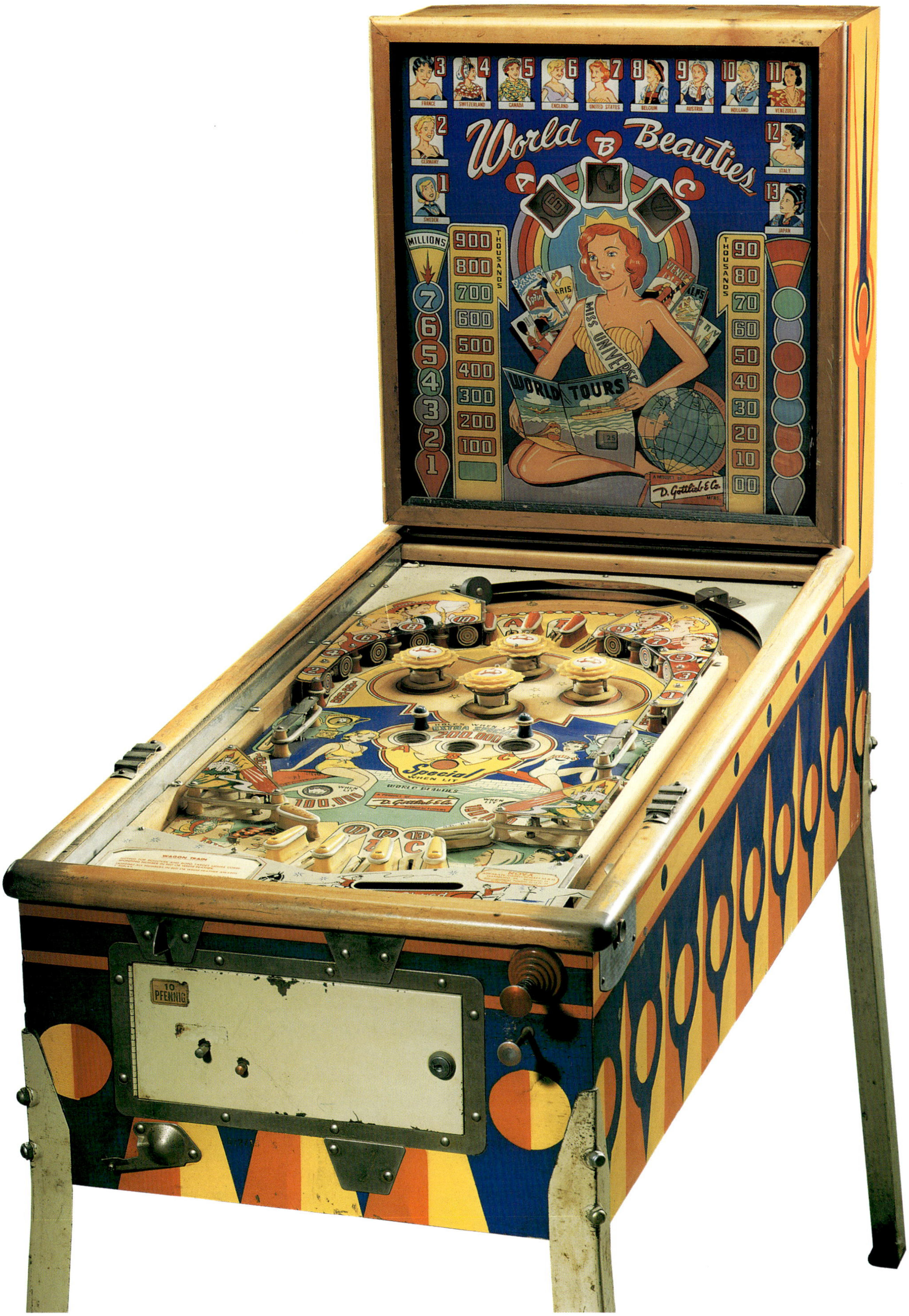
World Beauties
MILLIONS
THOUSANDS
WORLD TOURS
D. Gottlieb & Co.
10 PFENNIG

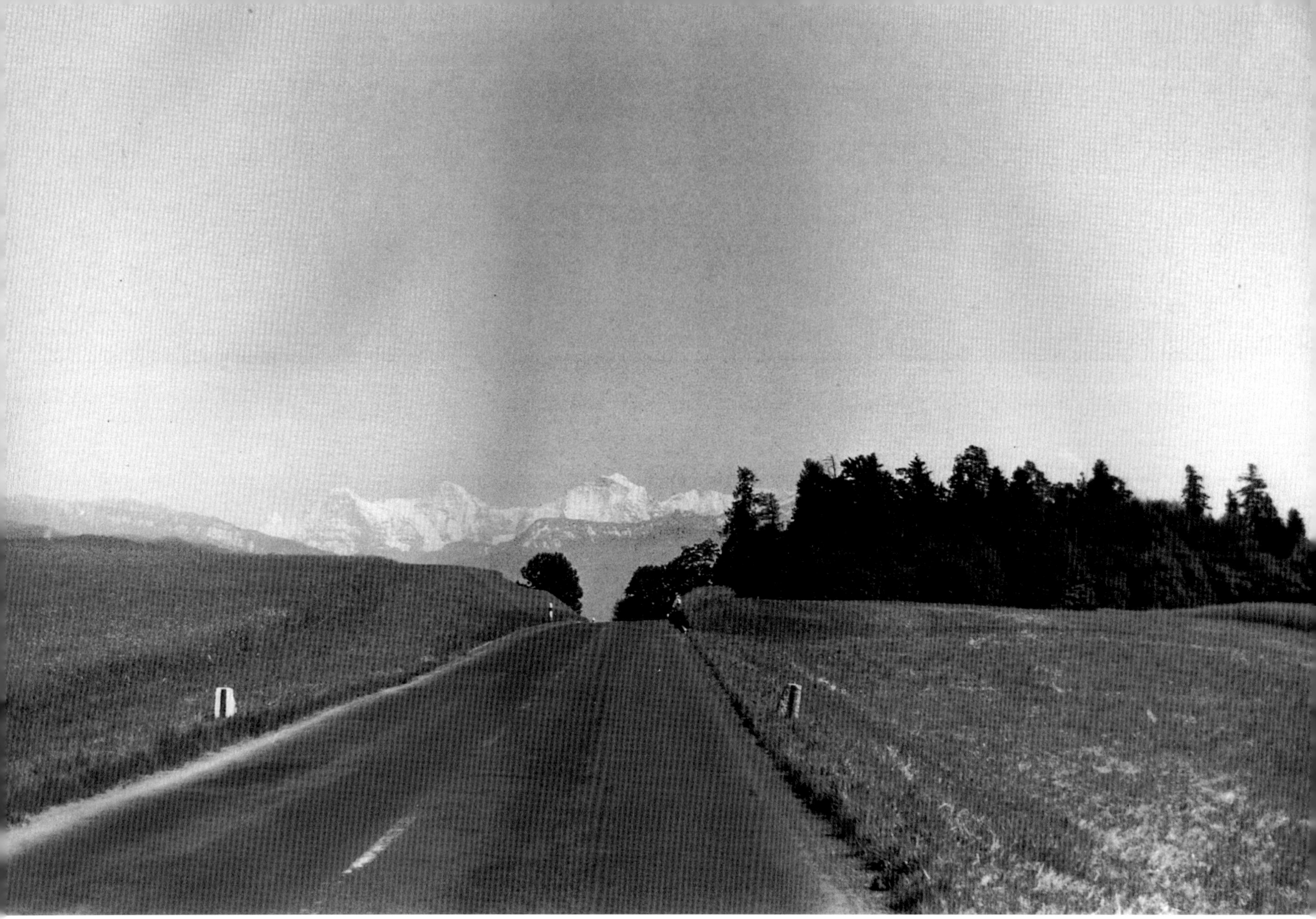

TIP TOP FLICKZEUG

Wer in den sechziger Jahren das Glück hatte, in unmittelbarer Nähe dieses Automaten von einer Reifenpanne ereilt zu werden, fand eine beachtliche Auswahl an Flickzeug vor – aber nur, wenn er auch noch über passende Münzen verfügte.

Obwohl die französische ›panne‹, der umgangssprachliche Begriff für eine Betriebsstörung bei einem Kraftfahrzeug, zu Beginn des 20. Jahrhunderts von den Deutschen übernommen wurde, gelang es den Teutonen nicht, das so bezeichnete Ärgernis auf dafür vorgesehene Orte festzulegen und dort die Aufstellung von Automaten anordnen zu lassen. Obwohl sich in den sechziger Jahren so vieles veränderte, blieb die Panne, was sie schon immer war: hinterhältig und unberechenbar. Mit Vorliebe schlug sie da zu, wo es weit und breit keine Produkte der Firma Tip Top gab. Kein Geschäft also für die braven Flickzeug-Automaten, die folglich bald aus dem Straßenbild verschwanden.

Gummireifen-Flickzeugautomat, sechziger Jahre (40 x 70 x 26)

Straßenkuppe bei Uetendorf in der Schweiz mit Blick auf Eiger, Mönch und Jungfrau, 1966

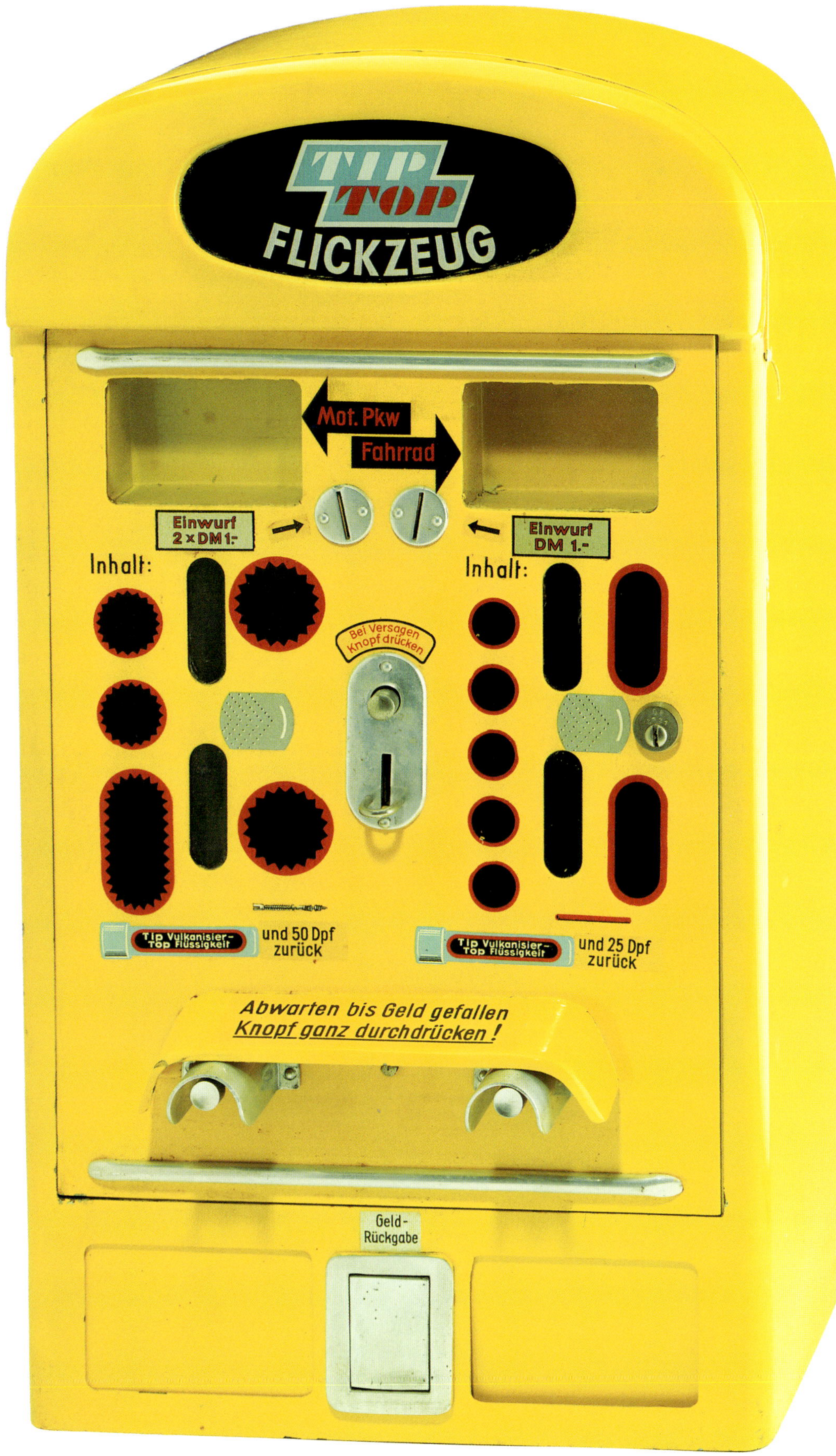
TIP TOP
FLICKZEUG
Mot. Pkw
Fahrrad
Einwurf 2 x DM 1.-
Einwurf DM 1.-
Inhalt:
Inhalt:
Bei Versagen Knopf drücken
Tip Vulkanisier-Top Flüssigkeit
und 50 Dpf zurück
Tip Vulkanisier-Top Flüssigkeit
und 25 Dpf zurück
Abwarten bis Geld gefallen
Knopf ganz durchdrücken !
Geld-Rückgabe

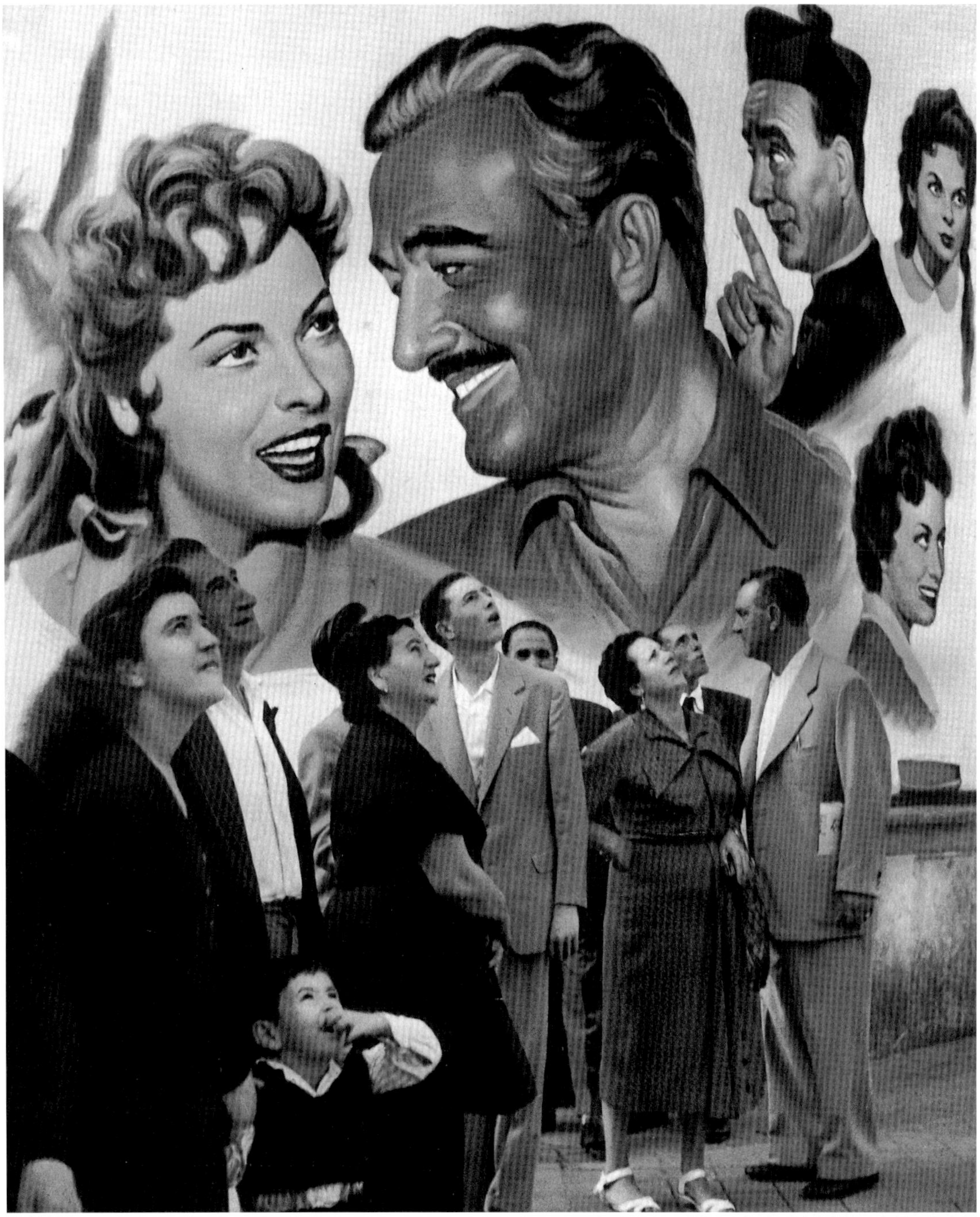

CINEMATE

Die kleinen und die großen Stars waren in den fünfziger Jahren die intimsten gemeinsamen Bekannten von Jedermann. Nur bekam man sie viel zu selten zu sehen. Je enger sich Film-, Schlager- und Illustriertengeschäft miteinander verknüpften, desto unentbehrlicher wurden die Leinwandhelden für die nach Orientierung suchende Nachkriegsgesellschaft. Sie repräsentierten die Werte einer Scheinwelt, die neue Dimensionen von Schönheit, Wohlstand und Weltläufigkeit entwarf. Sie gaben Mut und Ratschläge, wiesen Wege und setzten Maßstäbe. Wer seine Filmgefährten einen kurzen Augenblick lang plastisch und ganz nah vor Augen haben wollte, schaute in einen stereoskopischen *Cinemate*. Kaugummi gab´s dazu.

Schaustellungs- und Warenautomat,
Warzée & Co.,
Brüssel,
um 1960
(31 x 47 x 28)

Passanten vor einem Filmplakat in Madrid,
Tom von Wichert,
1957

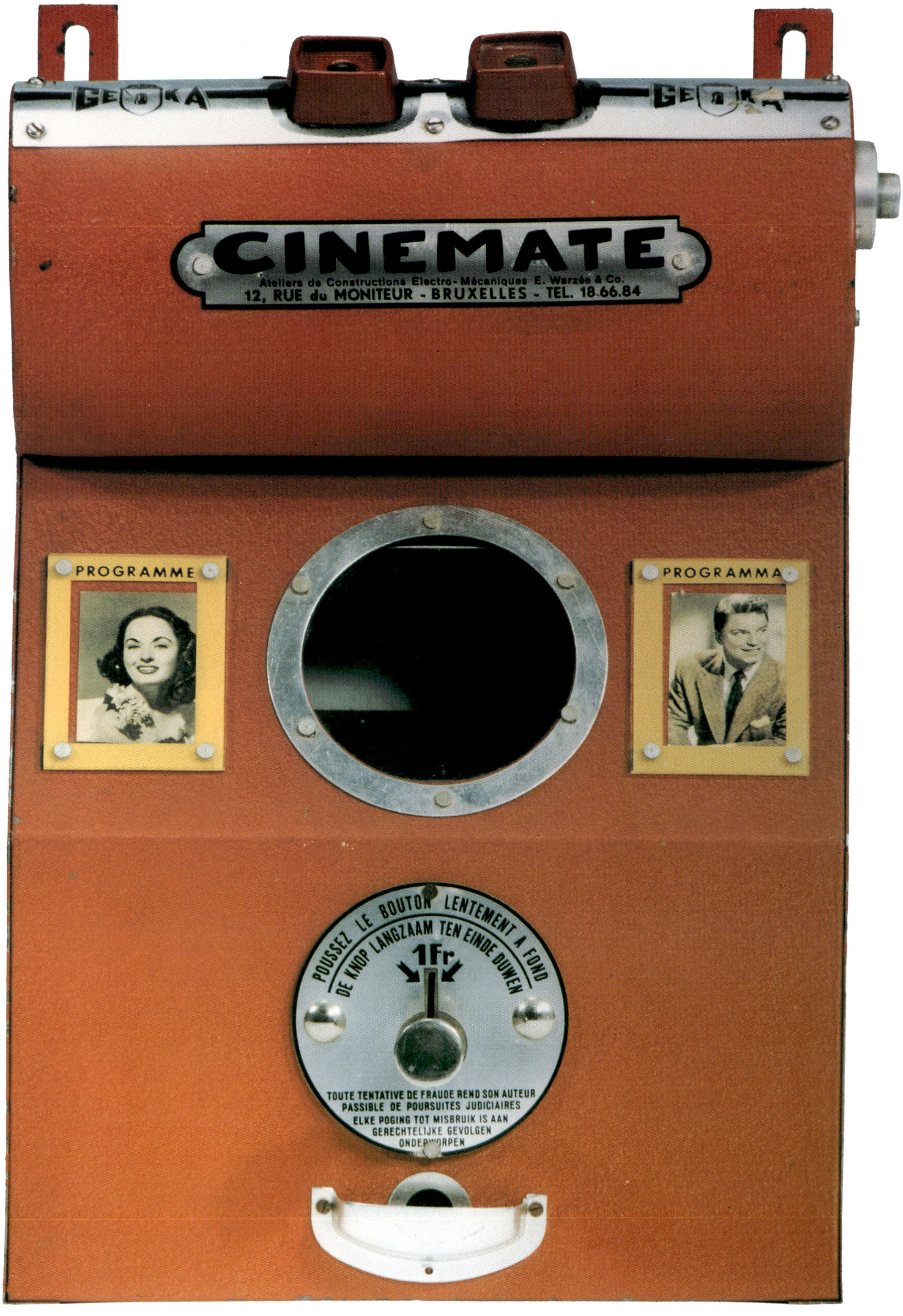
CINEMATE
Ateliers de Constructions Electro-Mécaniques E. Warzée & Co.
12, RUE du MONITEUR - BRUXELLES - TEL. 18.66.84
PROGRAMME
PROGRAMMA
POUSSEZ LE BOUTON LENTEMENT A FOND
DE KNOP LANGZAAM TEN EINDE DUWEN
1Fr
TOUTE TENTATIVE DE FRAUDE REND SON AUTEUR
PASSIBLE DE POURSUITES JUDICIAIRES
ELKE POGING TOT MISBRUIK IS AAN
GERECHTELIJKE GEVOLGEN

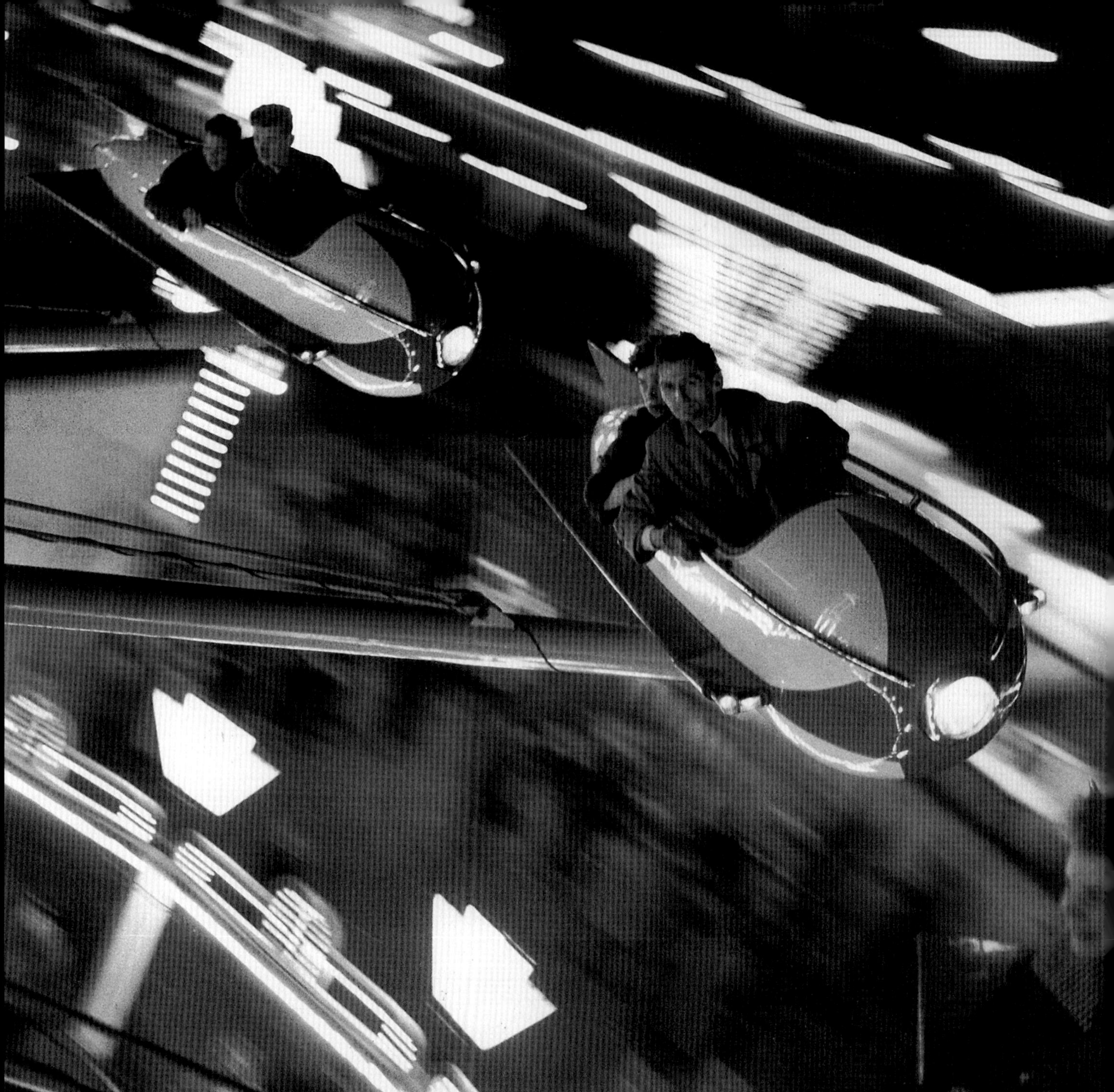

EARTH SATELLITE

Auf der Suche nach neuen Sensationen und Attraktionen entdeckten auch die Gestalter von Spielautomaten in den fünfziger Jahren den Weltraum. Während amerikanische Satelliten und russische Sputniks noch Affen und Hunde um die Erde beförderten, ließen sie den Spieler Raketen in die Weite des Weltraums schleudern und fragten »Where will it land?«. Keineswegs futuristisch allerdings war die seit Jahrzehnten bewährte Kugelschleudertechnik des Spiels.

Kugelschleuder-Automat,
Ruffler & Walker,
London, 1930/1960
(58 x 80 x 20)

Oktoberfest,
Peter Keetman,
München, 1957

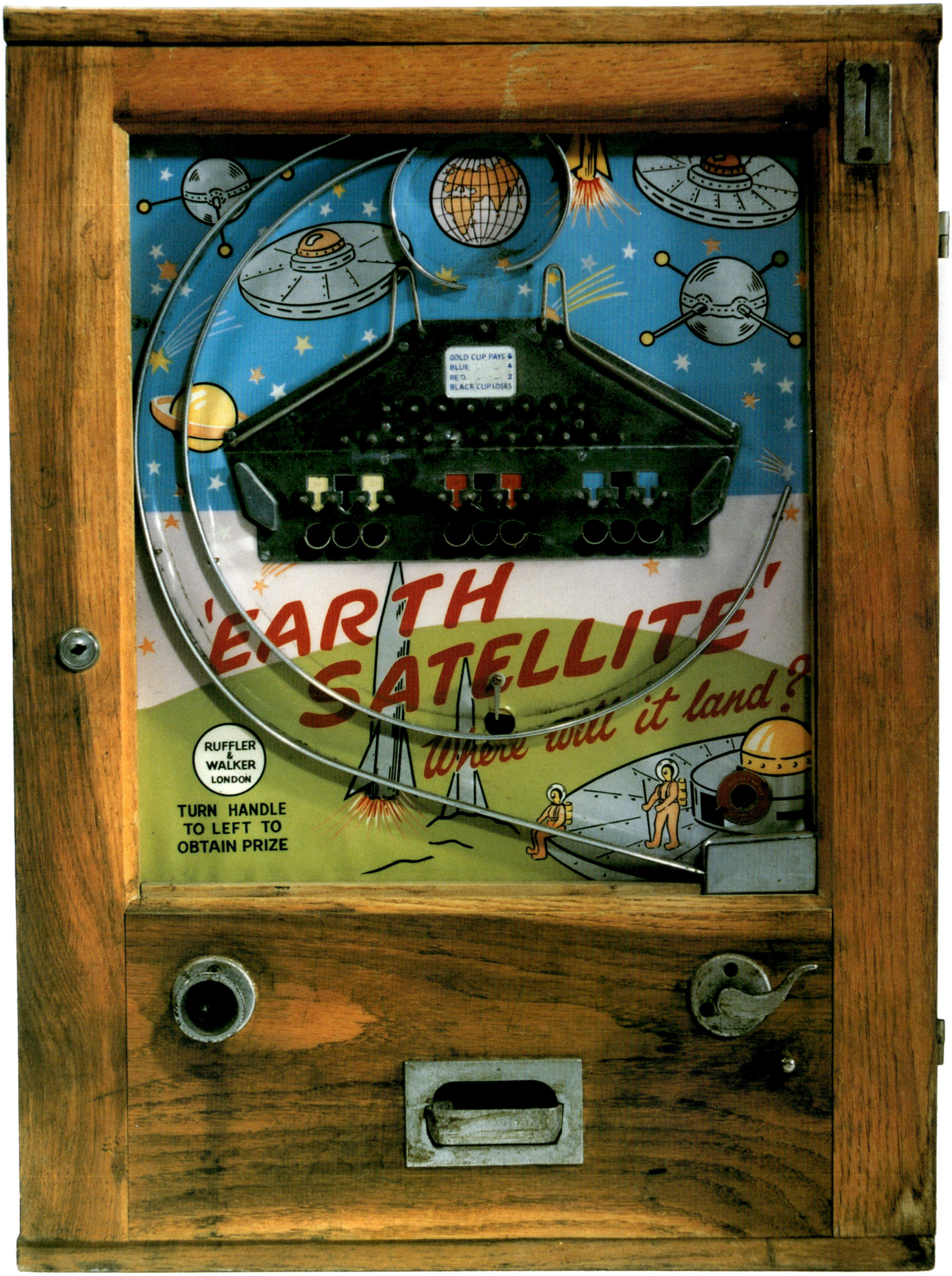
GOLD CUP PAYS 6
BLUE 4
RED 2
BLACK CUP LOSES
'EARTH SATELLITE'
Where will it land?
RUFFLER & WALKER LONDON
TURN HANDLE TO LEFT TO OBTAIN PRIZE

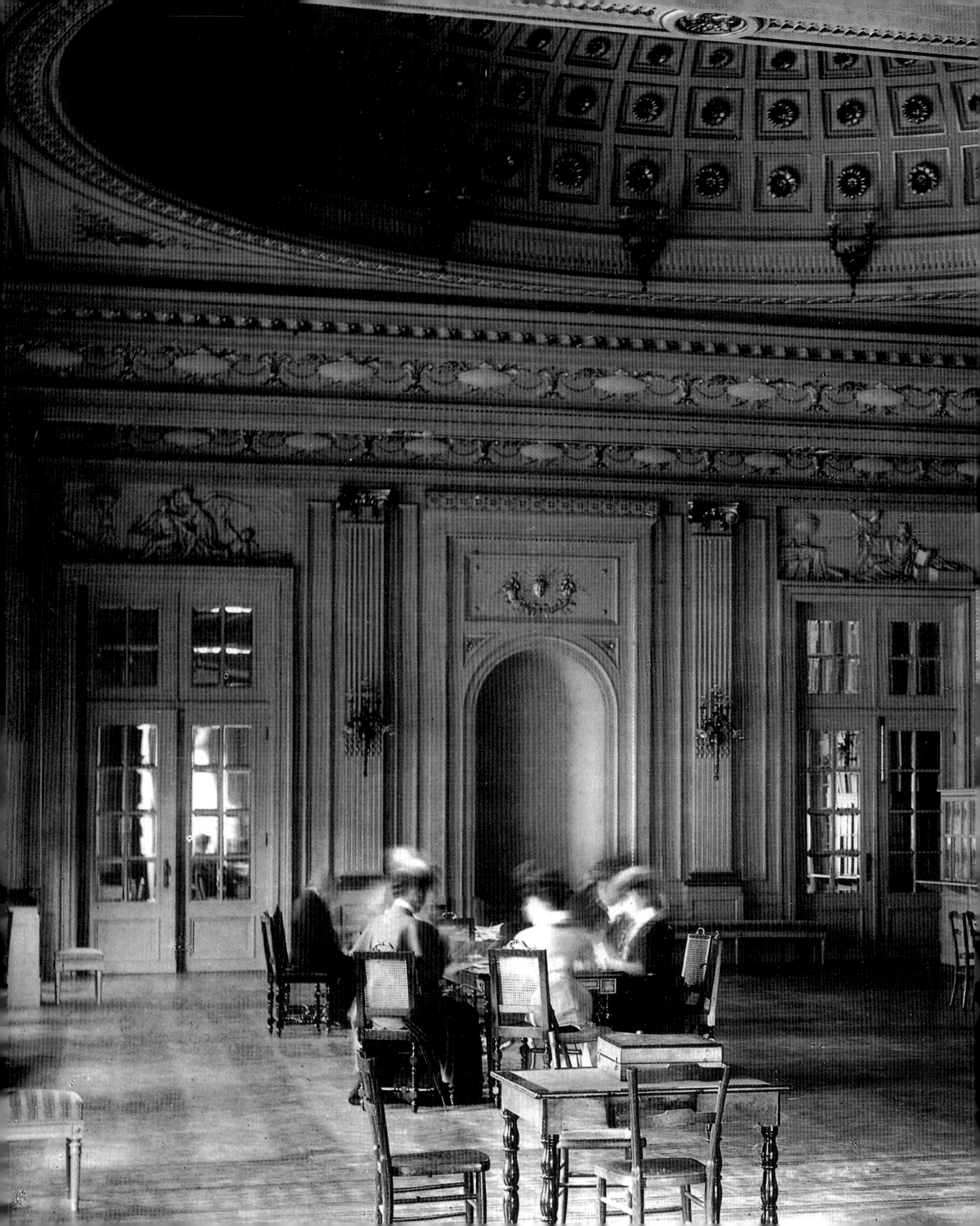

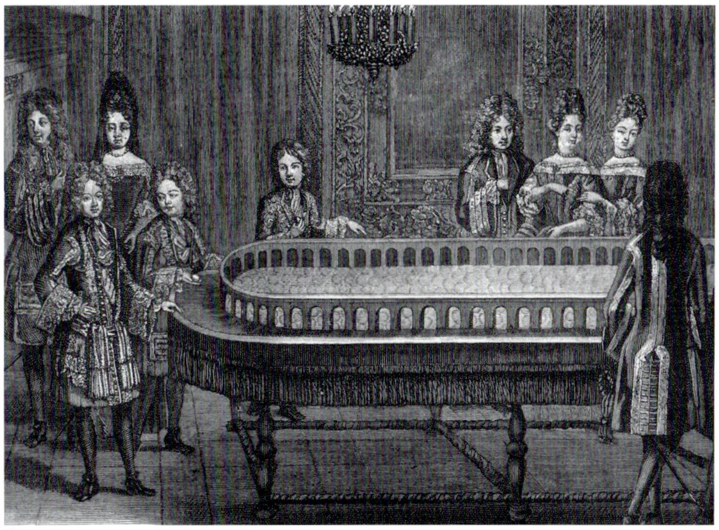

Die Prinzen von Frankreich beim ›Trente-et-quarante‹, zweite Hälfte 18. Jahrhundert

GROSSE ORTE DES SPIELGESCHEHENS

Wenn von Münzautomaten die Rede ist, denken wohl die wenigsten an die Parkuhr, sondern zuallererst ans Glücksspiel. Man sieht die geldfressenden ›einarmigen Banditen‹ vor sich – mit rollenden Walzen, rasselndem Getriebe und einem großen Auffangbehälter für den erhofften Gewinn. Gesetzgeber und Industrie machen einen feinen Unterschied zwischen ›Unterhaltungsautomaten mit Gewinnmöglichkeit‹ und Glücksspielgeräten. Erstere sind vom Glücksspielverbot nicht betroffen und dürfen in Kneipen und Spielhallen aufgestellt werden. Letztere dagegen unterliegen der Ländergesetzgebung und dürfen nur in Casinos betrieben werden.

Die traditionellen Casinospiele wie etwa Roulette, Baccarat, Trente-et-un oder Craps werden zunehmend von Automaten verdrängt, die eine neue Kundschaft anziehen: nicht die exklusive, zahlungskräftige Gesellschaft von Hasardeuren, sondern den touristischen Massenbetrieb, der durch allerlei Attraktionen angelockt sein will und bereitwillig Geld in den Geräten läßt – selten spektakuläre Summen, aber es kommt doch einiges zusammen. In Deutschland machen die Erlöse aus den Münzautomaten mittlerweile circa siebzig Prozent des Gesamtgewinns der Casinos aus.

Monte Carlo
Die Salle Blanche des Casinos von Monte Carlo zeigt allen Prunk des Second-Empire-Stils, darunter aufwendig geraffte rote Samtvorhänge und geflügelte Karyathiden, die mit ihren grazil ausgestreckten Armen die Kronleuchter halten. Doch wer nur darauf achtet, läuft unweigerlich in die Automaten, die im Saal aufgestellt sind. Schon seit den sechziger Jahren betreibt das ehrwürdige Casino ›slot-machines‹. Der Kontrast zwischen den blinkenden und klimpernden ›Draw Poker‹-Geräten und dem Raum, den Charles Garnier, der Architekt der Pariser Oper, gestaltet hat, ist bemerkenswert. Daran stört sich jedoch niemand: Den Blick fest auf die Bildschirme der Geräte geheftet, ist man es zufrieden, dies an einem ehrwürdigen Ort mit uralter Tradition tun zu dürfen. Wahrlich uralt, wurde doch zunächst das Casino gegründet und dann erst die umgebende Stadt konzipiert.

Die Vorgeschichte: Bad Homburg
Die Geschichte des Casinos von Monte Carlo, ja die Entstehung des modernen Casinos überhaupt, ist untrennbar mit dem Namen des französischen Kaufmanns François Blanc verbunden. Zusammen mit seinem Bruder Louis begann er seine Karriere an der Börse, wo sich die beiden durch die Bestechung von Telegraphenbeamten einen

Spielsaal im Casino von Spa/Belgien, 1908

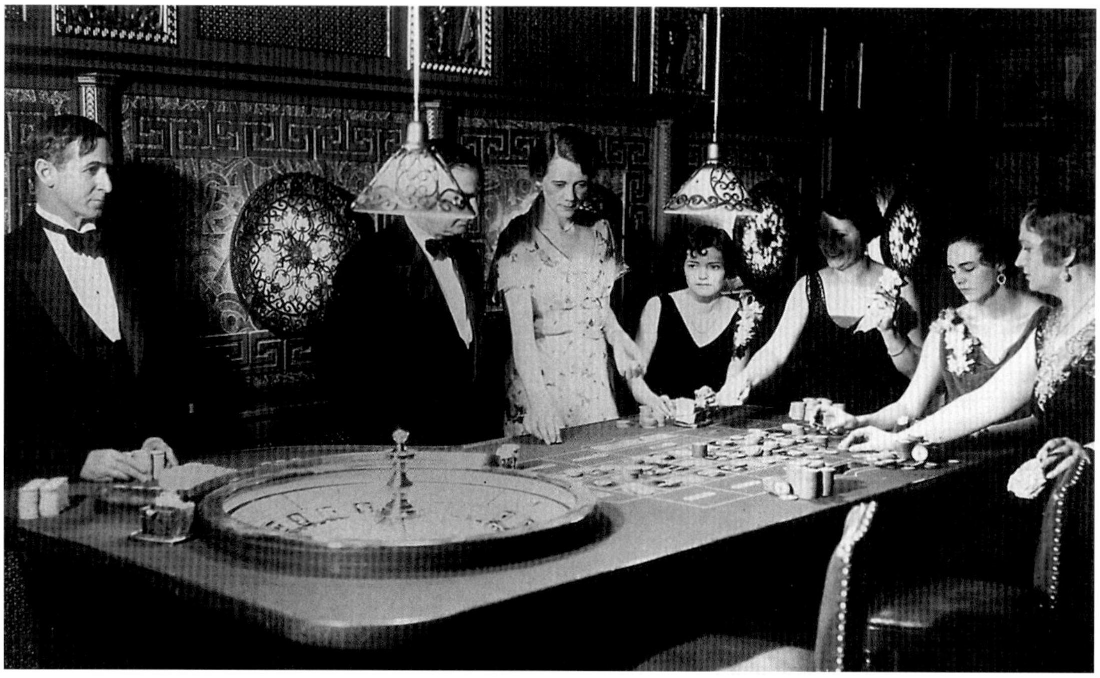

Spieler im *Harolds Club* in Reno/Nevada, der 1935 von Harold Smith eröffnet wurde

Zeitvorteil bei der Informationsübermittlung verschafften. Als dies aufflog, zogen sie sich nach Luxemburg zurück, um dort ein Casino zu gründen. Ihre große Stunde schlug jedoch mit dem Glücksspielverbot, das der Bürgerkönig Louis Philippe 1837 über Frankreich verhängte. Ein Großteil der französischen Casinobetreiber siedelte daraufhin nach Deutschland über. 1838 kam es zur Gründung des Casinos von Baden-Baden. Die Gebrüder Blanc selbst boten sich dem Herzog Philipp von Hessen-Homburg als Casinobetreiber an und brachten Bad Homburg bald an die Spitze europäischer Glücksspielzentren. Die Stadt nimmt für sich in Anspruch, das Vorbild für Fjodor Dostojewskis ›Roulettenburg‹ in seinem Roman *Der Spieler* gewesen zu sein.

Nach dem frühen Tod des Bruders nahm François Blanc die Unternehmensführung allein in die Hand. Im Gegensatz zu seinen Konkurrenten hatte er ein außerordentliches Gespür für Werbung. Sein erster Geniestreich in diesem Metier war die Abschaffung der damals (und heute noch in den USA) üblichen zweiten Null beim Roulette: Er verringerte damit zwar den Vorteil der Bank, lockte aber erheblich mehr Spieler an die Tische. Einmal wurde die Bank tatsächlich gesprengt: Napoleons Neffe, Prinz Charles Lucien Bonaparte, landete diesen Coup im Jahr 1852, und François Blanc konnte nur mit Mühe den Spielbetrieb aufrechterhalten. Doch anstatt diese Affäre geheimzuhalten, tat er das Gegenteil: Er ließ sie als besondere Sensation verbreiten und lockte damit noch mehr Gäste in die Kurstadt.

Als sich die deutsche Einigung von 1871 abzeichnete und mit ihr die Aussicht, daß das Glücksspiel in Deutschland keine Zukunft haben werde, sah sich François Blanc nach sicherem Terrain um. Sein Blick fiel auf einen kahlen, unzugänglichen Felsen an der Mittelmeerküste zwischen Nizza und der Grenze zu Italien.

Ein Casino braucht eine Stadt

Monaco, ein kleines, abgeschiedenes Fürstentum, war von der nächstgelegenen Großstadt Nizza nur mit dem Schiff oder per Kutsche auf einem schlechten Fuhrweg erreichbar. Fürst Charles III. Grimaldi spielte deshalb mit der Idee, ein Casino zu bauen – was im französischen Hinterland ja verboten war –, um dem Land eine dauerhafte touristische Zukunft zu geben. Doch alle Versuche auswärtiger Unternehmer, ein solches auf die Beine zu stellen, scheiterten.

Jetzt trat François Blanc auf den Plan: Er erwarb 1863 die Konzession, gründete die ›Société des Bains de Mer‹ und beschränkte

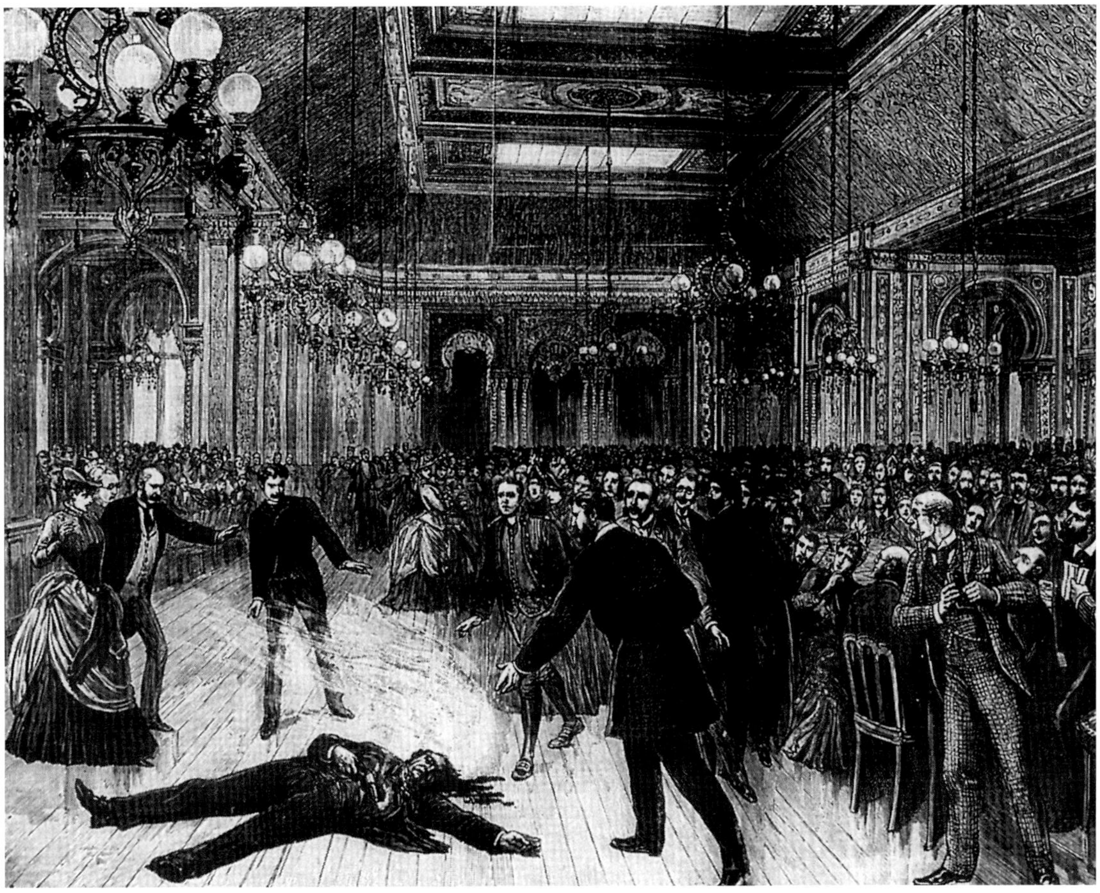

Ruinierter Spieler in Monte Carlo, Hugo Meyer, 1887

sich aber keineswegs auf den Bau des Casinos: Eine ganze Stadt galt es zu errichten. Blanc ließ Erde anfahren, plante Straßen, Hotels und Häuser; fast die Hälfte des Fürstentums nahm diese Retortenstadt ein, die nach dem regierenden Fürsten ›Monte Carlo‹ genannt wurde. Blanc kümmerte sich auch um die Infrastruktur: Er organisierte Transporte per Kutsche und Schiff von Cannes und Nizza, um Gäste auf den Felsen zu locken. 1868 war die Eisenbahnlinie vollendet, die Queen Victoria für ihre regelmäßigen Reisen an der Riviera nutzen sollte; auf der Fahrt durch Monte Carlo zog sie jedes Mal verachtungsvoll die Vorhänge ihres Abteils zu.

The Happy Few

Die Riviera wurde zu dieser Zeit eine populäre Region für den Winterurlaub. Als einer der größten Anzeigenkunden europäischer Zeitungen setzte Blanc durch, daß ein Pariser Blatt täglich das Wetter in Monte Carlo erwähnte. Alles, was über Monte Carlo berichtet wurde, diente dem Anwachsen des Besucherstroms: gruselige Berichte über die vielen Selbstmorde ebenso wie die nach einiger Zeit prägend wirkende Klatschpresse. Blanc führte 1872 das Tontaubenschießen und 1880 das englische Tennis ein, um den Gästen immer das Neueste bieten zu können. In der Rekordzeit von acht Monaten wurde eine Oper erbaut, die bald Weltruhm erringen sollte. Auf der Baustelle wurde auch nachts gearbeitet – im Licht elektrischer Lampen.

Monte Carlo zog den Adel aller Herren Länder magnetisch an, und je gekrönter ein Haupt war, desto mehr Geschichten erzählte man. Sogar der deutsche Kaiser Wilhelm II. soll einmal zu Besuch gewesen sein, mit dem unfehlbaren Wissen, wie man beim Roulette gewinnt; der Kaiser verlor jedoch und blieb fortan dem Orte fern. König Edward VII. von England war regelmäßig zu Besuch, verhielt sich maßvoll beim Glücksspiel, aber weniger beherrscht bei seinen Liebschaften. Zahllose Monegassen behaupten, von ›Bertie‹ abzustammen, wie er an der Riviera ein wenig respektlos genannt wurde, oder aber von anderen Potentaten abzustammen, die die Stadt wegen des Casinos besucht hatten. E. Phillips Oppenheim soll sich über diese »Gesellschaft königlicher Bastarde« entrüstet haben, die »ihre Mutter als Dirne bezeichnen, um wenigstens einige Tropfen königlichen Blutes für sich beanspruchen zu können«.

Den Monegassen war auch an dem Geldadel aus Übersee gelegen. Das Fürstenhaus selbst war eng mit amerikanischen Familien liiert. Der Traumhochzeit von Prinz Rainier und Grace Kelly

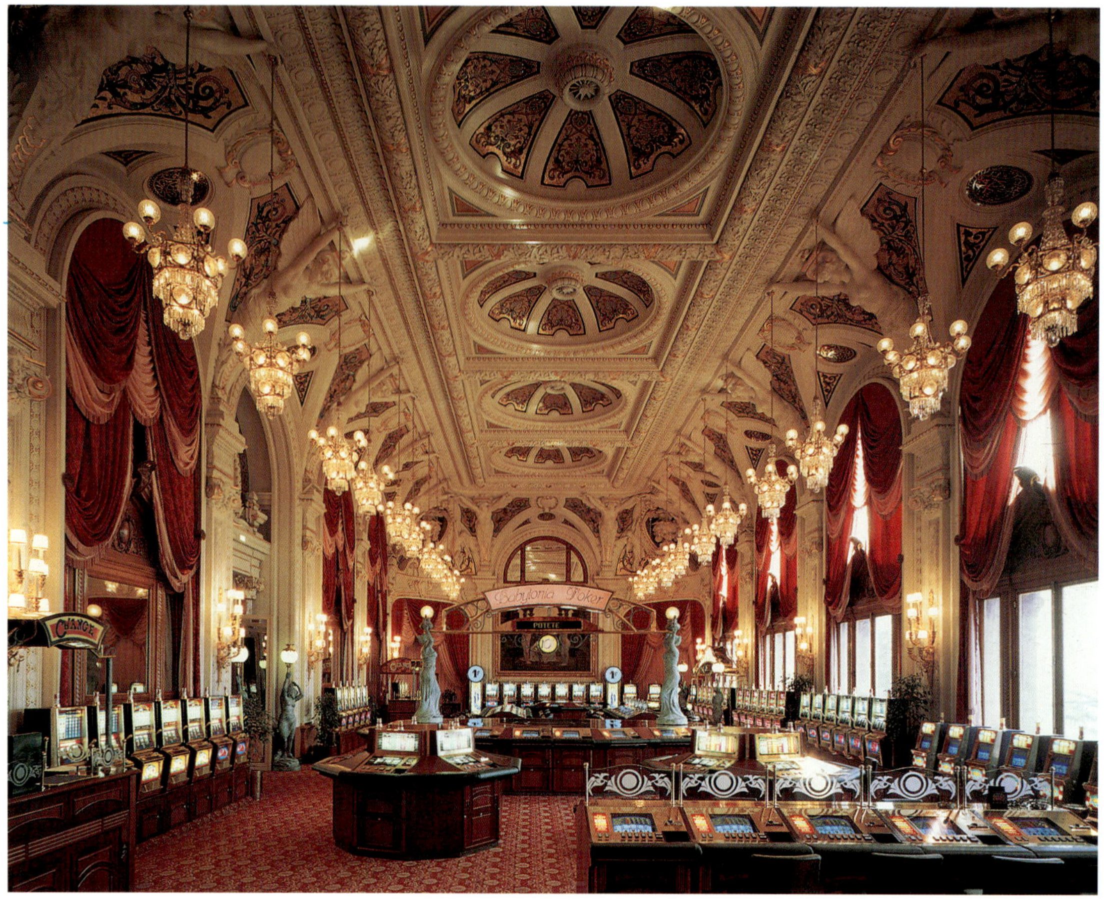

Salle Blanche im Casino von Monte Carlo, 1997

1955 ging 1889 die Heirat von Prinz Albert mit Alice Heine (einer Großnichte des Dichters) aus New Orleans voraus. François Blanc, die vielen Gäste und die Fürstenfamilie selbst gaben Monte Carlo eine amerikanische Prägung, die ihrerseits auf die USA zurückgewirkt haben mag: Die Entwicklung von Las Vegas zur amerikanischen Glücksspielmetropole weist viele Parallelen auf.

Las Vegas
›Slot-machines‹, Poker und Craps – wer denkt da nicht an Las Vegas? Die Stadt ist der Inbegriff des Glücksspiels und ein einziges, großes Casino. Zu ihrem Ruf trug in hohem Maße die Filmindustrie bei: Schon 1915, lange vor dem Glücksspielboom der Stadt, drehte Hollywood hier seine Western. Und noch heute ist dem Kinobesucher diese Stadt neben Los Angeles, San Francisco und New York aus Filmen bestens vertraut. Las Vegas hat die längste Glücksspiel-Tradition in den USA, und da schadet es dem Ruf der Stadt auch nicht, daß ihr Orte wie Reno (Nevada) oder Atlantic City (Philadelphia) bei den Besucherzahlen mittlerweile den Rang ablaufen.

In Las Vegas spielt man überall: im Hotel, im Casino und selbst im Schwimmbad. Die aus der Alten Welt übernommenen Spiele wie das Baccarat erfreuen sich einiger Beliebtheit – wobei das amerikanische Roulette mit seinen zwei Null-Feldern nicht so viel Sympathie findet. Beherrschend sind überall die ›slot-machines‹: In Pappbechern führen die Spieler ihr Bargeld mit sich und verfüttern es an die Automaten. Während alles in der Stadt auf Show getrimmt ist, beschränken sich die Geräte auf die bunte Anzeige der jeweiligen Gewinnmöglichkeiten. Sie sind an ihrer Vorderkante gepolstert, damit man sich ermüdungsfrei aufstützen kann. Der berühmte eine Arm der Banditen ist oft zu einem kleinen Hebel oder einem Knopf verkümmert. Und dem Spieleinsatz sind kaum Grenzen gesetzt: Das Casino-Hotel ›Caesars Palace‹ prägt hauseigene 25-Dollar-Münzen und vielerorts schlucken die Geräte auch Geldscheine.

Wüstennest
Mitten in der von Canyons und Gebirgen zerklüfteten Wüste im Bundesstaat Nevada gelegen, verdankt der Ort seine Entstehung einem Wasserloch, dessen unmittelbare Umgebung die Spanier ›Las Vegas‹ – ›die Wiesen‹ – nannten. Erst 1905 wurde die Siedlung im Zuge des Silberminen-Booms und des Eisenbahnbaus errichtet. 1911 erhielt sie als erster Ort in Nevada das Stadtrecht. In der Literatur wird gern hervorgehoben, daß schon damals das Glücksspiel an der Tagesordnung war, bis es 1910 verboten wurde. Doch diese Eigenschaft dürfte Las Vegas mit unzähligen anderen Nestern im Westen geteilt haben, wo noch heute die Erinnerung an so illustre Namen wie ›Nick the Greek‹ oder ›Poker Alice‹ hochgehalten wird.

Boomtown
Die große Zeit von Las Vegas begann in den späten vierziger Jahren. Schon 1931 war in Nevada das Glücksspiel legalisiert worden, doch blieb dies für die Stadt zunächst folgenlos. Es bedurfte des finanziellen und persönlichen Einsatzes der amerikanischen Mafia, dem ›Mob‹, um die Stadt ein zweites Mal zu gründen. Bugsy Siegel, ein ›Mobster‹ aus Los Angeles, setzte den verwegenen Plan um, nicht nur ein Hotelcasino bislang ungeahnter Pracht, das ›Flamingo‹, zu errichten, sondern auch die notwendige Infrastruktur zu schaffen. Nicht zuletzt dank des Wirtschafts-

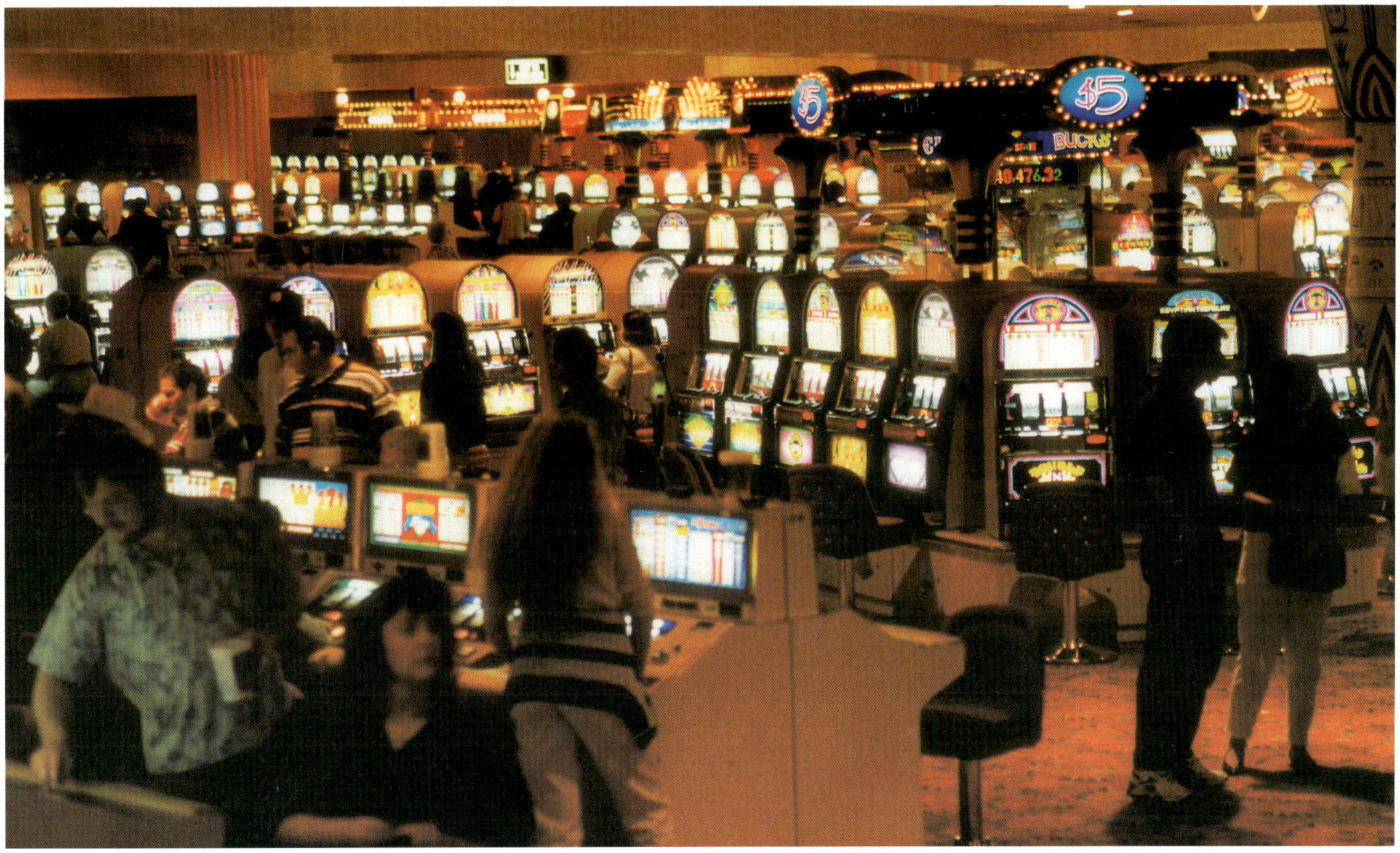

aufschwungs nach dem Krieg ging Siegels Plan auf und sorgte für einen explosionsartigen Bauboom, den die ›Familien‹ von Chicago und New York mitfinanzierten. In einer einmaligen Übereinkunft beschloß der Mob, die Austragung von Fehden aus der Stadt fernzuhalten, um die zahlende Kundschaft nicht zu verprellen. Bleifreie Luft war dem Wochenend-Spieltourismus zuträglicher.

Showbiz

Doch warum sollte man ausgerechnet eine entlegene Wüstenstadt aufsuchen, um Baccarat, Craps oder Poker zu spielen? Weil die Stadt eine einzige Show ist – und weil alle kamen: vor allem Superstars wie die Beatles, der ›King‹ und Frank Sinatra; Muhammad Ali boxte hier und auch Mike Tyson biß sich durch. Stardompteure wie Siegfried und Roy treten auf – und es gibt atemberaubenden Striptease. 1996 zählte Las Vegas nicht mehr als 370 000 Einwohner – etwa so viele wie Wuppertal. Dafür kamen 35 Millionen Gäste in die Stadt, also auf jeden Einwohner fast 100 Besucher.

Die größte Choreographie ist aber die Stadt selbst: An keinem anderen Ort der Welt kann sich Architektur so ungehemmt entfalten. Einziges Kriterium ist die Attraktion für die Besucher, und die können sich dem Eindruck der ›Mega Resorts‹ schlecht erwehren: Das *Caesars Palace* mit seinen 3 659 Zimmern ahmt mit Marmor, korinthischen Säulen und Kopien der berühmtesten antiken Statuen das römische Altertum nach. Im *Excalibur* (4 032 Zimmer) wird das Mittelalter zum Leben erweckt. Und die 2 119 Zimmer des *New York New York* stecken in einer zusammengepferchten Skyline von Manhattan, die Freiheitsstatue inbegriffen. Aber in der jungen Stadt wird nichts alt: Paßt ein Bau nicht mehr ins Konzept, dann wird er abgerissen, und auch das ist Show: Das *Hacienda* zum Beispiel wurde in der Sylvesternacht 1996/97 gesprengt.

Blick in die Spielhalle des Hotel *Luxor*, Las Vegas, 1995

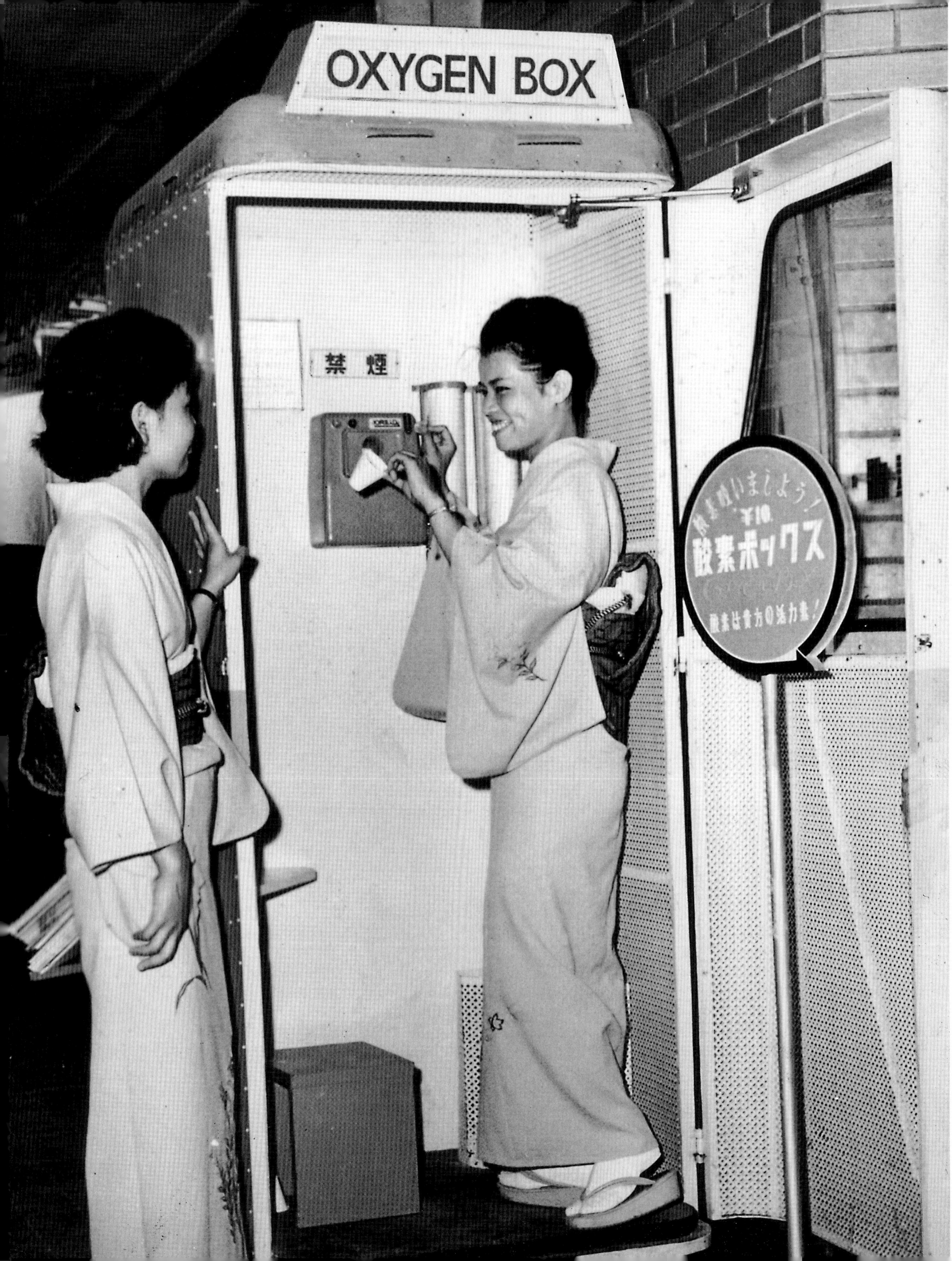
OXYGEN BOX
禁煙
¥10
酸素ボックス
酸素は貴方の活力素!

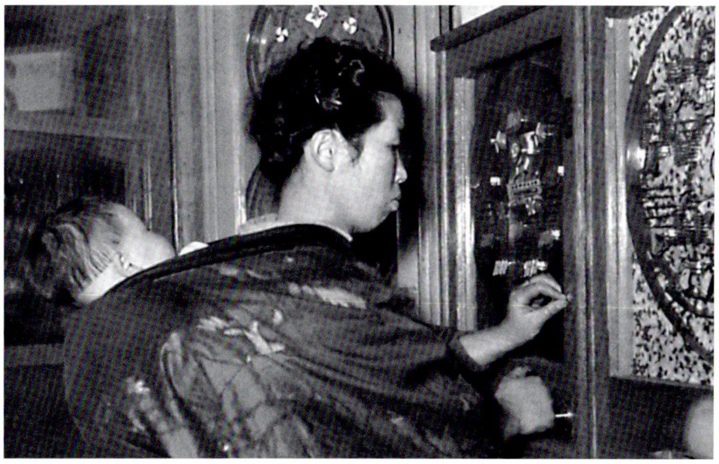

Pachinko-Spielerin,
Hilmar Pabel, fünfziger Jahre

PACHINKO – SPIELHALLEN IN JAPAN

Ein düsterer Ort, fast ohne Tageslicht, Menschen auf kleinen, in parallelen Reihen angeordneten Hockern vor blinkenden Maschinen, umgeben von unausstehlichem Lärm, von Musik und Durchsagen – eine typische Pachinko-Spielhalle in Japan. »Pachin, pachin, pachin« sollte es sich anhören, ginge es nach dem Willen der Sprachanalytiker. Vielleicht traf dies vor vierzig Jahren noch zu, als die Kugeln der ›Nadelspielgeräte‹ einzeln mit der Feder in die mit Nägeln versehene Spielfläche geschnellt wurden. Heute geschieht dies automatisch mittels eines Handknaufs. Damit werden pro Sekunde drei jeweils zentimetergroße Kugeln ins Spielfeld mit seinen circa 220 Nägeln geschossen. Das ohrenbetäubende, monotone Tosen in den Spielhallen kommt aber auch davon, daß die Geräte kontinuierlich nachgefüllt werden – über ein ausgeklügeltes System von Laufschienen unter der Deckenverkleidung. Das Tosen ist ein wesentlicher Bestandteil des Spielerlebnisses. Es versetzt den Spieler geradezu in Trance. Dazu kommen noch die Musik, die Durchsagen und natürlich das elektronische Piepen der Automaten, die zu dem eine Gewinnausschüttung mit einer lauten Fanfare ankündigen.

Pachinko steht für eine der beliebtesten Freizeitbeschäftigungen der Japaner seit der Nachkriegszeit. Sankyo, ein bedeutender Hersteller von Pachinko-Automaten, beziffert den Gewinn in Japan mit 180 Millionen Dollar pro Jahr, wobei die Industrie keiner staatlichen Regulierung unterliegt und die Zahlen nicht nachgeprüft werden können. Es gibt über 18 000 Pachinko-Hallen in Japan, in denen angeblich 30 Millionen Menschen mehr oder weniger regelmäßig spielen. Während Asien in einer Wirtschaftskrise steckt, hat diese Branche gute Aussichten auf Gewinnsteigerung.

Spielweise

Zahllos sind die Variationen der Pachinko-Automaten. Gemeinsam ist ihnen allen eine billig anmutende Plastikhülle von großer Farbenfreude, versehen mit vielen, meist roten Leuchtdioden am Rand und einem Handknauf rechts unten, mit Einfüll- und Ausfallschächten für die Kugeln sowie mit dem zentralen, nägelbespickten Spielfeld hinter einer ›kugelsicheren‹ Glasscheibe. Mit der linken Hand füllt man die Kugeln ein, mit der rechten bedient man den Knauf.

Pachinko ist ein Glücksspiel, eine Art ›einarmiger Bandit‹ in Kombination mit einem Flipperautomaten. Doch wenn die Kugel einmal im Spiel ist, kann ihr Flug nicht mehr beeinflußt werden. Über den Handknauf läßt sich lediglich der Schlag ausführen, der die

Automatische Prise Sauerstoff
in Osaka, 1961

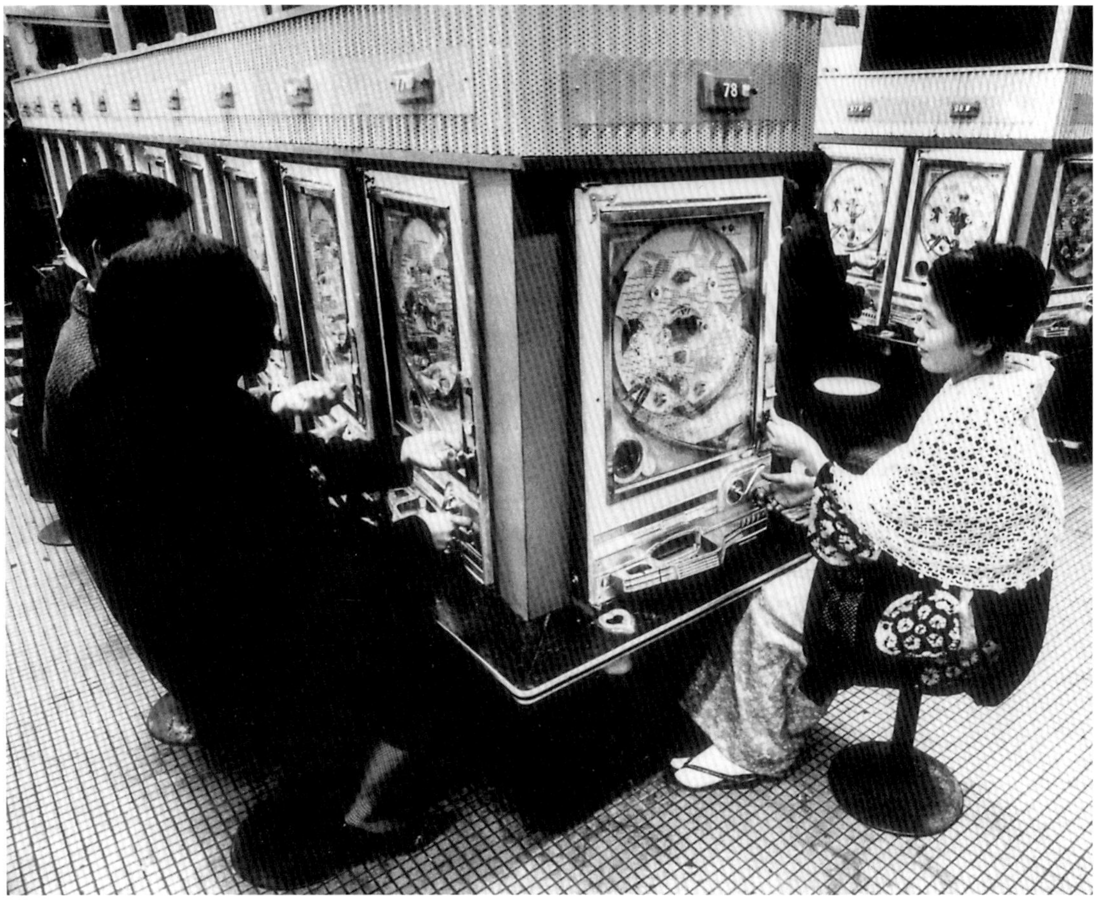

Pachinko-Spielhallen, Japan
1969 und 1980

Kugel ins Spiel bringt und damit ihre Flugkurve bestimmt. Das Geschick besteht darin, die optimale Schlagstärke oder Kugelbahn nicht nur zu finden, sondern auch beizubehalten – den Knauf also in genau dieser Position festzuhalten. Anfänger klagen über Krämpfe in der rechten Hand und in der Schulter.

Fallen die Kugeln dann in eine kleine Auffangschale in der Mitte, hat dies zweierlei Folgen: Zum einen kommt es als Belohnung zu einer kleinen Kugelausschüttung (etwa 12 bis 15 Stück pro Treffer); zum anderen setzen sich drei Walzen in Bewegung, die den großen Gewinn ermöglichen. In diesem seltenen Fall ertönt die Fanfare, und ein Angestellter der Spielhalle eilt mit einem rechteckigen Plastikbottich für den nun einsetzenden Kugelsegen herbei. Der Angestellte dankt und gratuliert und bringt oben am Automaten ein Schild an, das den Gewinn anzeigt. Zusätzlich wird der Gewinn in der ganzen Spielhalle angesagt. Alle sollen davon in Kenntnis gesetzt werden. Ist die Halle gut besucht, mag sich mit dem Eindruck fortwährender Ausschüttungen die Erwartung jedes Spielers auf eigene Gewinne erhöhen.

Chancen

Eine Pachinko-Halle in Tokio faßt durchschnittlich vier- bis fünfhundert Spieler pro Ebene; meist sind die Hallen zwei- oder dreistöckig. Naturgemäß sind nur selten alle Plätze besetzt, so daß die Spieler mehrere Geräte ausprobieren, bevor sie sich für eines entscheiden. Denn die Maschinen unterscheiden sich voneinander – nicht in den Typen, wohl aber in den Gewinnchancen. Die Nägel, über die die Kugeln laufen müssen, bevor sie in der ersehnten Schale landen, sind in verschiedenen Winkeln und Abständen angebracht. Geübte Spieler erkennen spätestens auf den zweiten Blick, ob die Nagelanordnung günstig steht. Das garantiert zwar noch nicht den Gewinn, erhöht die Chancen aber beträchtlich.

Mindestens ein Drittel der Spieler kommt regelmäßig und nimmt am Erfolg oder Mißerfolg des Nachbarn Anteil. Vor allem wird registriert, wie lange die Mitspieler an einem Gerät bleiben. Denn erfahrungsgemäß ist es oft nur eine Frage der Zeit, bis der große Gewinn kommt.

Einsatz

Für hundert Yen gibt es rund dreißig Stahlkugeln, die in zehn Sekunden verspielt sind, sofern man keinen Treffer landet. Ein geschickter Spieler kann bei einem brauchbaren Gerät die Spielzeit auf das Dreifache verlängern: Er spielt drei Minuten für etwa 500 Yen und investiert pro Stunde mindestens 10 000 Yen. Ein Anfänger an einem ungünstigen Automaten muß dagegen mit 15 000 bis 20 000 Yen pro Stunde rechnen. Profis empfehlen jedoch, nicht mehr als 5 000 Yen einem Gerät zu opfern; kommt es in dieser Zeit zu keinem Gewinn, sollte man gehen oder zumindest das Gerät wechseln. Will man die Spielhalle ohne Verlust verlassen, muß pro Stunde mindestens ein Gewinn erfolgen: Ein Bottich voller Kugeln bringt etwa 12 000 bis 15 000 Yen. Einige wenige Maschinen sind auf Serienausschüttungen programmiert, die pro Abend einen Gewinn von 150 000 bis 200 000 Yen ermöglichen.

Motivation

Die Spielhallenbetreiber nehmen auf die Psychologie der Kunden Rücksicht: Es ist verbürgt, daß in der Woche vor der Gehaltsauszahlung (in Japan traditionell am 25. jeden Monats) die Gewinne

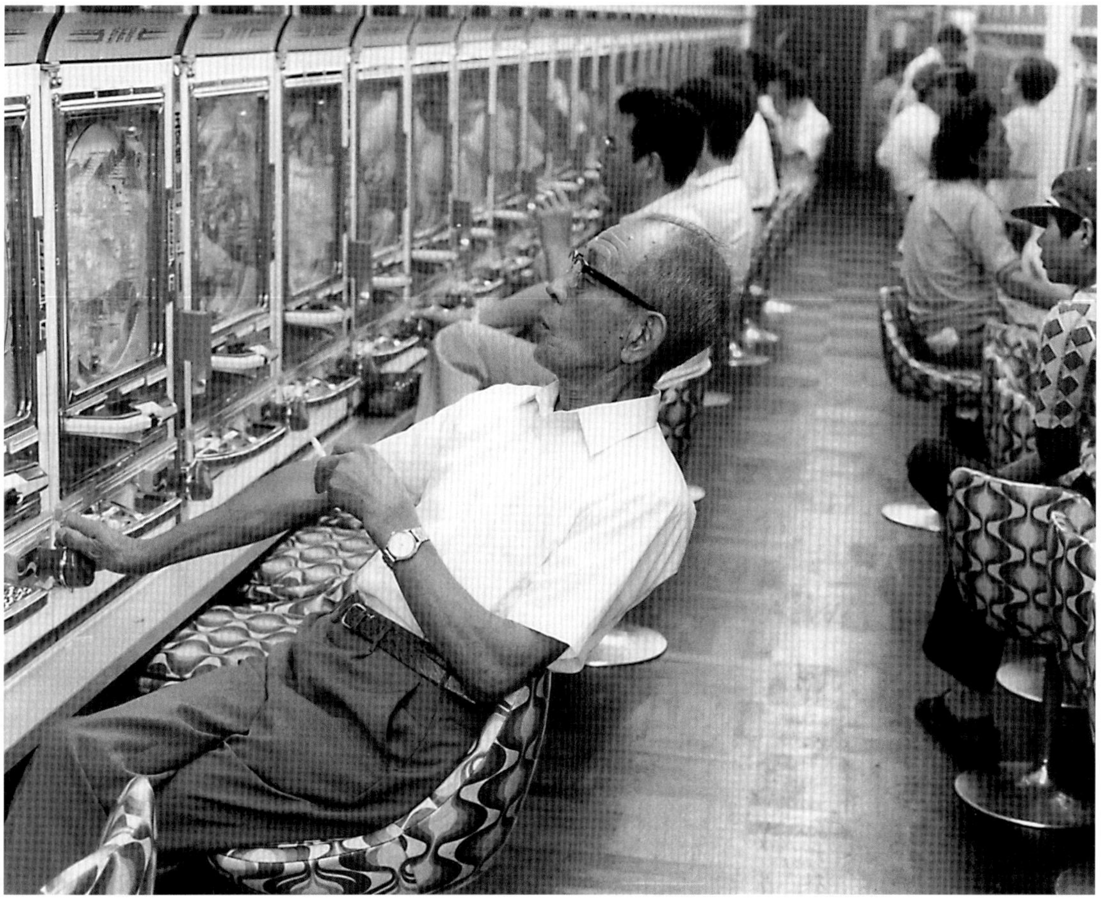

erheblich höher sind als in der Woche danach. Knapp vor der Auszahlung reagiert die Kundschaft auf Verluste empfindlicher als eine Woche später. Verbürgt ist außerdem, daß die Automaten nahe des Eingangs größere Gewinnchancen haben als die übrigen und somit den Optimismus der Eintretenden stärken.

Ist das Wort ›Glücksspiel‹ gefallen? So etwas gibt es in Japan nicht. Glücksspiele sind, wie in Deutschland auch, gesetzlich verboten. Deshalb kann man die gewonnen Kugeln in der Spielhalle nur gegen Naturalien wie Zigaretten, Taschentücher, Seife oder Waschpulver eintauschen. Alternativ ist es möglich, wertlose Plastikcoupons zu erwerben, mit denen man in einer kleineren Seitenstraße vor einem unauffälligen Eingang Schlange steht. Hier werden die Coupons in einen Gewinn umgetauscht; die Transaktion geht ohne die sonst in Japan üblichen, wortreichen Dankesbezeigungen vor sich. Die Summen, um die gespielt wird, sind beträchtlich.

Es gibt eine Reihe monatlicher Zeitschriften zum Thema Pachinko: Sie stellen die neuesten Modelle vor, geben Empfehlungen für ein zielgerechtes Training der rechten Unterarm- und Handmuskulatur. Wöchentlich laufen Fernsehprogramme ähnlichen Inhalts. Profis verdienen sich mit Pachinko ihren Lebensunterhalt. Mit einem Instinkt für die Gewinnchancen der Geräte betreten sie die Halle um die Mittagszeit, stecken sich je eine Kugel in die Ohren und verlassen diese Hölle erst wieder abends.

Natürlich gibt es auch Verlierer – deren Anzahl die der Gewinner weit übersteigt. Und natürlich gibt es Abhängige, bei denen nicht selten die Existenz in die Brüche geht. Doch Unmutsäußerungen sind wie Jubelrufe verpönt, ist doch nichts offensichtlicher, als die Freude beim Gewinnen oder der Ärger beim Verlieren.

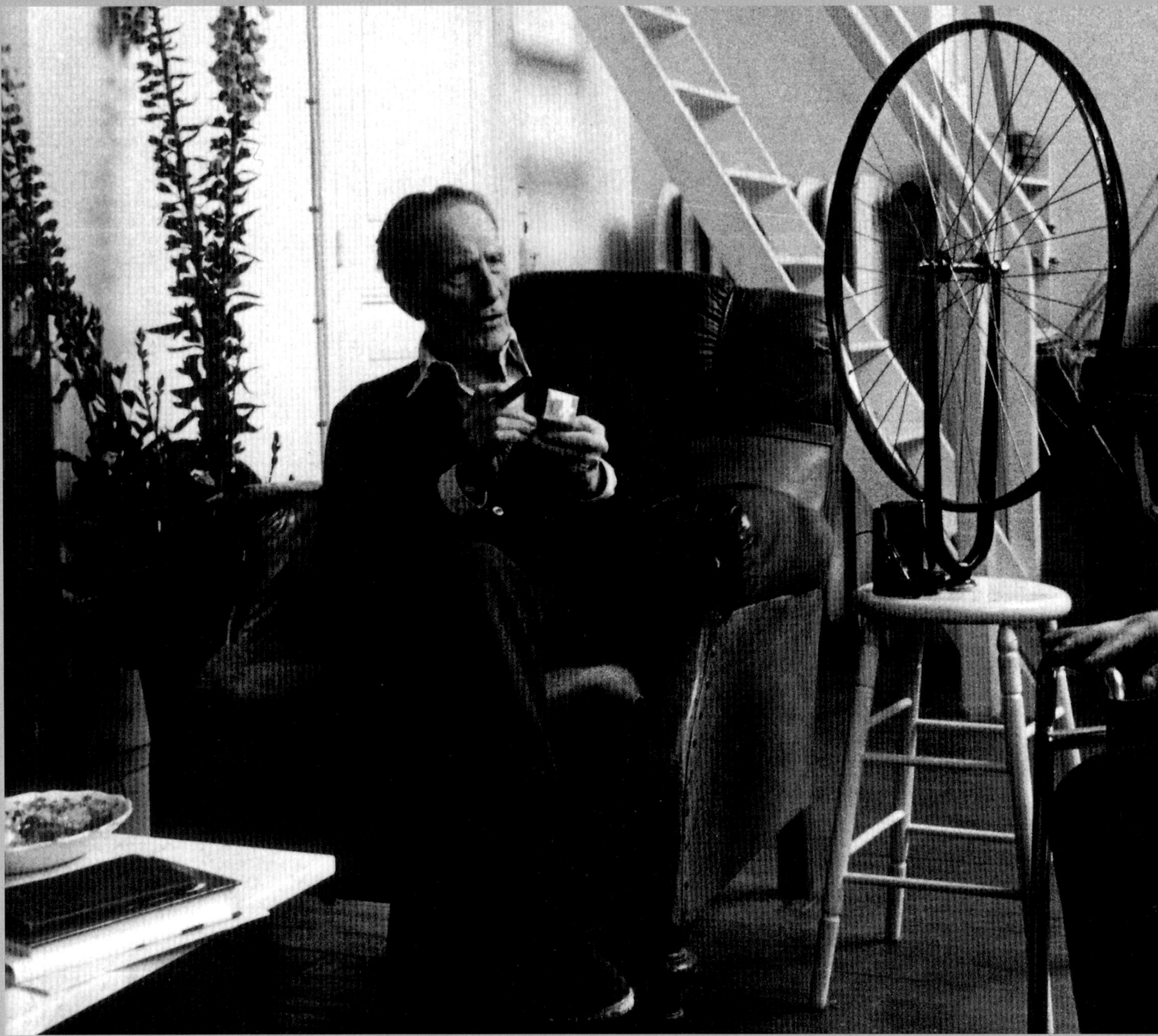

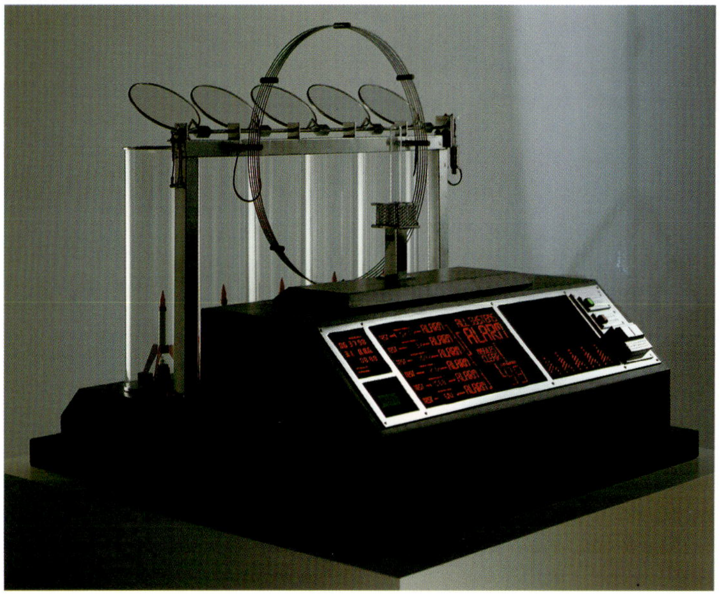

Ich muß immer das letzte Wort haben, Werner Vollert, 1985.
Der Automat analysiert bestimmte Umweltparameter und vermag damit den exakten Zeitpunkt des Einschlags einer Atombombe in einer Umgebung von 30 Kilometern zu ermitteln, den eine LED-Anzeige als »Exact Overkill Time« wiedergibt. Zusätzlich werden fünf Feuerwerksraketen gezündet. Da ein potentieller Benutzer keine Gelegenheit hätte, die Anzeige im Ernstfall noch wahrzunehmen, kann der Vorgang nach Münzeinwurf simuliert werden

KUNST UND AUTOMATEN

Lange Zeit ignorierte die Kunst ihre zunehmend technisierte Umgebung. Romantiker, Präraffaeliten und Akademiekünstler schufen idealisierte Gegenwelten, in denen die Maschine nicht vorkommt. Als Kunstwerke ihrer Zeit erscheinen im Rückblick zwar die Leistungen der Ingenieure des 19. Jahrhunderts – man denke an die landschaftsprägenden Brückenbauten oder den Eiffelturm. Doch die ›Ingenieurkunst‹ erhob nicht die Maschine, sondern deren Produkte zum Thema.

Maschinen ermöglichten die Serienfertigung und Reproduktion von Kunstwerken: Gegen Ende des 19. Jahrhunderts beklagte William Morris in England den Verfall des Kunstgewerbes, weil es sich den technischen Möglichkeiten unterworfen habe und deshalb die Verarbeitung zu wünschen übrig lasse. Die Verachtung der Jugendstilkünstler für die maschinelle Automatisierung drückte sich freilich nicht in ihrer Darstellung aus, sondern in ihrer Verdrängung und in der Konzentration auf die reine Handarbeit.

Die zunehmende Mechanisierung der Arbeit konnte die Kunst nicht unberührt lassen. Aber ihre Haltung war gespalten: Einerseits brachte die Maschine eine ungeheure Arbeitserleichterung – beispielsweise in den Stahlhütten. Andererseits verloren Handarbeiter ihre Arbeit oder mußten für Hungerlöhne arbeiten. Die Darstellung der Maschine wurde, etwa von den Expressionisten, auf diesen sozialen Aspekt eingeengt.

Faszination Bewegung

Erst Anfang des 20. Jahrhunderts trat in einigen Künstlergruppen die Faszination für die Maschine selbst zutage: Die italienischen Futuristen verglichen in ihrem Manifest von 1909 das Brüllen eines Automotors programmatisch mit der Schönheit der *Nike von Samothrake*. Die Umsetzung von Bewegung in skulpturale Form wurde zu einem Thema, dessen sich der Futurist Umberto Boccioni (1882-1916) annahm. Sein *Schreitender* von 1913 ist die Inkarnation der entschlossenen, zielgerichteten Bewegung – und darin der antiken Nikestatue überraschend verwandt.

Auch Marcel Duchamp (1887-1968) wurde verdächtigt, Anhänger des Futurismus zu sein, und durfte daher sein Bild *Akt, eine Treppe hinabsteigend* 1912 nicht im kubistischen ›Salon des Indépendants‹ mit ausstellen. Das Bild löst Bewegung in Einzelphasen auf und macht sie dadurch sichtbar.

Bahnbrechend für die Maschinenkunst wurde jedoch ein anderes Werk Duchamps, die

Marcel Duchamp mit seiner *Roue de Biciclette* in Neuilly, 1967

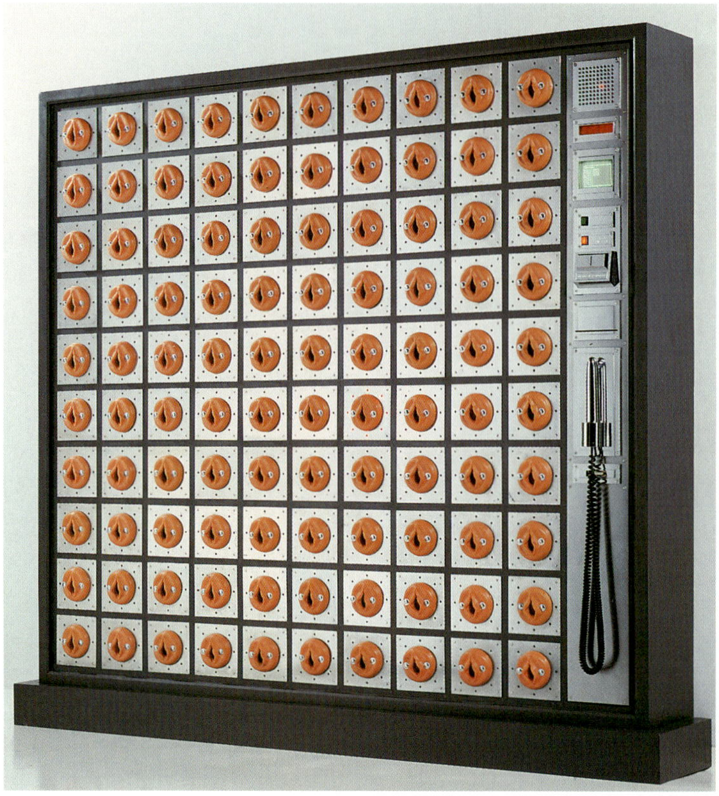

Testen Sie Ihre Reaktion, Werner Vollert, 1986

Roue de Biciclette von 1913: Eine auf einen Hocker montierte Fahrradfelge. Die Herausstellung gewohnter Objekte in einem ungewohnten Zusammenhang machte sie ohne weitere künstlerische Bearbeitung zum Kunstwerk, in den Worten Duchamps zu einem ›readymade‹. Von nun an war es möglich, auch Maschinen und Automaten ihrer ursprünglichen Funktion zu entheben und sie in einen künstlerischen Zusammenhang zu setzen.

Der berühmteste Konstrukteur solcher Kunstautomaten war der Schweizer Jean Tinguely (1925-1991). Er schuf Objekte, die im Stillstand einem wahllos aufgetürmten Schrotthaufen nicht unähnlich sehen; werden jedoch die Elektromotoren in Gang gesetzt, erwachen sie zu einem wundersamen Leben, und man stellt fest, daß sich alles ein wenig ungelenk, aber in eigenartiger Harmonie zusammenfügt.

Münzautomatenkunst

1986 ging beim Bürgermeister Westberlins, Diepgen, und beim Staatsratsvorsitzenden der DDR, Honecker, der Antrag ein, anläßlich der 750-Jahr-Feier der Stadt Berlin einen Münzautomaten an der Berliner Mauer installieren zu dürfen. Nach Einwurf von einer Mark zeige dieser eine hundertstellige Zahl an, die ein Zufallsgenerator ermittle. Stünden alle 100 Stellen auf Null, werde eine Dynamitladung gezündet, die ein zwei Meter großes Loch in die Mauer sprenge. Ein Mitarbeiter des Bürgermeisters bat, von dem »Vorhaben Abstand zu nehmen«, da »Einfluß und Schutzmöglichkeiten« auf der westlichen Seite der Mauer nicht gegeben seien und der »Einsatz von Sprengstoff höchst bedenklich« erscheine. Dennoch bat man für den Fall um Nachricht, daß sich Ostberlin in dieser Angelegenheit melden sollte. Ostberlin meldete sich erst 1990, als man erleichtert erklären konnte, daß sich die Anfrage nach dem Fall der Mauer ja erübrigt habe.

Werner Vollert (geboren 1960) schuf in den achtziger Jahren eine Serie funktionstüchtiger Münzautomaten, die dem Betrachter ihre Kunst in Form eines Spiels oder einer Dienstleistung nahebrachten. Auch der Mauerautomat (betitelt *Wer wagt – gewinnt*) funktioniert nach Art eines Glücksspiels und entspricht den Lotterien und ihrer geringen Wahrscheinlichkeit, den Hauptgewinn zu erzielen.

Bei dem Automaten *Testen Sie Ihre Reaktion* von 1986 handelt es sich dagegen um ein Geschicklichkeitsspiel. Der Spieler muß einen Metallstab möglichst rasch in der vom Automaten angezeigten Reihenfolge in einige der insgesamt hundert Plastikvaginen stecken. Nach dem Spiel erhält er einen Ausdruck mit einer

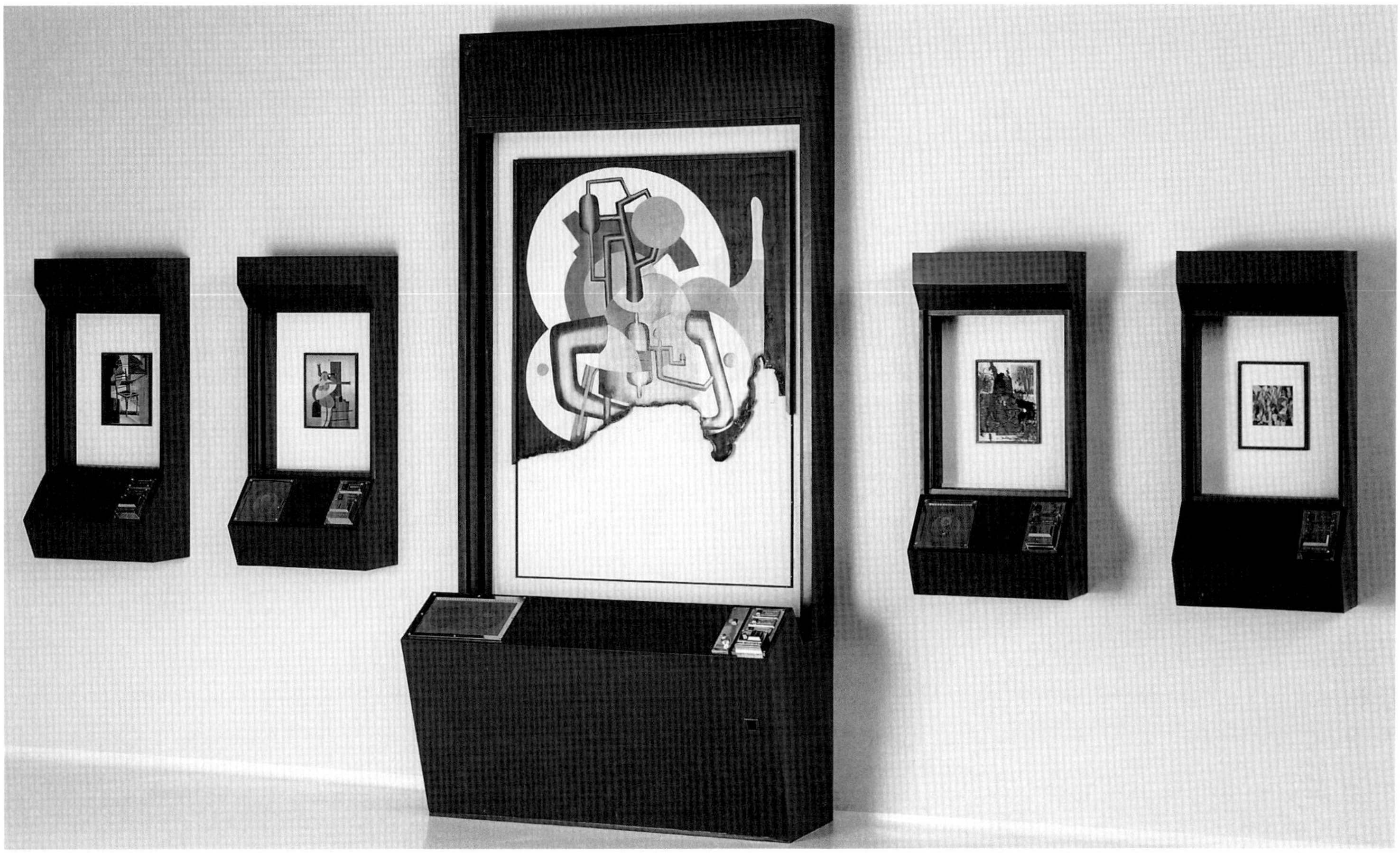

Hymne an den Kommerz in fünf Akten, Werner Vollert, 1984

Reaktionskurve und weiteren Daten zu seinem Spielerfolg. Das Gerät wurde von radikalen Feministinnen mehrfach und schließlich endgültig zerstört.

Kaum einer der Vollertschen Automaten ist noch erhalten. Dem Künstler ist es recht, wie sein – diesmal nicht münzbetriebener – *Kopf* von 1991 im Museum Schweinfurt beweist: In den Kopf sind Sensoren eingebaut, die die vorbeikommenden Betrachter registrieren. Mit zunehmender Intensität der Betrachtung beginnt der Automat, sich selbst mit Blitzlampen und schließlich mit Feuer zu zerstören. Seit 1991 ist das Museum gut genug besucht worden, um dem Automaten die Vollendung seines Autodafé zu ermöglichen. Kaum ein anderes Medium läßt die Kritik an Konsum und Kommerz so augenscheinlich werden. Vollerts Automatenensemble *Hymne an den Kommerz in fünf Akten* von 1984, von dem zwei Geräte erhalten sind, läßt zudem offen, wo Kunst eigentlich anfängt: Die fünf Münzautomaten sind mit Jalousien versehen, die sich nach dem Einwurf einer Münze jeweils nur für wenige Sekunden öffnen und den Blick auf ein weiteres Kunstwerk, ein Gemälde im Automateninnern, freigeben. Gleichzeitig wird über Lautsprecher Radiowerbung eingespielt.

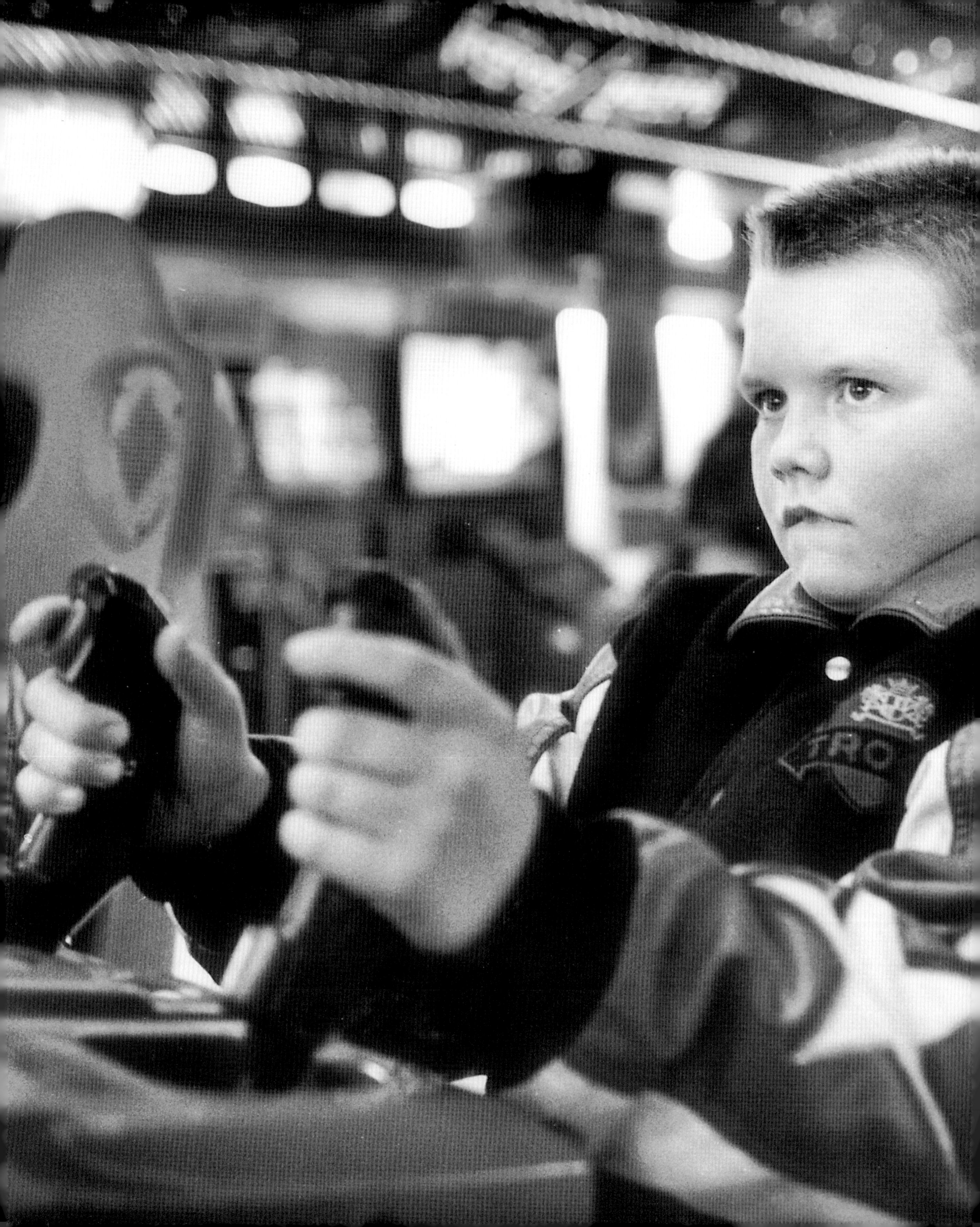

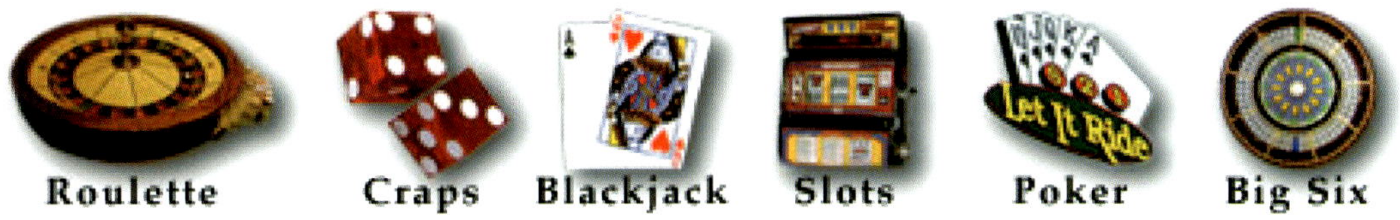

Gewinnspiel im Internet, 1998

VOM MÜNZAUTOMATEN ZUR VIRTUELLEN REALITÄT

Als in den siebziger Jahren die ersten Computerspiele auf den Markt kamen, waren Münzautomaten bei ihrer Verbreitung entscheidend beteiligt.

Den öffentlichen Durchbruch erzielte *Pong*, das 1972 auf den Markt kam. Spielprogramm und Computer bildeten eine Einheit: Der Monitor war unter einem Glastisch befestigt, der auf jeder Seite mit einem Bedienungsknopf und mit einem Münzschlitz versehen war. Die Graphik von *Pong* schonte den Bildschirm, denn sie bestand nur aus zwei kurzen, horizontal beweglichen Balken auf jeder Seite und einem kleinen Quadrat, das als Ball hin und her hüpfte. Der Rest blieb schwarz. Es galt, mit den Balken den Ball zu treffen – wie beim Tischtennis, von dem auch der Name des Spiels entlehnt ist.

Die Blüte solcher münzbetriebener Spiele war nur von kurzer Dauer, denn seit Ende der siebziger Jahre setzten sich die Homecomputer durch, etwa der *ZX Spectrum* von Sinclair mit seiner Gummitastatur oder der legendäre *Commodore 64*, der ausbaufähig war und das Schreiben von Programmen ermöglichte.

Dennoch behaupteten sich die Münzautomaten – nicht zuletzt weil für bestimmte Spielsituationen eine Hardware nötig ist, die sich niemand ins Wohnzimmer stellen würde. Bei Fahrsimulatoren etwa sitzt der Spieler an einem richtigen Lenkrad und einer Alibi-Gangschaltung und gibt mit dem Fuß Gas.

Auch die ständige Weiterentwicklung der Spielprogramme sichert die Existenz öffentlicher Münzautomaten, hinkt doch die Kapazität der heimischen Rechner immer hinter den Anforderungen der neuesten und reizvollsten Programmversionen hinterher. Trotzdem muß das Münzspiel die Konkurrenz heimischen Spielvergnügens fürchten.
Der Joystick, ein dem Flugzeug-Lenkknüppel entlehnter Hebel, erlaubt, wie im richtigen Düsenjet-Leben, das simultane Lenken und Schießen. Er fehlt heute an kaum einem Homecomputer.
Auch der *Microsoft Flight Simulator*, das erste Flugsimulator-Programm für den Heimbedarf, ist ein Verkaufsschlager.
Der Spieler sieht hier seine Aufgabe in der Lenkung und Überwachung aller wesentlichen Flugfunktionen. Es ist dabei von untergeordneter Bedeutung, wohin man fliegt; die Augen sind vielmehr auf die vielen Cockpit-Anzeigen gerichtet, die auf dem Bildschirm flimmern. Das Programm kommt den echten Verhältnissen des Motorfluges erstaunlich nahe.

Daddelhalle, (Ausschnitt)
Hinrich Schultze, 1997

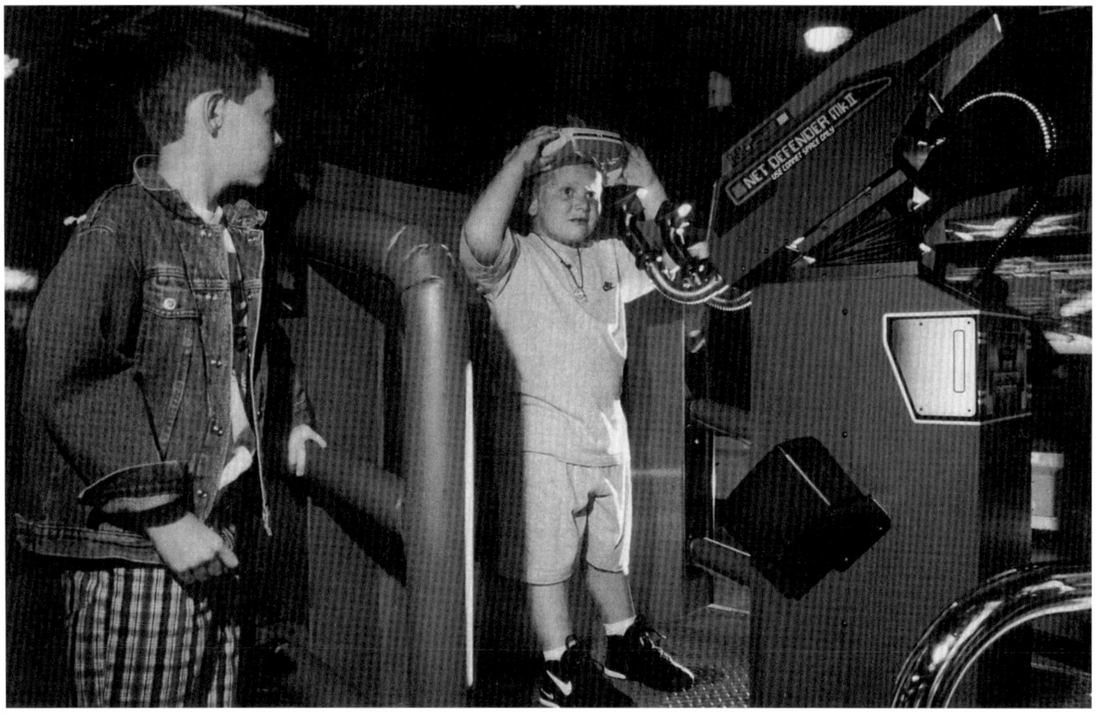

Daddelhalle,
Hinrich Schultze, 1997

Subjektive Perspektive
Das ständige Feilen an einer möglichst wirklichkeitsgetreuen Darstellung kommt auch der Entwicklung ernsthafter Programme zugute. Die Flugsimulatoren, die virtuelle Binnenschifferkajüte und etliche weitere Programme sind fester Bestandteil vieler Berufsausbildungen geworden.

1980/81 brachte Atari mit seiner *battle zone* eines der ersten Spiele mit subjektiv dreidimensionaler Perspektive auf den Markt. Der Spieler sieht, wenn er sich per Tastendruck umwendet, die Landschaft perspektivisch halbwegs getreu an sich vorüberziehen, statt daß in der Art eines Diavortrags einfach ein neues Bild eingeblendet wird. Das Programm gab es zunächst nur für Münzautomaten, weil die Rechnerkapazität von Homecomputern noch nicht ausreichte. Dreidimensionale Landschaften sind für Rechner schwer zu bewerkstelligen; infolgedessen lohnte sich der schweifende Blick in die Landschaft nicht wirklich. Denn gezeigt wurden glatte Muster, die anhand ihrer Farbe (grün für Wiese, grau für Landebahn) zu erkennen waren. Dennoch setzte sich die Entwicklung auf diesem Gebiet bald fort: 1983 mit der ersten 3-D-Brille *Vectrex* – heute ein Sammlerstück, weil sie nur wenige Monate auf dem Markt war. Die Brille ermöglichte es dem Spieler, sich, wie im richtigen Leben, per Kopfbewegung in der virtuellen Realität umzuschauen. In diesem nur als Graphik errechneten Raum – dem ›Cyberspace‹ – kann sich der Spieler mit seiner Brille, Kopfhörern und elektronischen Handschuhen bewegen. Die Vorherrschaft der Münzautomaten wird hier noch lange unangetastet bleiben. So sieht man heute in ›Cybercafés‹ auf kleinen Podesten halbmaskierte Gäste langsam ihre seltsamen Bewegungen vollführen; langsam deshalb, weil auch heutzutage die Prozessoren nicht der menschlichen Reaktionsgeschwindigkeit hinterherkommen. Dreht man sich zu schnell um, wankt das Bild wie im Alptraum nach.

Die virtuelle Realität hat sich auch außerhalb der Computerspielewelt fest eingebürgert. Das Fernsehen macht sie sich zunutze, wenn etwa bei der Tennisübertragung der Punktestand so hingeblättert wird, als klebte ihn jemand von außen auf die Mattscheibe, um ihn dann wieder abzuziehen. Beim Wetterbericht fährt die Kamera so über eine fiktive Bundesrepublik, als säße der Zuschauer in einem Bundeswehr- Tornado. Doch sogar außerhalb des Unterhaltungsgeschäfts gewinnt die virtuelle Realität an Bedeutung: in der Medizin (etwa bei chirurgischen Eingriffen oder bei der Auswertung computertomographischer Aufnahmen) und bei der Bedienung komplexer Automaten über den Bildschirm.

›Adventures‹ im Internet
Wegen ihrer pfiffigen Installationen – wie etwa der Motorradsimulation oder dem Skiautomaten, bei dem der Spieler auf richtigen Kufen steht, sich an den Stöcken festhält und atemberaubende Pisten heruntersaust – werden Münzautomaten ihre Anziehungskraft auch weiterhin behalten. Leider aber ist nicht nur der aufstiebende Schnee der Realität sehr nahe, sondern auch der Benutzungspreis, so daß ein paar Minuten Buckelpiste bald teurer zu stehen kommen als ein abendfüllender Kinobesuch. Um im Wettbewerb mit den Megaherzzahlen des PC bestehen zu können, bedarf es immer aufwendigerer Geräte.

Der eingefleischte Computerspieler befaßt sich weniger mit den ›Jump & Run‹ und ›Action‹-

Spiel im Internet, 1998

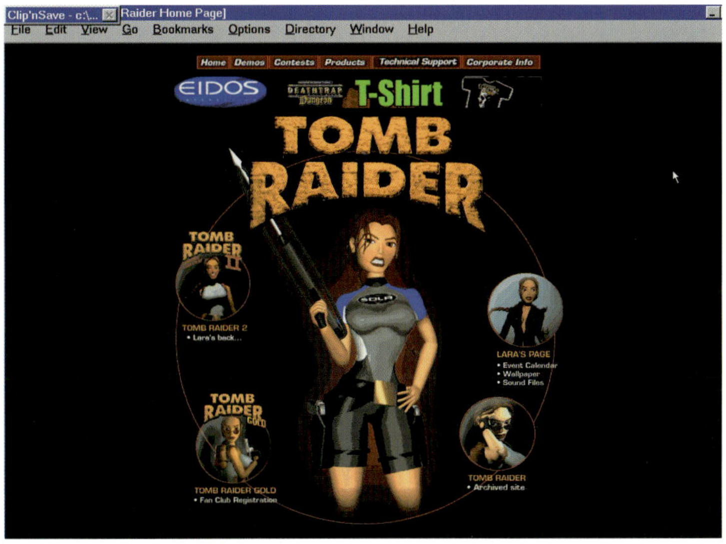

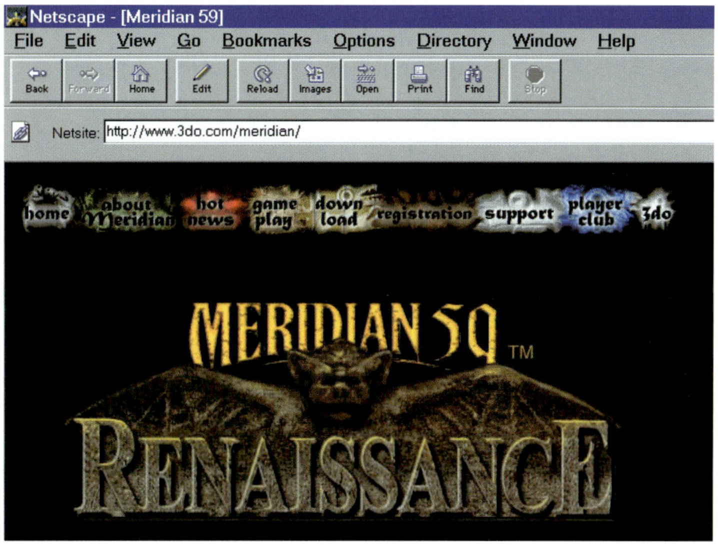

Spielen wie *Pac Man* (1981) oder *Wolfenstein 3D* (1990/91). Ausgiebiger widmet er sich den ›Adventures‹ und Rollenspielen. Urahnin dieses Genre ist *Eliza*, ein Computer-Psychiater aus dem Jahr 1966. Das Programm funktionierte nur im Textdialog, etwa nach dem folgenden Muster: »Wie fühlst Du Dich?« – »Schlecht.« »Warum fühlst Du Dich schlecht?« – »Weil ich Prüfungsangst habe.« »Ich kann ›Prüfungsangst‹ nicht verstehen.« – »Weil ich Angst habe.« »Vor was hast Du Angst?«

1970 kam mit *Colossal Cave* die erste ›Textadventure‹ auf, die den Spieler dazu auffordert, sich durch Fragen und Befehle an den Computer in einer Landschaft zurechtzufinden. In den achtziger Jahren wandelten sich die ›Adventures‹ zunehmend zu graphisch dargestellten Landschaften, in denen die Spielfigur vielfältige Abenteuer erlebt. Noch deutlicher als bei den Actionspielen ist hier, daß man völlig von den Einfällen des Programmierers abhängt: Dem Spieler werden zwar Entscheidungsfreiheit und sogar Kreativität suggeriert – aber dem ist nicht so. Während der Spieler glaubt, dem Computer Befehle zu erteilen, verhält es sich tatsächlich genau umgekehrt.

Aus dieser mißlichen Situation zeichnet sich ein Ausweg ab – und der liegt in der Teilnahme mehrerer Spieler an einem nicht mehr fest umrissenen Spiel. Möglich wird dies durch das gigantische Computernetzwerk des Internets. Die Geschichte der Netzwerkspiele, die 1976 mit *Advent* von Dan Woods an der Universität von Stanford ihren Anfang nahm, bekam 1997 Zuwachs durch *Meridian 59* (http://www.3do.com/meridian bzw. http://www.gamesonline.de). Es handelt sich um eine dreidimensionale Kunstwelt. Der Spieler kann sie frei begehen und trifft in ihr auf Monster und weitere Netzwerkspieler. Die Betreiberfirma wirbt: »You choose your appearance, your personality, and your place in the world. Become involved in court intrigue, fulfill a quest, kill scores of monsters... or even other players! It's up to you!« Klingen die Spielinhalte hier noch recht konventionell, sind der Phantasie tatsächlich keine Grenzen mehr gesetzt: In solchen Kunstwelten kann man heiraten und künftig wohl auch Kinder kriegen; man darf sich vom Sklaventreiber bis zum Museumsdirektor frei für einen Beruf entscheiden und muß dank einer grenzenlosen Anzahl von Mitspielern niemals dasselbe zweimal erleben. Die Erweiterung und Veränderung der Netzwerkspiele läßt – fast wie im richtigen Leben – die vom Einzelnen erfahrbare Welt hinter der Mattscheibe ständig wachsen. In den Netzwerken liegt die Zukunft des Computerspiels. Münzautomaten haben hier kaum noch einen Zugang – sofern nicht irgendwann eine virtuelle Spielhalle zum Vergnügen der ›Adventure‹-Protagonisten im Internet eröffnet wird.

BIBLIOGRAPHIE

Michael Adams – Jürgen Lukas – Thomas Maschke: Musikboxen, Augsburg 1994

Susanne Bäumler (Hrsg.): Die Kunst zu werben. Das Jahrhundert der Reklame, Ausstellung Köln 1996

Diedrich Bode: 150 Jahre Reclam. Daten, Bilder und Dokumente zur Verlagsgeschichte 1828-1978, Stuttgart 1978

Ian Brown – Nigel Hutchins – Gerry Mizera: The Ultimate Jukebox Guide 1927-1974, Brighton 1994

Erhard und Evamaria Ciolina: Reklamebilder und Sammelalben, Augsburg 1995

Nic Costa: Automatic Pleasures. The History of the Coin Machine, London 1988

Bill Enes: Silent Salesmen. An Encyclopedia of Collectible Gum, Candy & Nut Machines, Lenexa 1987

Gary Flower – Bill Kurtz: Pinnball. The Lure of the Silver Ball, London 1988

Birgit Friederike Haberbosch: Lucky Dice und Henkeltöpfchen. Schöne alte Münzautomaten, Mainz 1993

Cornelia Kemp – Ulrike Gierlinger (Hrsg.): Wenn der Groschen fällt..., Münzautomaten – gestern und heute, Ausstellung München 1988

Bruno Kuske: 100 Jahre Stollwerck. Geschichte 1839-1939, Köln 1939

Dieter Ladwig: Slotmachines, London 1994

Christopher Pierce: Vintage Jukeboxes, London 1988

Friedrich K. Struckmeier – Georg Metz: Alte Münzautomaten. Stumme Verkäufer, Automaten zum Spielen, Musik aus der Box, München 1988

Slotmachines of Yesteryear – Operator´s Companion – Mills of the Forties, Arcadia 1980

Slotmachines of Yesteryear – Operator´s Companion – Mills of the Thirties, Arcadia 1979

The Anatomy of a Vintage Slot Machine, Arcadia 1978

Die mechanische Erbauung, S. 8-17
Die im einzelnen besprochenen Automaten stammen aus: Bremen, Galerie Neuse (Diana; Tanzbär); Kassel, Museum für Astronomie (Maikäfer); München, Deutsches Museum (Trompetenspieler); Neuchâtel, Musée d'Art et d'Histoire, (Automaten von den Jaquet-Droz); Paris, Musée National des Techniques (Automaten von Vaucanson und Kintzing); Rockford/Illinois, Time Museum (Gambrinus).

Sehenswerte Sammlungen:
Dresden, Grünes Gewölbe und Mathematisch-Physikalischer Salon; Innsbruck, Schloß Ambras; Kassel, Hessisches Landesmuseum; London, Victoria & Albert Museum; Monte Carlo, Nationalmuseum; München, Bayerisches Nationalmuseum; Nürnberg, Germanisches Nationalmuseum; Stuttgart, Württembergisches Landesmuseum; Wien, Kunsthistorisches Museum.

BILDNACHWEIS

Wir danken folgenden Agenturen, Archiven, Museen, Photographen, Privatleuten und Sammlungen für die freundliche Überlassung von Abbildungsvorlagen:

Archiv Deutsches Schiffahrtsmuseum, Bremerhaven
S. 70
Archiv Gebhardt, München
S. 128
Archiv für Kunst und Geschichte, Berlin
S. 57
Artefakt Büro für Industriekultur, Darmstadt
S. 116
Berlinische Galerie, Photographische Sammlung
S. 40
Bildarchiv DHM, Berlin
S. 48, 92, 96, 100
Bildarchiv Preußischer Kulturbesitz, Berlin
S. 8, 9, 16, 18, 61, 65, 147,
Circus-, Variété- und Artistenarchiv Rudolf Geller, Marburg
S. 44
Deutsches Automatenmuseum – NSM AG, Bingen
S. 37, 39, 41, 93
Deutsches Museum, München
S. 97, 98
Dombauarchiv, Köln
S. 22
Elefanten Press Verlag GmbH, Berlin
S. 104
Gärtner & Co., Frankfurt
S. 125
Galerie Neuse, Bremen
S. 13, 14
George Eastman House, New York
S. 36, 54
Gina Kehayoff Verlag, München
S. 118, 120
F.C. Gundlach, Hamburg
S. 138
Hammersmith & Fulham Archives and Local History Centre, London
S. 30
Heinrich Hugendubel Verlag, München
S. 110
Herbert Dombrowski, Hamburg
S. 21, 130
Hinrich Schultze, Hamburg
S. 156
Hulton Getty
S. 106
Imhoff-Stollwerck-Museum, Köln
S. 33, 53, 59, 114
Informationsgemeinschaft Münzspiel, Bonn
S. 31, 56, 113
Inge-Ruth von Wichert, München
S. 136
Keystone Pressedienst, Hamburg
S. 20
Landesbildstelle, Berlin
S. 60
Library of Congress, FSA files
S. 84, 94
Märkisches Museum, Berlin
S. 38, 61
Messerschmidt Apparate GmbH, Langenhagen
S. 117
The Metropolitan Museum of Art, New York, Ford Motor Company Collection, Gift of Ford Motor Company and John C. Waddell, 1987
S. 86
The Metropolitan Museum of Art, New York, Gift of Arnold H. Crane, 1971
S. 88
Münchner Stadtmuseum, Puppentheatermuseum
S. 107
Museum Gauselmann, Espelkamp
S. 23, 25, 27, 29, 35, 43, 45, 47, 49, 55, 66, 71, 73, 75, 77, 79, 81, 83, 85, 87, 89, 91, 95, 99, 101, 103, 105, 114, 115, 119, 123, 127, 129, 131, 133, 135, 137, 139
Museum für Kunst und Kulturgeschichte der Hansestadt Lübeck
S. 76
Museum für Kunst und Gewerbe, Hamburg
S. 32, 42, 121
New York Daily News
S. 122
Peter Krämer, Hamburg
S. 6, 108
Philipp Reclam Jun. Verlag, Ditzingen
S. 51
Photographische Sammlung/Stiftung Kultur – August Sander Archiv, Köln; VG Bild-Kunst, Bonn 1998
S. 74
Prestel-Verlag, München
S. 150
Regional History Centre, University of Southern California
S. 28
Ruth Buser, Uster/Schweiz
S. 78
Schweizerische Beratungsstelle für Unfallverhütung, Bern
S. 134
Science Museum, London
S. 15
Sim-Jü-Archiv, Werne
S. 82
Société des Bains de Mer, Monaco – Nike
S. 144
Ullstein Bilderdienst
S. 21, 65, 102, 132, 145, 146, 148, 149
Werner Vollert, Berlin
S. 151, 152, 153
Williams Electronics Games, Chicago
S. 67

Dankenswerte Hinweise lieferten Andreas Lange vom »Computer- und Videospiele-Museum« in Berlin und Bernhard Heitmann vom Museum für Kunst und Gewerbe Hamburg.

DIE AUTOREN UND HERAUSGEBER

Titus Boeder, geboren 1964, studierte Sinologie und Japanologie in Durham/England und Peking. In Hamburg promovierte er 1995 über den Vergleich chinesischer und japanischer Gärten an der Wende vom 17. zum 18. Jahrhundert. Eine zweijährige Tätigkeit in einem Antiquariat in Tokio bot ihm die Gelegenheit, sich mit Pachinko auseinanderzusetzen. Derzeit ist er beim britischen Antiquariat Maggs & Bros. beschäftigt. Titus Boeder lebt in London.

Wilhelm Hornbostel, geboren 1943, studierte in Köln, Bonn und Marburg Klassische Archäologie, Kunstgeschichte und Alte Sprachen. 1969 promovierte er zum Doktor der Philosophie. Von 1969 bis 1973 war er als Assistent an den Universitäten in Hamburg und Gießen tätig. Anschließend wechselte er als Leiter der Antikenabteilung an das Museum für Kunst und Gewerbe Hamburg. Seit 1988 ist er Direktor dieses Hauses. Mit zahlreichen wissenschaftlichen Veröffentlichungen und Sonderausstellungen zeichnet er verantwortlich für das Gesamtkonzept des international hochangesehenen und vielfältigen Museums, in dem man Kunst vom Orient bis zum Okzident, von der Antike bis zum Design unserer Tage antrifft. Wilhelm Hornbostel lebt in Hamburg.

Nils Jockel, geboren 1951, studierte in Hamburg Kunsterziehung und Psychologie. Seit 1977 ist er im Museum für Kunst und Gewerbe Hamburg für Ausstellungsdidaktik zuständig. Er organisiert Sonderausstellungen zu aktuellen Themen der Alltagsgeschichte und Produktgestaltung, wie zum Beispiel: Die Bugattis (1983), Alles Plastik - 100 Jahre Kunst(stoff)gewerbe (1985), Design Dasein – Ausgewählte Objekte zum Sitzen, Stellen und Leben (1987), Mehr oder weniger: Braun-Design im Vergleich (1990), Die Autos des Albrecht Graf Goertz (1992), Käfer: der Erfolkswagen (1997). Nils Jockel ist Autor zahlreicher Museumspublikationen, Fachzeitschriften und Kunstbücher. Seit 1996 ist er der Kulturverantwortliche des Hamburger stilwerk Design Center. Nils Jockel lebt in Hamburg.

Dedo von Kerssenbrock-Krosigk, geboren 1967, studierte Kunstgeschichte, Geschichte und Klassische Archäologie in Bonn. Seine Magisterarbeit schrieb er über das Weserrenaissance-Schloß Barntrup in Lippe. 1997 promovierte er in Berlin über Rubinglas aus der Barockzeit. Am Bröhan-Museum befaßt er sich derzeit mit dem Kunsthandwerk aus der Jugendstilzeit. Dedo von Kerssenbrock-Krosigk lebt in Berlin.